遗传性脑血管病诊断手册 II

王拥军　主编

U0320291

科学出版社

北京

内 容 简 介

本书共包含 199 种导致脑血管病的遗传性单基因病及部分白质脑病，既有卒中引起的脑血管病，又有心源性和非心源性栓塞、凝血功能障碍、脂蛋白代谢障碍等引起的脑血管病。每种疾病均按照概述、受累部位病变汇总、基因及致病机制的模式编写。书中所包含的疾病按照致病基因统一排序；同时，在文前列出了致病基因目录和疾病分类目录，以方便读者查找。

本书内容简明扼要，可供神经内科医生、神经外科医生和基因诊断工作者参考。

图书在版编目（CIP）数据

遗传性脑血管病诊断手册. II / 王拥军主编. —北京：科学出版社，2018.6

ISBN 978-7-03-057809-9

Ⅰ. ①遗… Ⅱ. ①王… Ⅲ. ①遗传病—脑血管疾病—诊断—手册

Ⅳ. ①R743.04-62

中国版本图书馆 CIP 数据核字(2018)第 116360 号

责任编辑：车宜平　沈红芬 / 责任校对：张林红
责任印制：赵 博 / 封面设计：黄华斌

科 学 出 版 社 出版

北京东黄城根北街 16 号
邮政编码：100717
http://www.sciencep.com

中国科学院印刷厂 印刷
科学出版社发行　各地新华书店经销
*

2018 年 6 月第 一 版　　开本：A5（890×1240）
2018 年 6 月第一次印刷　　印张：9
字数：287 000

定价：60.00 元

（如有印装质量问题，我社负责调换）

《遗传性脑血管病诊断手册 II》
编写人员

主　编　王拥军*

副主编　李　伟*　王学刚

编　者　（按姓氏汉语拼音排序）

安冬艳	操振华	陈玮琪*	陈晓宁
陈子墨*	程　丝*	戴丽叶*	方　芳*
高　瑞	古丽巴哈热木*		贺东波
江凌玲	李世雨*	刘　欣*	莫荆麟*
隋云鹏*	孙　隽	孙　萍*	索　阅*
王　晖*	王　蕾	王苹莉*	许　喆*
杨　明*	杨思思	占凌涛	张　浩
张　晶	张　宁	张　星*	张豪杰*
张心邈*	周宏宇*	周怡茉*	

★作者单位：首都医科大学附属北京天坛医院

前　言

　　北京天坛医院精准基因研究平台于 2017 年研发了第一代遗传性脑血管病 Panel，并相应出版了《遗传性脑血管病诊断手册》。随着基因检测技术的发展及基因检测费用的降低，以及遗传性脑血管病知识的更新，一年之后，第二代遗传性脑血管病诊断 Panel 被研发出来。为了与第二代 Panel（Panel 2）相匹配，我们对《遗传性脑血管病诊断手册》的内容和基因目录进行了更新，形成了《遗传性脑血管病诊断手册Ⅱ》。新版手册内容更丰富，对疾病进行了全面更新，更方便临床医师进行遗传性脑血管病诊断及查询。

　　《遗传性脑血管病诊断手册Ⅱ》在编排上仍然延续第一辑模式，每种疾病按照概述、受累部位病变汇总、基因及致病机制的模式编写。本书中基因坐标参考的是人类基因组参考序列 GRCH38 版本。书中所包含疾病按照致病基因统一排序，同时，在文前列出了致病基因目录和疾病分类目录，以方便读者查找。此外，部分合并脑白质异常的遗传性疾病作为遗传性脑小血管病的鉴别诊断也写入了本书，以方便临床医师鉴别诊断。

　　由于编者水平有限，不免在编写上存在不足，但我们希望将最新的知识及检测更新尽快地传递给临床需要的工作人员及科研人员，书中的不足敬请读者谅解并批评指正。同时感谢为本书出版付出心血的编写人员。随着遗传性脑血管病致病基因研究的不断进展，我们会继续更新内容，努力完善及提升遗传性脑血管病的诊断，为临床工作人员及科研人员提供帮助，贡献绵薄之力。

北京天坛医院
国家神经系统疾病研究中心
单基因病诊断中心及神经系统精准医疗研究中心
2018 年 4 月

致病基因索引

目　　录

疾病分类目录

续表

病因	病名	致病基因	页码	疾病编号
栓塞				
心源性栓塞	ANK2 相关心律失常症	*ANK2*	19	15
	家族性肥厚型心肌病 19 型	*CALR3*	34	26
	儿茶酚胺敏感性多形性室性心动过速 2 型	*CASQ2*	36	27
	Ehlers-Danlos 综合征心瓣膜型	*COL1A2*	51	38
	家族性心律失常伴右心室发育不良/心肌病 13 型	*CTNNA3*	61	45
	扩张型心肌病 1I 型	*DES*	68	50
	家族性心律失常伴右心室发育不良/心肌病 11 型	*DSC2*	71	53
	家族性心律失常伴右心室发育不良/心肌病 10 型	*DSG2*	73	54
	扩张型心肌病 1BB 型	*DSG2*	74	55
	家族性心律失常伴右心室发育不良/心肌病 8 型	*DSP*	75	56
	房间隔缺损 2 型	*GATA4*	112	85
	房间隔缺损 9 型	*GATA6*	113	86
	家族性房颤 11 型	*GJA5*	116	89
	Alagille 综合征	*JAG1*	129	100
	家族性肥厚型心肌病 17 型	*JPH2*	132	102
	家族性心律失常伴右心室发育不良/心肌病 12 型	*JUP*	133	103
	家族性房颤 7 型	*KCNA5*	135	104
	家族性房颤 4 型	*KCNE2*	136	105
	家族性房颤 9 型	*KCNJ2*	137	106
	家族性房颤 3 型	*KCNQ1*	138	107
	下颌骨肢端发育异常伴 A 型脂营养不良	*LMNA*	145	112
	家族性胸主动脉瘤 9 型	*MFAP5*	152	117
	家族性肥厚型心肌病 4 型	*MYBPC3*	164	126
	常染色体隐性肌球蛋白存储性肌病	*MYH7*	165	127
	家族性肥厚型心肌病 10 型	*MYL2*	168	130

续表

病因	病名	致病基因	页码	疾病编号
心源性栓塞	家族性肥厚型心肌病 8 型	*MYL3*	169	131
	家族性肥厚型心肌病 16 型	*MYOZ2*	171	133
	家族性房颤 6 型	*NPPA*	176	137
	家族性房颤 15 型	*NUP155*	177	138
	Axenfeld-Rieger 综合征 1 型	*PITX2*	185	145
	家族性心律失常伴右心室发育不良/心肌病 9 型	*PKP2*	189	148
	Carney 综合征	*PRKAR1A*	203	155
	家庭性心律失常伴右心室发育不良/心肌病 2 型	*RYR2*	218	167
	家族性房颤 14 型	*SCN2B*	220	169
	家族性房颤 16 型	*SCN3B*	222	170
	家族性房颤 17 型	*SCN4B*	223	171
	长 QT 综合征 3 型	*SCN5A*	224	172
	努南样综合征伴早期毛发稀疏	*SHOC2*	229	177
	房间隔缺损 4 型	*TBX20*	240	185
	房间隔缺损 6 型	*TLL1*	248	190
其他原因栓塞	高胱氨酸尿症	*CBS*	40	29
	凝血酶原缺乏症	*F2*	91	68
	家族性胸主动脉瘤 4 型	*MYH11*	167	129
	伴或不伴房室传导阻滞的房间隔缺损 7 型	*NKX2-5*	173	135
	进行性骨干发育不良	*TGFB1*	243	187
动脉瘤	Ehlers-Danlos 综合征IV型	*COL3A1*	52	39
	遗传性血管病伴肾病、动脉瘤、肌肉痉挛综合征	*COL4A1*	54	40
	遗传性出血性毛细血管扩张症 1 型	*ENG*	84	62
	马方综合征	*FBN1*	99	75
	家族性胸主动脉瘤 11 型	*FOXE3*	109	83
	家族性胸主动脉瘤 10 型	*LOX*	146	113
	家族性胸主动脉瘤 9 型	*MFAP5*	152	117
	家族性胸主动脉瘤 4 型	*MYH11*	167	129
	家族性胸主动脉瘤 7 型	*MYLK*	170	132

续表

病因	病名	致病基因	页码	疾病编号
动脉瘤	成人多囊肾 1 型	*PKD1*	187	146
	成人多囊肾 2 型	*PKD2*	188	147
	赖氨酰羟化酶缺乏症 3 型	*PLOD3*	192	151
	家族性胸主动脉瘤 8 型	*PRKG1*	204	156
	Loeys-Dietz 综合征 3 型	*SMAD3*	234	181
	Loeys-Dietz 综合征	*TGFB2*、*TGFBR1*、*TGFBR2*	246	189
烟雾病及烟雾病综合征	烟雾病 5 型	*ACTA2*	6	5
	烟雾病 6 型	*GUCY1A3*	122	94
	烟雾病 4 型	*MTCP1*	157	121
	小头、骨发育不良的先天性矮小症	*PCNT*	179	140
动静脉畸形	遗传性出血性毛细血管扩张症 1 型	*ENG*	84	62
	遗传性出血性毛细血管扩张症 5 型	*GDF2*	114	87
	毛细血管–动静脉畸形综合征	*RASA1*	212	162
	青少年型息肉病/遗传性出血性毛细血管扩张症 1 型	*SMAD4*	236	182
凝血功能相关	家族性血栓性血小板减少性紫癜	*ADAMTS13*	9	8
	先天性糖基化病 I i 型	*ALG2*	13	10
	先天性糖基化病 I h 型	*ALG8*	14	11
	先天性糖基化病 I l 型	*ALG9*	15	12
	先天性糖基化病 I g 型	*ALG12*	16	13
	先天性糖基化病 II g 型	*COG1*	47	34
	先天性糖基化病 II i 型	*COG5*	48	35
	先天性糖基化病 II e 型	*COG7*	49	36
	先天性糖基化病 II h 型	*COG8*	50	37
	凝血酶原缺乏症	*F2*	91	68
	凝血因子 V 缺乏症	*F5*	92	69
	凝血因子 VII 缺乏症	*F7*	93	70
	甲型血友病	*F8*	94	71
	凝血因子 X 缺乏症	*F10*	96	72
	凝血因子 XIII A 缺乏症	*F13A1*	97	73
	凝血因子 XIII B 缺乏症	*F13B*	98	74

续表

病因	病名	致病基因	页码	疾病编号
凝血功能相关	先天性纤维蛋白原缺乏血症（*FGA* 基因）	*FGA*	100	76
	先天性纤维蛋白原缺乏症（*FGB* 基因）	*FGB*	101	77
	先天性纤维蛋白原缺乏症（*FGG* 基因）	*FGG*	102	78
	血小板异常型出血性疾病 11 型	*GP6*	120	92
	镰状细胞贫血	*HBB*	123	95
	血小板增多症 3 型	*JAK2*	131	101
	血小板增多症 2 型	*MPL*	155	120
	Sebastian 综合征	*MYH9*	166	128
	血小板激活因子乙酰水解酶缺乏症	*PLA2G7*	190	149
	常染色体显性蛋白C缺乏性血栓形成倾向	*PROC*	207	158
	常染色体显性蛋白S缺乏性血栓形成倾向	*PROS1*	208	159
	遗传性抗凝血酶Ⅲ缺乏症	*SERPINC1*	227	175
	肝素辅助因子Ⅱ缺乏症	*SERPIND1*	228	176
	先天性糖基化病Ⅱf型	*SLC35A1*	233	180
	维生素 K 依赖性凝血因子联合缺陷 2 型	*VKORC1*	260	198
脂蛋白代谢障碍	高密度脂蛋白缺乏症	*ABCA1*	1	1
	淀粉样变性	*APOA1*	20	16
	高脂蛋白血症 Ⅴ 型	*APOA5*	22	17
	阿尔茨海默病 2 型	*APOE*	23	18
	脑腱黄瘤病	*CYP27A1*	65	48
	家族性高胆固醇血症（*EPHX2* 基因）	*EPHX2*	86	64
	家族性低 β 脂蛋白血症 1 型	*APOB*	105	80
	法布里病	*GLA*	117	90
	Danon 病	*LAMP2*	141	109
	家族性高胆固醇血症（*LDLR* 基因）	*LDLR*	142	110
	肝脂酶缺乏症	*LPL*	148	114
	高脂蛋白血症 Ⅰ 型	*LPL*	149	115
	无 β 脂蛋白血症	*MTP*	161	124
同型半胱氨酸病	甲基丙二酸尿症和高胱氨酸尿症 cb1J 型	*ABCD4*	3	3
	高胱氨酸尿症	*CBS*	40	29
	甲基丙二酸尿症和高胱氨酸尿症 cb1F 型	*LMBRD1*	143	111
	MTHFR 缺乏型高胱氨酸尿症	*MTHFR*	158	122

续表

病因	病名	致病基因	页码	疾病编号
同型半胱氨酸病	高胱氨酸尿症伴巨幼红细胞贫血cb1E型	*MTRR*	160	123
先天性糖基化病	半乳糖唾液酸贮积症	*CTSA*	62	46
	先天性糖基化病 I o 型	*DPM3*	70	52
	先天性糖基化病 I f 型	*MPDU1*	154	119
	先天性糖基化病	*PMM2*	193	152
	先天性糖基化病 I n 型	*RFT1*	214	163
高血压	Brugada 综合征 3 型	*CACNA1C*	33	25
	原发性高血压盐敏感型	*CYP3A5*	64	47
	高血压及短指（趾）综合征	*PDE3A*	182	142
各种综合征	艾卡迪综合征 6 型	*ADAR*	8	7
	家族性偏瘫性偏头痛 2 型	*ATP1A2*	28	22
	Menkes 病/枕角综合征	*ATP7A*	30	23
	努南综合征样疾病伴或不伴青少年粒细胞白血病	*CBL*	37	28
	Wolfram 综合征	*CISD2*	44	32
	高 IgE 复发感染综合征	*DOCK8*	69	51
	腹部肥胖代谢综合征 3	*DYRK1B*	76	57
	先天性巨结肠、心脏缺陷和自主神经功能异常	*ECE1*	77	58
	Urbach-Wiethe 类脂蛋白沉积病	*ECM1*	78	59
	Cockayne 综合征 A 型、B 型	*ERCC6*、*ERCC8*	88	66
	马方综合征	*FBN1*	99	75
	Birt-Hogg-Dubé 综合征	*FLCN*	107	81
	甲基丙二酰-CoA 变位酶缺乏引起的甲基丙二酸尿症	*MUT*	162	125
	伴或不伴激素抵抗的肢端骨发育不全2型	*PDE4D*	183	143
	下颌骨发育不全、耳聋、类早老和脂肪营养不良综合征	*POLD1*	201	154
	伴乳酸酸中毒及铁粒幼红细胞贫血肌病 1 型	*PUS1*	211	161
	艾卡迪综合征 4 型	*RNASEH2A*	215	164
	艾卡迪综合征 2 型	*RNASEH2B*	216	165
	艾卡迪综合征 3 型	*RNASEH2C*	217	166

续表

病因	病名	致病基因	页码	疾病编号
各种综合征	艾迪卡综合征 5 型	*SAMHD1*	219	168
	动脉迂曲综合征	*SLC2A10*	231	178
	稀毛症–淋巴水肿–毛细血管扩张综合征	*SOX18*	239	184
	Loeys-Dietz 综合征 5 型	*TGFB3*	244	188
其他	典型瓜氨酸血症	*ASS1*	27	21
	原发性肺动脉高压 1 型	*BMPR2*	31	24
	白质脑病伴共济失调	*CLCN2*	46	33
	遗传性球形弥漫性白质脑病	*CSF1R*	58	43
	脑视网膜微血管病伴钙化、囊变	*CTC1*	59	44
	伴脑干和脊髓受累及乳酸升高的白质脑病	*DARS2*	67	49
	白质消融性脑病	*EIF2B1-5*	80	60
	延胡索酸水合酶缺乏症	*FH*	104	79
	大脑叶酸转运障碍性神经退行性病	*FOLR1*	108	82
	糖原贮积症 2 型	*GAA*	110	84
	冠状动脉疾病 2 型	*LRP6*	150	116
	甲基丙二酸血症和高胱氨酸血症	*MMACHC*	153	118
	鸟氨酸氨甲酰转移酶缺乏症	*OTC*	178	139
	糖原贮积症 XIV 型	*PGM1*	184	144
	嘌呤核苷磷酸化酶缺乏	*PNP*	200	153
	大脑淀粉样血管病（*PRNP* 相关型）	*PRNP*	206	157
	Z 蛋白缺乏症	*PROZ*	210	160
	白质脑病伴张力失调及运动神经病	*SCP2*	225	173
	线粒体复合物 Ⅱ 缺乏症	*SDHD*	226	174
	特发性基底核钙化 4 型、5 型	*PDGFRB*、*PDGFB*	232	179
	Schimke 免疫性骨异常增生	*SMARCAL1*	238	183
	转钴胺素 Ⅱ 缺乏症	*TCN2*	242	186
	肥厚型心肌病 7 型、扩张型心肌病 2A 型/1FF 型	*TNNI3*	249	191
	扩张型心肌病 1D 型、肥厚型心肌病 2 型	*TNNT2*	250	192
	视网膜血管病伴脑白质营养不良	*TREX1*	255	194
	转甲状腺素相关遗传性淀粉样变性	*TTR*	256	195

1 高密度脂蛋白缺乏症

（Tangier disease/high density lipoprotein deficiency, Tangier type, TGD; OMIM 205400）

（1）概述

1961 年 Fredrickson 等首先报道该遗传代谢障碍疾病,本病名与氟吉尼亚 Tangier 岛有关, 这是第 1 个此病患者的家乡。其发病呈常染色体隐性遗传方式, 由于 α 脂蛋白合成障碍, 大量胆固醇酯蓄积于单核-吞噬细胞系统、肠黏膜和皮肤中。本病的致病基因为 *ABCA1*, 即 ATP 结合盒转运蛋白 A1（ATP binding cassette transporter A1, ABCA1）基因。Tangier 病通常发生在 30~60 岁的人群。最常见的临床表现是扁桃体增生伴橙黄色条纹和脾大。还常有白细胞减少、血小板减少、轻微贫血, 部分患者合并周围神经炎及出现大动脉系统粥样斑块形成[1-6], 个别患者可出现大脑血管淀粉样变, 以及反复发作的脑出血表型[7]。

（2）受累部位病变汇总

受累部位	主要表现
神经系统	多发性神经变性、脑动脉硬化、脑出血
血液系统	白细胞减少、血小板减少、轻微贫血、网状细胞增高
扁桃体	扁桃体增生伴橙黄色条纹
脾	脾大
眼	角膜混浊
皮肤	呈非特异性的丘疹, 有时呈黄瘤样

（3）基因及致病机制

ABCA1 基因, 编码的膜相关蛋白是 ATP 结合盒（ABC）转运蛋白家族的成员。*ABCA1* 基因位于 9 号染色体长臂 3 区 1 带 1 亚带（9q31.1）, 基因组坐标为（GRCh38）:9:104784315-104903679, 基因全长 119 365bp, 包含 49 个外显子, 编码 2261 个氨基酸。

ABC 蛋白转运各种分子通过细胞外膜和细胞内膜。ABC 基因分为七个不同的亚家族（ABCA1, MDR/TAP, MRP, ALD, OABP, GCN20,

White）。该蛋白质是 ABC1 亚家族的成员。ABC1 亚家族的成员是在多细胞真核生物中发现的唯一的 ABC 亚家族。以胆固醇为底物，该蛋白质作为胆固醇外排泵在细胞脂质去除途径中起作用。该基因的突变与 Tangier 病和家族性高密度脂蛋白缺乏有关。

（陈玮琪　张　浩）

参 考 文 献

[1] Fredrickson D S, Altrocchi P H, Avioli L V, et al. Tangier disease. Ann Intern Med, 1961, 55: 1016-1031.

[2] Engel W K, Dorman J D, Levy R I, et al. Neuropathy in Tangier disease. Alpha-lipoprotein deficiency manifesting as familial recurrent neuropathy and intestinal lipid storage. Arch Neurol, 1967, 17: 1-9.

[3] Pressly T A, Scott W J, Ide C H, et al. Ocular complications of Tangier disease. Am J Med, 1987, 83: 991-994.

[4] Cheung M C, Mendez A J, Wolf A C, et al. Characterization of apolipoprotein A-I-and A-II-containing lipoproteins in a new case of high density lipoprotein deficiency resembling Tangier disease and their effects on intracellular cholesterol efflux. J Clin Invest, 1993, 91: 522-529.

[5] Sechi A, Dardis A, Zampieri S, et al. Effects of miglustat treatment in a patient affected by an atypical form of Tangier disease. Orphanet J Rare Dis, 2014, 18；9(1): 143.

[6] Negi S I, Brautbar A, Virani S S, et al. A novel mutation in the ABCA1 gene causing an atypical phenotype of Tangier disease. J Clin Lipidol, 2013, 7(1): 82-87.

[7] Feng W, Sidorov E, Smith K, et al. Recurrent lobar intracerebral hemorrhage in Tangier disease. J Stroke Cerebrovasc Dis, 2012, 21(8): 909.e5-6.

2　弹性纤维假黄瘤
（pseudoxanthoma elasticum, PXE; OMIM 264800）

（1）概述

弹性纤维假黄瘤（PXE）是一种以皮肤表现为主的常染色体隐性遗传性疾病，致病基因为 *ABCC6*。弹性纤维假黄瘤发病率较低。本病除了以皮肤病变作为主要的临床表现，还常累及皮肤以外的部位，如心脑血管、下肢动脉等。临床表现为脉搏减弱，甚至缺如，下肢间歇性跛行、脑梗死、颅内出血[1]等。此外，还可引起婴儿型泛发性动脉钙化2型。

（2）受累部位病变汇总

受累部位	主要表现
神经系统	脑梗死、脑出血
心血管系统	胃肠道出血、心绞痛、早发心肌梗死、高血压、间歇性跛行
皮肤	屈侧黄色鹅卵石样皮损、皮肤松弛
眼	局部视网膜萎缩、视盘/脉络膜疣、脉络膜新生血管、盘状瘢痕

（3）基因及致病机制

ABCC6 基因，位于 16 号染色体短臂 1 区 3 带 1 亚带 1 次亚带（16p13.11），基因组坐标为（GRCh38）:16:16150133-16223434，基因全长 73 302bp，包含 31 个外显子，编码 1503 个氨基酸。

ABCC6 基因编码的蛋白质是 ATP 结合盒（ABC）转运蛋白超家族的成员。ABC 蛋白转运各种分子通过细胞外膜和细胞内膜。ABC 基因分为七个不同的亚家族（ABC1、MDR/TAP、MRP、ALD、OABP、GCN20、White）。编码的蛋白质是 MRP 亚家族的成员，涉及多重耐药性。该基因突变导致弹性纤维假黄瘤。不同的剪接转录变异体编码不同的蛋白质。

（江凌玲　张心邈）

参 考 文 献

[1] Roach E S, Islam M P. Pseudoxanthoma elasticum. Hand Clin Neurol, 2015, 132: 215-221.

3　甲基丙二酸尿症和高胱氨酸尿症 cb1J 型
（methylmalonic aciduria and homocystinuria cb1J type，MAHCJ；OMIM 614857）

（1）概述

2012 年 Coelho 等报道了甲基丙二酸尿症和高胱氨酸尿症 cb1J 型（MAHCJ）[1]。MAHCJ 是一种常染色体隐性遗传性疾病，其致病基因

ABCD4，即 ATP 结合转运蛋白。MAHCJ 患者钴胺素（维生素 B_{12}）生物合成障碍，影响腺苷钴胺素和甲基钴胺素生物合成，使甲基丙二酰CoA变位酶（methylmalonyl-CoA mutase，MUT）和蛋氨酸合成酶（methionine synthase，MTR）活性下降，导致尿中甲基丙二酸和胱氨酸升高。表现为出生时体温升高、呼吸急促、喂养困难、生长不良、肌张力低下、发育迟缓，同时伴有某些畸形特征，如眼距过宽、小颌畸形、钟形胸、水平肋和短肢，亦可伴有心脏畸形，如房间隔缺损、主动脉缩窄、右心室增大、肺动脉高压等，继而可导致脑血管病。

（2）受累部位病变汇总

受累部位	主要表现
神经系统	嗜睡、发育迟缓、肌张力下降
肺	呼吸急促或窘迫、周期性呼吸
心血管系统	房间隔缺损、主动脉缩窄、右心室增大、肺动脉高压
血液系统	骨髓抑制
骨骼	眼距过宽、小颌畸形、钟形胸、水平肋、短肢

（3）基因及致病机制

ABCD4 基因，位于 14 号染色体长臂 2 区 4 带 3 亚带（14q24.3），基因组坐标为（GRCh38）:14:74286461-74302912，基因全长 16 452bp，包含 19 个外显子，编码 606 个氨基酸。

ABCD4 基因编码的蛋白质是 ATP 结合盒（ABC）转运蛋白超家族的成员。ABC 蛋白转运各种分子通过细胞外膜和细胞内膜。ABC 基因分为七个不同的亚家族（ABC1，MDR/TAP，MRP，ALD，OABP，GCN20，White）。该蛋白质是 ALD 亚家族的成员，其参与细胞器中脂肪酸和/或脂肪酰基-CoAs 进入过氧化物酶体的转运。所有已知的过氧化物酶体 ABC 转运蛋白是半转运蛋白，其需要配体半转运蛋白分子以形成功能性同二聚体或异二聚体转运蛋白。这种过氧化物酶体膜蛋白的功能是未知的。然而，据推测，其可以作为另一种过氧化物酶体 ABC 转运蛋白的异源二聚体，因此可能修饰肾上腺脑白质营养不良表型。可变剪接至少产生两种不同的转录变体，一种可以编码蛋白，另外一种可能无法编码。

（刘　欣　操振华）

参 考 文 献

[1] Coelho D, Kim J C, Miousse I R, et al. Mutations in ABCD4 cause a new inborn error of vitamin B_{12} metabolism. Nat Genet, 2012, 44: 1152-1155.

4   酰基辅酶 A 脱氢酶 9 缺乏症
（acyl-CoA dehydrogenase family; member 9，deficiency of; OMIM 611126）

（1）概述

酰基辅酶 A 脱氢酶 9 是线粒体氧化呼吸链中的一种酶，它的缺乏常引起相关的代谢性疾病。其发病呈常染色体隐性遗传方式，其致病基因为 *ACAD9*。酰辅酶 A 脱氢酶 9 缺乏症通常于儿童期起病，病理生理基础为氧化呼吸链酶复合体 1 受损，从而临床出现多种相关症状[1]，如引起心肺功能受损、心肌病、代谢性脑病、类瑞夷综合征、肌力下降、肝功能受损及严重的乳酸酸中毒等，此外还发现该基因突变可以导致小脑卒中[2]。

（2）受累部位病变汇总

受累部位	主要表现
神经系统	脑病、小脑卒中、脑水肿
心脏	原发性心肌病、充血性心力衰竭
肝脏	肝衰竭、脂肪肝、肝酶、血氨及乳酸升高、凝血功能异常
肌肉	肌力减弱、活动耐量下降
血液系统	血小板减少
代谢系统	乳酸酸中毒、低血糖症

（3）基因及致病机制

ACAD9 基因，编码酰基辅酶 A 脱氢酶家族成员 9，位于 3 号染色体长臂 2 区 1 带 3 亚带（3q21.3），基因组坐标为（GRCh38）:3:128879692-128912607，基因全长 32 916bp，包含 18 个外显子，编码 621 个氨基酸。

ACAD9 基因编码酰基辅酶 A 脱氢酶家族的成员。该蛋白家族的成员定位于线粒体并催化脂肪酰辅酶 A 的 β-氧化限速步骤。编码的蛋白质

对棕榈酰-CoA 和长链不饱和底物特别敏感。该基因突变导致酰基辅酶 A 脱氢酶家族成员 9 缺乏。

（张豪杰　王　晖　陈晓宁）

参 考 文 献

[1] Haack T B, Danhauser K, Haberberger B, et al. Exome sequencing identifies ACAD9 mutations as a cause of complex I deficiency. Nat Genet, 2010, 42: 1131-1134.

[2] He M, Rutledge S L, Kelly D R, et al. A new genetic disorder in mitochondrial fatty acid beta-oxidation: ACAD9 deficiency. Am J Hum Genet, 2007, 81: 87-103.

5　烟雾病 5 型
（ moyamoya disease 5, MYMY5; OMIM 614042 ）

（1）概述

烟雾病又名脑基底异常血管网，是一组以 Willis 环血管慢性进行性狭窄形成闭塞，继而出现代偿小血管网，这些新生小血管网在血管造影成像时类似于"烟雾"（日语 moyamoya ）。烟雾病 5 型的致病基因为 *ACTA2* 基因[1]。该病患者可于 5～46 岁出现脑卒中症状，部分患者伴有胸主动脉瘤[2]。

（2）受累部位病变汇总

受累部位	主要表现
神经系统	脑卒中
胸主动脉	动脉瘤

（3）基因及致病机制

ACTA2 基因，位于 10 号染色体长臂 2 区 3 带 3 亚带 1 次亚带（10q23.31），基因组坐标为（GRCh38）:10:88935223-88948930，基因全长 13 708bp，包含 8 个外显子，编码 377 个氨基酸。

ACTA2 基因编码的蛋白属于肌动蛋白家族，其是在细胞运动性、结构和完整性中起重要作用的高度保守的蛋白质。已经鉴定了 α、β 和 γ 肌动蛋白异构体，其中 α 肌动蛋白是收缩装置的主要成分，而 β 和 γ 肌

动蛋白参与细胞运动性的调节。该基因的缺陷导致烟雾病 5 型，可伴有胸主动脉瘤。多个转录本可编码不同种的蛋白异形体。

（刘 欣 王 蕾）

参 考 文 献

[1] Roder C, Peters V, Kasuya H, et al. Analysis of ACTA2 in European moyamoya disease patients. Europ J Paediat Neurol, 2011, 15: 117-122.

[2] Guo D C, Papke C L, Tran-Fadulu V, et al. Mutations in smooth muscle alpha-actin (ACTA2)cause coronary artery disease, stroke, and moyamoya disease, along with thoracic aortic disease. Am J Hum Genet, 2009, 84: 617-627.

6 遗传性出血性毛细血管扩张症 2 型
（telangiectasia, hereditary hemorrhagic, type 2, HHT2; OMIM 600376）

（1）概述

遗传性出血性毛细血管扩张症由 *ACVRL1* 基因突变引起，表现为皮肤、黏膜、内脏的毛细血管扩张，动静脉畸形，如肺动静脉畸形、脑动静脉畸形、脊髓动静脉畸形、肝动静脉畸形。72%的患者有鼻出血，1 型比 2 型更早出现鼻出血。本病可导致胃肠出血和脑出血[1-5]。

（2）受累部位病变汇总

受累部位	主要表现
神经系统	静脉畸形、脑出血
肝	血管畸形、肝硬化
胃肠道	胃肠道出血

（3）基因及致病机制

ACVRL1 基因，位于 12 号染色体长臂 1 区 3 带 1 亚带 3 次亚带（12q13.13），基因组坐标为（GRCh38）:12:51912475-51920893，基因全长 8419bp，包含 9 个外显子，编码 503 个氨基酸。

ACVRL1 基因编码配体 TGF-β 超家族的 I 型细胞表面受体。它与丝

氨酸–苏氨酸激酶亚结构域（位于激酶结构域之前的富含甘氨酸和丝氨酸区域，称为 GS 结构域）中的其他 I 型受体及短 C-末端尾高度相似。编码的蛋白质，有时称为 ALK1，与其他密切相关的 ALK 或激活素受体样激酶具有类似的结构域，其形成受体丝氨酸–苏氨酸激酶的亚家族。该基因的突变与遗传性出血性毛细血管扩张症 2 型有关，也称为 Rendu-Osler-Weber 综合征 2 型。

（陈玮琪　江凌玲）

参 考 文 献

[1] Ha M, Kim Y J, Kwon K A, et al. Gastric angiodysplasia in a hereditary hemorrhagic telangiectasia type 2 patient. World J Gastroenterol, 2012, 18(15): 1840-1844.

[2] Trell E, Johansson B W, Linell F, et al. Familial pulmonary hypertension and multiple abnormalities of large systemic arteries in Osler's disease. Am J Med, 1972, 53: 50-63.

[3] Trembath R C, Thomson J R, Machado R D, et al. Clinical and molecular genetic features of pulmonary hypertension in patients with hereditary hemorrhagic telangiectasia. New Eng J Med, 2001, 345: 325-334.

[4] Vincent P, Plauchu H, Hazan J, et al. A third locus for hereditary haemorrhagic telangiectasia maps to chromosome 12q. Hum Molec Genet, 1995, 4: 945-949.

[5] ehner LE, Folz B J, Argyriou L, et al. Mutation analysis in hereditary haemorrhagic telangiectasia in Germany reveals 11 novel ENG and 12 novel ACVRL1/ALK1 mutations. Clin Genet, 2006, 69: 239-245.

7　艾卡迪综合征 6 型
（Aicardi-Goutieres syndrome 6, AGS6; OMIM 615010）

（1）概述

艾卡迪综合征 6 型（AGS6）是由 *ADAR* 基因纯合或复合杂合突变引起的常染色体隐性遗传疾病，主要临床表现包括严重的生长发育迟缓、颅内钙化、脑白质营养不良等。实验室检查常提示血中干扰素水平升高[1]。

（2）受累部位病变汇总

受累部位	主要表现
神经系统	小头症、发育迟缓、发育退化；肢体震颤、僵硬、强直，肌张力障碍；双侧纹状体坏死，尾状核、壳核的信号变化，颅内钙化、脑白质异常
其他	非特异性发热（如耳部感染、呼吸道疾病、病毒感染伴出疹）

（3）基因及致病机制

ADAR 基因，位于 1 号染色体长臂 2 区 1 带 3 亚带（1q21.3），基因组坐标为（GRCh38）:1:154584806-154608006，基因全长 23 201bp，包含 15 个外显子，编码 1226 个氨基酸。

ADAR 基因编码 RNA 编辑酶，该酶通过腺苷的位点特异性脱氨作用负责 RNA 编辑。该酶通过将腺苷转化为肌苷而使双链 RNA 不稳定。该基因的突变与 AGS6 有关。多种转录本可以编码不同的蛋白异形体。

（周怡茉　张　浩）

参 考 文 献

[1] Rice G I, Kasher P R, Forte G M A, et al. Mutations in ADAR1 cause Aicardi-Goutieres syndrome associated with a type I interferon signature. Nature Genet, 2012, 44: 1243-1248.

8　家族性血栓性血小板减少性紫癜
（Thrombotic thrombocytopenic purpura, congenital, TTP; OMIM 274150）

（1）概述

家族性血栓性血小板减少性紫癜（TTP）是血栓性血小板减少性紫癜，包含遗传性 TTP 和散发性 TTP。其中，遗传性 TTP 也称为 Schulman-Upshaw 综合征，多在新生儿发病，由 *ADAMTS13* 基因突变所致。1924 年 Moschcowitz 首次对该疾病的临床表现和治疗进行系统性描述[1]。2001 年 Levy 等首次使用血浆 vWF 蛋白裂解酶（vWFCP）水平对该病进行诊断，并使用多态标记的方法将其致病基因定位在 9q34 [2]。

目前尚无确切的流行病学报道，发病率约为 1/100 万。遗传性 TTP 多为新生儿发病，也有少数青中年发病。大多起病较急，主要临床表现有发热、血小板减少、微血管病性溶血性贫血，以及意识障碍、局灶性神经功能障碍等中枢神经系统症状和肾脏损伤等，具有频繁发作的特点[3,4]。本病一般对新鲜血浆输注反应良好，主要的治疗有血浆输注、使用糖皮质激素及免疫抑制剂等。

（2）受累部位病变汇总

受累部位	主要表现
神经系统	局灶性神经功能障碍、意识障碍、震颤、脑血栓形成
肺	急性呼吸窘迫综合征
血液	微血管病性溶血性贫血、血小板减少、网状细胞增多症等
皮肤	新生儿黄疸
其他	发热、肾损伤等

（3）基因及致病机制

ADAMTS13 基因，位于 9 号染色体长臂 3 区 4 带 2 亚带（9q34.2），基因组坐标为（GRCh38）:9:133422444-133459180，基因全长 36 737bp，包含 29 个外显子，编码 1427 个氨基酸。

ADAMTS13 基因编码一种包含多个不同结构域的蛋白，其中包括一个金属蛋白酶结构域、一个去整合素结构域和Ⅰ型血小板结合蛋白（TSP1）基序。这种酶可以特异性地分解血管假性血友病因子。该基因的缺陷与血栓性血小板减少性紫癜有关，选择性剪接导致该基因存在多个不同的转录本[5]。

（杨 明 陈晓宁）

参 考 文 献

[1] Moschcowitz E. Hyaline thrombosis of the terminal arterioles and capillaries: a hitherto undescribed disease. Proc NY Path Soc，1924，24: 21-24.

[2] Levy G G, Nichols W C, Lian E C, et al. ADAMTS13 gene mutation in congenital thrombotic thrombocytopenic purpura with previously reported normal VWF cleaving protease activity. Blood，2003，101: 4449-4451.

[3] Kokame K, Matsumoto M, Soejima K, et al. Mutations and common polymorphisms

in ADAMTS13 gene responsible for von Willebrand factor-cleaving protease activity. Proc Nat Acad Sci, 2002,99: 11902-11907.

[4] Furlan M,Lammle B. Aetiology and pathogenesis of thrombotic thrombocytopenic purpura and haemolytic uraemic syndrome: the role of von Willebrand factor-cleaving protease. Best Pract Res Clin Haemat, 2001,14: 437-454.

[5] Banno F, Chauhan A K, Kokame K, et al. The distal carboxyl-terminal domains of ADAMTS13 are required for regulation of in vivo thrombus formation. Blood, 2009, 113: 5323-5329.

9 原发性高草酸尿症 1 型
（primary hyperoxaluria, type Ⅰ, PHⅠ； OMIM 259900）

（1）概述

原发性高草酸尿症（PH）是一种血、尿草酸异常增高的遗传代谢性疾病，为常染色体隐性遗传病。过量的草酸与钙结合形成草酸钙，沉积在肾脏和其他器官，导致肾衰竭和其他器官损害[1-4]。PH 可分为 3 型，其中以 1 型（PHⅠ）最多见（70%～80%）[2]，是由肝脏特异性的过氧化物酶体丙氨酸乙醛酸转氨酶（AGT）的缺陷所致。AGT 由 *AGXT* 基因编码，该基因由 11 个外显子组成[3]。欧洲人群中 PHⅠ 的发病年龄为 4～7 岁，日本为 13 岁，中国人群发病年龄尚未见报道[5]。临床大多数患者表现为泌尿系统症状，主要有腰痛、腰酸、泌尿系统感染、血尿、多尿、低比重尿、慢性肾衰竭等，一般无大量蛋白尿，约半数患者在 15 岁时即发展成肾衰竭。除泌尿系统外还累及骨骼（骨痛、骨钙化、骨关节畸形、病理性骨折）、心脏（心肌病、传导阻滞、低血压）、血管（弥散性/闭塞性血管病灶、肢体坏疽）、神经系统（周围神经病变、单神经炎、多神经炎）、皮肤（皮肤溃烂、网状青斑）、视网膜、肝脏（实质和血管）、睾丸、淋巴结等[4, 6]。有文献报道称患有原发性高草酸尿症 1 型的男婴出生后 5 小时，CT 平扫发现大脑中动脉梗死且有一侧脑室扩大和左侧脑穿通性囊肿，伴有发绀、低肌张力、无法解释的呼吸和心跳过速及肾脏钙沉积[7]。

（2）受累部位病变汇总

受累部位	主要表现
神经系统	周围神经病变、单神经炎、多神经炎
泌尿系统	腰酸、腰痛、血尿、泌尿系统感染、多尿、低比重尿、慢性肾衰竭等
骨骼	骨痛、骨钙化、骨关节畸形、病理性骨折
心脏	心肌病、传导阻滞、低血压
血管	播散性／闭塞性血管病灶、肢体坏疽
其他	皮肤溃烂、网状青斑，视网膜、肝脏、睾丸、淋巴结病变

（3）基因及致病机制

AGXT 基因，位于 2 号染色体长臂 3 区 7 带 3 亚带（2q37.3），基因组坐标为（GRCh38）:2:240868866-240878821，基因全长 9956bp，包含 11 个外显子，编码 392 个氨基酸。

AGXT 基因编码过氧化物酶中的蛋白质且只在肝脏中表达，编码的蛋白质主要定位于过氧化物酶体，其参与乙醛酸解毒。

（张　浩　隋云鹏）

参 考 文 献

[1] Marion B, Qun L, Derek A, et al. Mutation-based diagnostic testing for primary hyperoxaluria type 1: Survey of results. Clinical Biochemistry, 2008, 41: 598-602.

[2] Hoppe B, Beck B B, Milliner D S. The primary hyperoxalurias. Kidney Int, 2009, 75: 1264-1271.

[3] Purdue P E, Lumb M J, Fox M, et al. Characterization and chromosomal mapping of a genomic clone encoding human alanine: dyoxylate aminotransferase. Genomics, 1991, 10: 34-42.

[4] Cochat P, Liutkus A, Fargue S, et al. Primary hyperoxaluria type 1: still challenging. Pediatr Nephrol, 2006, 21(8): 1075-1081.

[5] Harambat J, Fargue S, Acquaviva C, et al. Genotype-phenotype correlation in primary hyperoxalufia type 1: the P. Glyl70Arg AGXT mutation is associated with a better outcome. Kidney Int, 2010, 77: 443-449.

[6] Tanriover B, Mejia A, Foster S V, et al. Primary hyperexaluria involving the liver and hepatic artery: images of an aggressive disease. Kidney Int, 2010, 77: 65l.

[7] Patwardhan A, Higgins C. Primary hyperoxaluria type 1: an unprecedented presentation at birth. Indian Pediatr, 2005, 42(2): 173-174.

10　先天性糖基化病Ⅰi型
（congenital disorders of glycosylation Ⅰi;
OMIM 607906）

（1）概述

先天性糖基化病Ⅰi型是因 *ALG2* 基因杂合突变导致的先天性疾病。2003 年 Thiel 等描述了一类糖蛋白合成缺陷性疾病，内质网的胞质面上 ALG2 酶的异常导致甘露糖醇的转运受阻[1]。此病患者的出凝血系统障碍导致卒中样发作的症状 [2]。

（2）受累部位病变汇总

受累部位	主要表现
神经系统	严重的精神发育迟滞、癫痫发作、高度脑波节律失常、反射亢进、脑髓鞘形成延迟、白质体积减小
眼	眼组织缺损、白内障、视力下降、眼球震颤
肝脏	肝大
血液系统	出凝血功能异常

（3）基因及致病机制

ALG2 基因，位于 9 号染色体长臂 2 区 2 带 3 亚带 3 次亚带（9q22.33），基因组坐标为（GRCh38）:9:99217934-99221894，基因全长 3961bp，包含 2 个外显子，编码 416 个氨基酸。

ALG2 基因编码糖基转移酶 1 家族成员，编码的蛋白质作为 α-1, 3-甘露糖基转移酶，催化相关的反应。该基因的突变与先天性糖基化病Ⅰi 型相关。选择性剪接可产生多个转录本。

（张豪杰　操振华）

参 考 文 献

[1] Thiel C, Schwarz M, Peng J, et al. A new type of congenital disorders of glycosylation(CDG-Ii)provides new insights into the early steps of dolichol-linked oligosaccharide biosynthesis. J Biol Chem, 2003, 278: 22498-22505.

[2] Fiumara A, Barone R, Buttitta P, et al. Haemostatic studies in carbohydrate-deficient glycoprotein syndrome type I. Thrombosis and Haemostasis, 1996, 76(4): 502-504.

11 先天性糖基化病 I h 型
（congenital disorders of glycosylation I h; OMIM 608104）

（1）概述

先天性糖基化病 I h 型是因 *ALG8* 基因杂合突变导致的先天性疾病[1]。此病患者的出凝血系统障碍可导致卒中样发作的症状[2]。患者的成纤维细胞中出现二聚寡糖复合物。此类患者仅有正常人 10%～20% 数量的 *ALG8* mRNA[3]。此病患者可出现白质脑病和皮质萎缩[4]。

（2）受累部位病变汇总

受累部位	主要表现
消化系统	蛋白丢失性肠病、肝大
泌尿系统	尿道发育不全
血液系统	出凝血功能异常
其他	严重低白蛋白血症导致的水肿综合征

（3）基因及致病机制

ALG8 基因，编码 α-1, 3-葡萄糖基转移酶，位于 11 号染色体长臂 1 区 4 带 1 亚带（11q14.1），基因组坐标为（GRCh38）:11:78100964-78139588，基因全长 38 625bp，包含 13 个外显子，编码 526 个氨基酸。

ALG8 基因编码 ALG6/ALG8 葡萄糖基转移酶家族成员，催化蛋白 *N*-联糖基化反应中的第二葡萄糖残基与脂联低聚糖前体分子结合。该基因突变与先天性糖基化病 I h 型相关。可变剪接使得该基因可产生不同的蛋白异构体[3]。

（张豪杰　江凌玲）

参 考 文 献

[1] Thiel C, Schwarz M, Peng J, et al. A new type of congenital disorders of glycosylation(CDG-Ii)provides new insights into the early steps of dolichol-linked oligosaccharide biosynthesis. J Biol Chem, 2003, 278: 22498-22505.

[2] Fiumara A, Barone R, Buttitta P, et al. Haemostatic studies in carbohydrate-deficient glycoprotein syndrome type I. Thromb Haemost, 1996, 76(4): 502-504.

[3] Chantret I, Dancourt J, Dupre T, et al. A deficiency in dolichyl-P-glucose: Glc-1-Man-9-GlcNAc2-PP-dolichyl alpha-3-glucosyltransferase defines a new subtype of congenital disorders of glycosylation. J Biol Chem, 2003, 278: 9962-9971.

[4] Höck M, Wegleiter K, Ralser E, et al. ALG8-CDG: novel patients and review of the literature. Orphanet J Rare Dis, 2015, 10(1): 73-81.

12　先天性糖基化病Ⅰl型
（congenital disorders of glycosylation Ⅰl; OMIM 608776）

（1）概述

先天性糖基化病Ⅰl型是因 *ALG9* 基因杂合突变导致的常染色体隐性遗传病。此病患者的出凝血系统障碍可导致卒中样发作的症状，此病患者可出现白质脑病和皮质萎缩[1, 2]。

（2）受累部位病变汇总

受累部位	主要表现
神经系统	严重的小头症、肌张力减低、癫痫发作、精神发育迟滞、白质脑病
肝脏	肝大
呼吸系统	支气管哮喘
肾脏	多囊肾

（3）基因及致病机制

ALG9 基因，编码 α-1, 2-甘露糖基转移酶，位于 11 号染色体长臂 2 区 3 带 1 亚带（11q23.1），基因组坐标为（GRCh38）:11:111786397-111879132，基因全长 92 736bp，包含 19 个外显子，编码 844 个氨基酸。

ALG9 基因编码在脂质连接的寡糖组装中起作用的 α-1, 2-甘露糖基转移酶。该基因突变导致先天性糖基化病Ⅰl型。该基因具有转录变异编

码构成不同亚型的多个转录本。

（张豪杰　杨思思）

参 考 文 献

[1] Fiumara A, Barone R, Buttitta P, et al. Haemostatic studies in carbohydrate-deficient glycoprotein syndrome type I. Thromb Haemost, 1996, 76(4): 502-504.
[2] Höck M, Wegleiter K, Ralser E, et al. ALG8-CDG: novel patients and review of the literature. Orphanet J Rare Dis, 2015, 10(1): 73-81.

13　先天性糖基化病Ⅰg型
（congenital disorders of glycosylation Ⅰg; OMIM 607143）

（1）概述

先天性糖基化病Ⅰg是因 *ALG12* 基因纯合或杂合突变导致的先天性疾病。患者由于血清中转铁蛋白等电点聚集，导致糖蛋白糖基化不足，出现多系统受累的表现。1980 年 Jaeken 等首次报道此组疾病[1]。曾有报道此类患者可出现卒中样发作[2]。

（2）受累部位病变汇总

受累部位	主要表现
神经系统	肌张力减低、小头症、侧裂增宽不伴脑积水、卒中样发作、精神发育迟滞
其他	喂养困难

（3）基因及致病机制

ALG12 基因，编码 α-1, 6-甘露糖基转移酶，位于 22 号染色体长臂 1 区 3 带 3 亚带 3 次亚带（22q13.33），基因组坐标为（GRCh38）:22:49903838-49913765，基因全长 9928bp，包含 9 个外显子，编码 488 个氨基酸。

ALG12 基因编码糖基转移酶 22 家族成员，该蛋白催化第 8 个 α-1, 6-甘露糖残基结合到多萜醇 PP 低聚糖前体，该过程为蛋白糖基化所必需。该基因突变与先天性糖基化病Ⅰg型相关[3]。

（张豪杰　江凌玲）

参 考 文 献

[1] Jaeken J, Vanderschueren-Lodeweyckx M, Casaer P, et al. Familial psychomotor retardation with markedly fluctuating serum prolactin, FSH and GH levels, partial TBG-deficiency, increased serum arylsulphatase A and increased CSF protein: a new syndrome? Pediat Res, 1980, 14: 179.

[2] Grubenmann C E, Frank C G, Kjaergaard S, et al. ALG12 mannosyltransferase defect in congenital disorder of glycosylation type Ⅰg. Hum Mol Genet, 2002, 11: 2331-2339.

[3] Chantret I, Dupre T, Delenda C, et al. Congenital disorders of glycosylation type Ig is defined by a deficiency in dolichyl-P-mannose: Man-7-GlcNAc2-PP-dolichyl mannosyltransferase. J Biol Chem, 2002, 277: 25815-25822.

14 婴儿型碱性磷酸酶过少症
（hypophosphatasia, infantile, HPP; OMIM 241500）

（1）概述

碱性磷酸酶过少症是一种先天性代谢障碍，临床以骨化不全、生化以组织非特异性碱性磷酸酶同工酶活性降低为特点。Fraser 根据起病年龄将其分为围生期、婴儿型、儿童型及成人型 4 型[1]，Whyte 等报道了第 5 型牙型碱性磷酸酶过少症[2, 3]。婴儿型为常染色体隐性遗传性疾病，是由编码组织非特异性碱性磷酸酶（ALPL）的基因 *ALPL* 突变所致。婴儿型常于生后 1～6 个月发病，表现为体重不增，生长缓慢及头围增长亦缓慢、颅骨软化、颅缝增宽、囟门突出，头皮静脉怒张，胸廓畸形和四肢弯曲。有报道称，婴儿型碱性磷酸酶过少症可以表现为癫痫而并无骨骼畸形，但其癫痫对维生素 B_6 治疗出现抵抗[4]。而碱性磷酸酶过少症又可致颅内非创伤性出血[5]。

（2）受累部位病变汇总

受累部位	主要表现
神经系统	癫痫、张力减低、易怒、颅内出血
眼	蓝色巩膜
牙	牙齿形成不良
呼吸系统	反复呼吸道感染、呼吸暂停
胸部	短肋、串珠肋、肋骨骨折、小胸廓

续表

受累部位	主要表现
胃肠	厌食症、呕吐、便秘
肾	肾钙质沉着
颅骨	颅骨矿化不良、颅缝扩大、婴儿期颅缝早闭
脊柱	椎体常未骨化、脊柱裂、扁平椎
肢体	短肢、骨生成缺陷、下肢弯曲且短小、尺骨和腓骨中段骨刺
血液系统	骨髓病性贫血
其他	短肢侏儒症、生长迟缓、高音调哭声

（3）基因及致病机制

ALPL 基因,位于 1 号染色体短臂 3 区 6 带 1 亚带 2 次亚带(1p36.12),基因组坐标为（ GRCh38):1:21554082-21577648,基因全长 23 567bp,包含 11 个外显子,编码 524 个氨基酸。

ALPL 基因编码蛋白碱性磷酸酶家族成员,有至少 4 种不同但相关的碱性磷酸酶:肠、胎盘、胎盘样和肝/骨/肾（组织非特异性）碱性磷酸酶。前 3 种位于 2 号染色体上,而组织非特异性碱性磷酸酶位于 1 号染色体上。该基因的产物是膜结合的糖基化酶,其不在任何特定组织中表达,因此被称为酶的组织非特异性形式。选择性剪接可导致多个转录变体,其中至少一种编码经蛋白水解加工以产生成熟酶的前体蛋白。这种酶可能在骨矿化中起作用。该基因的突变与低磷酸血症相关,这是一种以高钙血症和骨骼缺陷为特征的疾病。

（隋云鹏　江凌玲）

参 考 文 献

[1] Fraser D. Hypophosphatasia. Am J Med, 1957, 22(5): 730-746.

[2] Whyte M P, Rettinger S D, Vrabel L A. Infantile hypophosphatasia: enzymatic defect explored with alkaline phosphatase-deficient skin fibroblasts in culture. Calcif Tissue Int, 1987, 40(5): 244-252.

[3] Whyte M P, Mahuren J D, Fedde K N, et al. Perinatal hypophosphatasia: tissue levels of vitamin B6 are unremarkable despite markedly increased circulating concentrations of pyridoxal-5'-phosphate. Evidence for an ectoenzyme role for tissue-nonspecific alkaline phosphatase. J Clin Invest, 1988, 81(4): 1234-1239.

[4] de Roo M G, Abeling N G, Majoie C B, et al. Infantile hypophosphatasia without bone

deformities presenting with severe pyridoxine-resistant seizures. Mol Genet Metab, 2014, 111(3): 404-407.

[5] Monsalve-Naharro J A, Geronimo-Pardo M, Fuster-Lluch O, et al. Hypophosphataemia complicating the neurological picture of a patient with intracranial haemorrhage. Anaesth Intensive Care, 2012, 40(6): 1069-1070.

15　ANK2 相关心律失常症
（ankyrin-B-related cardiac arrhythmia; OMIM 600919）

（1）概述

ANK2 相关心律失常症是因 *ANK2* 基因杂合突变所致的常染色体显性遗传病。4 型长 QT 综合征也可因 *ANK2* 基因突变导致。*ANK2* 基因失功能突变可导致一系列临床症状，携带类似 E1425G 突变的患者可有 QT 间期延长，应激或体力活动诱发的多形性室性心律失常，晕厥、心源性栓塞和心源性猝死。携带其他突变的患者，有较轻表型或是 ANK2 相关心律失常症，如心动过缓、窦性心律失常、传导延迟/阻滞、特发性室颤和儿茶酚胺源性的多形性室性心动过速[1]。2017 年日本的 Hata 等报道，在癫痫猝死者中进行遗传性心律失常相关基因（共73个）的二代测序，发现其中一例具有轻微 QT 间期延长的卒中后癫痫猝死者，携带 *ANK2* 基因的 2 个可能致病的突变[2]。

（2）受累部位病变汇总

受累部位	主要表现
心血管系统	QT 间期延长、窦性心动过缓、窦房结功能异常、心房颤动、晕厥、心源性猝死、心源性卒中

（3）基因及致病机制

ANK2 基因，位于 4 号染色体长臂 2 区 5 带至 6 带（4q25—q26），基因组坐标为（GRCh38）:4:112904494-113353713，基因全长 449 220bp，包含 36 个外显子，编码 1612 个氨基酸。

ANK2 基因编码锚蛋白家族成员，其将整合的膜蛋白与底层的血影蛋白–肌动蛋白细胞骨架相连接。锚蛋白在细胞运动、活化、增殖、接触和

特异性膜结构域的维持等活动中起关键作用。大多数锚蛋白由三个结构域组成：含有多个锚蛋白重复序列的氨基末端结构域；具有高度保守的血影蛋白结合结构域的中心区域；最不保守并可能发生变化的羧基末端调节结构域。该基因突变引起4型长QT综合征和心律失常症[3]。

（张豪杰　陈晓宁）

参 考 文 献

[1] Mohler P J, Le Scouarnec S, Denjoy I, et al. Defining the cellular phenotype of 'ankyrin-B syndrome' variants. Circulation, 2007, 115: 432-441.

[2] Hata Y, Yoshida K, Kinoshita K, et al. Epilepsy-related sudden unexpected death: targeted molecular analysis of inherited heart disease genes using next-generation DNA sequencing. Brain Pathology, 2016, 27: 292-304.

[3] Ichikawa M, Aiba T, Ohno S, et al. Phenotypic variability of ANK2 mutations in patients with inherited primary arrhythmia syndromes.Circ J, 2016, 80(12): 2435-2442.

16　淀粉样变性
（amyloidosis, systemic nonneuronopathic; OMIM 105200）

（1）概述

APOA1 基因相关性淀粉样变性，是常染色体显性遗传病。Ostertag 等报道了内脏淀粉样沉积的患者，1 位女性先证者，其 3 位子女、1 位孙辈患有此病，表现为慢性肾病、动脉源性高血压和肝脾大。早期表现为蛋白尿、血尿和可凹性水肿[1, 2]。起病年龄各异，约在起病后 10 年死亡，尸检可见到内脏淀粉样物质沉积。Wang 等报道血液中 ApoB 和 ApoB/ApoAⅠ的比例与伴有颅内动脉狭窄的卒中发病机制相关[3]。

（2）受累部位病变汇总

受累部位	主要表现
神经系统	感觉运动神经病
心血管系统	冠状动脉粥样硬化
泌尿系统	伴血尿的肾病、肾病综合征、蛋白尿

续表

受累部位	主要表现
皮肤	可凹性水肿、瘀斑样疹
消化系统	肝大、胆汁淤积、脾大

（3）基因及致病机制

APOA1 基因，编码载脂蛋白 A I，位于 11 号染色体长臂 2 区 3 带 3 亚带（11q23.3），基因组坐标为（GRCh38）:11:116835808-116837387，基因全长 1580bp，包含 3 个外显子，编码 267 个氨基酸。

载脂蛋白 A I 是血浆中高密度脂蛋白（HDL）的主要蛋白质成分。编码的前蛋白进行蛋白水解处理以产生成熟蛋白，其促进胆固醇从组织向肝排泄，并且是负责形成大多数血浆胆固醇酯的酶——卵磷脂胆固醇酰基转移酶（LCAT）的辅因子。该基因与第 11 号染色体上的两个其他载脂蛋白基因密切相关。该基因的缺陷与 HDL 缺陷有关，包括 Tangier 病和系统性非神经病性淀粉样变性。选择性剪接导致多个转录变体，其中至少一个编码前原蛋白。

3 种已知淀粉样变性 *APOA1* 变体的淀粉样蛋白原纤维由相似的 N-末端片段组成。N-末端片段组成的突变导致淀粉样变性[4]。

（张豪杰　张　浩）

参 考 文 献

[1] Ostertag B. Demonstration einer eigenartigen familiaeren paramyloidose. Zbl Path, 1932, 56: 253-254.

[2] Ostertag B. Familiaere amyloid-erkrankung Z. Menschl Vererb Konstitutionsl, 1950, 30: 105-115.

[3] Wang Y, Lu Z, Sun S, et al. Risk factors, topographic patterns and mechanism analysis of intracranial atherosclerotic stenosis ischemic stroke. Int J Neuroscience, 2017, 127: 267-275.

[4] Ajees A A, Anantharamaiah G M, Mishra V K, et al. Crystal structure of human apolipoprotein A- I : insights into its protective effect against cardiovascular diseases. Proc Nat Acad Sci, 2006, 103: 2126-2131.

17　高脂蛋白血症 V 型
（hyperlipoproteinemia, type V；OMIM 144650）

（1）概述

高脂蛋白血症 V 型由 *APOA5* 基因突变引起，其特点为禁食后乳糜微滴、极低密度脂蛋白增高，血浆中高密度脂蛋白、低密度脂蛋白降低。临床表现包括阵发性腹痛、黄疸。Yue 等报道 *APOA5* 基因的 rs662799、rs2266788 多态性与缺血性卒中患者使用阿托伐他汀钙调节血脂的治疗效果显著相关[1]。

（2）受累部位病变汇总

受累部位	主要表现
心脑血管	动脉粥样硬化
消化系统	腹痛
皮肤	黄疸
肝脏	脂肪肝

（3）基因及致病机制

APOA5 基因，位于 11 号染色体长臂 2 区 3 带 3 亚带（11q23.3），基因组坐标为（GRCh38）:11:116790128-116791860，基因全长 1733bp，包含 3 个外显子，编码 366 个氨基酸。

APOA5 基因编码一个载脂蛋白，在调节血浆三酰甘油水平（冠状动脉疾病的主要危险因素）中起重要作用。它是高密度脂蛋白的一个组成部分，与对肝损伤反应上调表达的大鼠蛋白高度相似。该基因的突变与高三酰甘油血症和高脂蛋白血症 V 型相关。已经发现该基因的多个转录本，编码相同的蛋白[2]。

（张豪杰　王　蕾）

参 考 文 献

[1] Yue Y H, Bai X, Zhang H, et al. Gene polymorphisms affect the effectiveness of atorvastatin in treating ischemic stroke patients. Cell Physiol Biochem, 2016, 39:

630-638.

[2] Marcais C, Verges B, Charriere S, et al. ApoA5 Q139X truncation predisposes to late-onset hyperchylomicronemia due to lipoprotein lipase impairment. J Clin Invest, 2005, 115: 2862-2869.

18　阿尔茨海默病 2 型
（Alzheimer disease 2, AD2; OMIM 104310）

（1）概述

老年痴呆症是老年人进行性痴呆症最常见的形式。这是一种神经变性疾病，其特征在于细胞内神经原纤维缠结（NFT）和细胞外淀粉样蛋白斑块的神经病理学表现，其积累在易受损伤的脑区域。阿尔茨海默病 2 型（AD2）与载脂蛋白 E（*APOE*）基因突变有关，为常染色体显性遗传病。

（2）受累部位病变汇总

受累部位	主要表现
神经系统	老年痴呆症、帕金森综合征、神经原纤维缠结、脑白质改变
代谢	家族性高脂血症

（3）基因及致病机制

APOE 基因，位于 19 号染色体长臂 1 区 3 带 3 亚带 2 次亚带（19q13.32），基因组坐标为（GRCh38）:19:44906625-44909250，基因全长 2626bp，包含 3 个外显子，编码 317 个氨基酸。

APOE 基因编码的蛋白质是乳糜微粒的主要载脂蛋白。它与特定的肝脏和外周细胞受体结合，对富含三酰甘油的脂蛋白成分的正常分解代谢至关重要。该基因位于 19 号染色体具有相关载脂蛋白 C1 和 C2 的基因簇中。该基因的突变导致家族性异常 β 脂蛋白血症或Ⅲ型高脂蛋白血症（HLPⅢ），这些疾病中，血浆胆固醇和三酰甘油的升高，是乳糜微粒和 VLDL 残留物清除率降低的结果[2]。

（王　晖　江凌玲）

参 考 文 献

[1] Terry R D, Davies P.Dementia of the Alzheimer type. Ann Rev Neurosci, 1980, 3: 77-95.

[2] Chait A, Albers J J, Brunzell J D, et al. Type Ⅲ hyperlipoproteinaemia('remnant removal disease). Lancet, 1977, 309: 1176-1178.

19   CST3 相关脑淀粉样血管病
（cerebral amyloid angiopathy, CST3-related; OMIM 105150）

（1）概述

脑淀粉样血管病（cerebral amyloid angiopathy，CAA）是血压正常的老年人发生自发性皮质、皮质下出血的重要原因。CAA 特征表现为在皮质、皮质下和软脑膜的中小型血管的外膜和中膜中广泛分布 β 淀粉蛋白。可表现为散发性，也可有家族遗传性。遗传综合征少见，且为常染色体遗传。遗传的 CAA 有着明显的临床表现且好发于年轻人，较早可于 30 岁患病。与此相反，散发的 CAA 更常见于老年患者，且随着年龄增高，其发病率和严重程度均增加。通过尸检发现，60～70 岁患者中 CAA 发病率为 33%，但是当年龄增大到 90 岁的时候，其发病率就增加到了 75%。遗传的 CAA 其致病基因为 APP 及 CST3[1-4]。其临床表现可有自发性脑出血、TIA、痴呆等[5]。

（2）受累部位病变汇总

受累部位	主要表现
神经系统	脑叶出血，额顶颞枕叶均可受累，进行性痴呆，白质脑病，缺血性卒中
颈动脉、椎-基底动脉系统	动脉粥样硬化

（3）基因及致病机制

CST3 基因，位于 20 号染色体短臂 1 区 1 带 2 亚带 1 次亚带（20p11.21），基因组坐标为（GRCh38）:20:23633916-23637862，基因全长3947bp，包含 3 个外显子，编码 146 个氨基酸。

半胱氨酸蛋白酶抑制剂超家族包含多个半胱氨酸蛋白酶抑制剂样序列的蛋白。一些成员是活性半胱氨酸蛋白酶抑制剂，而其他成员已经失

去或可能从未获得这种抑制活性。超家族中有三种抑制性家族，包括 1
型胱抑素（碳氢化合物）、2 型胱抑素和激肽原。2 型胱抑素是一类半胱
氨酸蛋白酶抑制剂，在各种人体液和分泌物中具有保护功能。20 号染色
体上的半胱氨酸蛋白酶抑制剂基因座含有大多数 2 型胱抑素基因和假基
因。该基因位于半胱氨酸蛋白酶抑制剂基因座，并编码半胱氨酸蛋白酶
最丰富的细胞外抑制剂，其在生物液体中具有高丰度，并且几乎在身体
的所有器官中表达。该基因的突变与淀粉样血管病有关。在动脉粥样硬
化和动脉瘤病变中，这种蛋白质在血管壁平滑肌细胞中的表达严重减少，
从而在血管疾病中起作用。此外，该蛋白质已被证明具有抗菌功能，具
有抑制单纯疱疹病毒复制的功能。选择性剪接导致多个转录本编码同一
蛋白。

（张　浩　杨思思　索　阅）

参 考 文 献

[1] Vinters H V. Cerebralamyloidangiopathy. Stroke, 1987, 18(2): 31-324.

[2] Yamada M, Tsukagoshi H, Otomo E, et al. Cerebral amyloid angiopathy in the aged. J
Neurol, 1987, 234(6): 371-376.

[3] Vonsattel J P, Myers R H, Hedley-Whyte E T, et al. Cerebral amyloid angiopathy
without and with cerebral hemorrhages: a comparative histological study. Ann Neurol,
1991, 30(5): 637-649.

[4] Qureshi A I, Tuhrim S, Broderick J P, et al. Spontaneous intracerebral hemorrhage. N
Engl J Med, 2001, 344(19): 1450-1460.

[5] 杨帆, 焦力群, 凌锋. 脑淀粉样血管病. 神经疾病与精神卫生, 2007, 7(3):
218-220.

20　APP 相关脑淀粉样血管病
（cerebral amyloid angiopathy, APP-related;
OMIM 605714）

（1）概述

脑淀粉样血管病（CAA）或脑动脉淀粉样变性是指淀粉样蛋白逐渐
沉积在脑血管壁上的病理过程，随后的退行性血管变化通常导致自发性

脑出血、缺血性损害和进行性痴呆[1]。APP 相关的 CAA 是最常见形式。CAA 可以由编码淀粉样蛋白前体蛋白的基因 *APP* 突变引起。1990 年 Van Broeckhoven 等确定 21 号染色体上的 *APP* 基因为脑动脉淀粉样变性的候选基因。

（2）受累部位病变汇总

受累部位	主要表现
神经系统	脑淀粉样血管病、脑动脉淀粉样变性、脑缺血、脑梗死、复发性小脑出血、大脑动脉曲张、痴呆

（3）基因及致病机制

APP 基因，位于 21 号染色体长臂 2 区 1 带 3 亚带（21q21.3），基因组坐标为（GRCh38）:21:25881670-26170620，基因全长 288 951bp，包含 18 个外显子，编码 770 个氨基酸。

APP 基因编码细胞表面受体和跨膜前体蛋白，其被分泌酶切割以形成许多多肽。这些多肽中的一些是分泌型的，并且可以结合乙酰转移酶复合体 APBB1/TIP60 以促进转录激活，而其他多肽是形成阿尔茨海默病患者脑中淀粉样蛋白斑块的基础。此外，两种多肽是抗微生物肽，已被证明具有杀菌和抗真菌活性。该基因的突变涉及常染色体显性阿尔茨海默病和脑动脉淀粉样变性（脑淀粉样血管病）。多种转录本编码不同的蛋白异形体。与严重脑淀粉样血管病相关的 *APP* 突变都发生在编码 β-淀粉样蛋白的区域内，特别是残基 21～23[2]。

（周怡茉　张　浩）

参 考 文 献

[1] Revesz T, Ghiso J, Lashley T, et al. Cerebral amyloid angiopathies: a pathologic, biochemical, and genetic view. J Neuropath Exp Neurol, 2003, 62: 885-898.

[2] Grabowski T J, Cho H S, Vonsattel J P G, et al. Novel amyloid precursor protein mutation in an Iowa family with dementia and severe cerebral amyloid angiopathy. Ann Neurol, 2001, 49: 697-705.

21 典型瓜氨酸血症
（citrullinemia, classic, CTLN1; OMIM 215700）

（1）概述

典型瓜氨酸血症，又称瓜氨酸血症 I 型（CTLN1），属常染色体隐性遗传疾病。全球每 5.7 万个初生婴儿中，大约有 1 个会发生此病。此病是由编码精氨琥珀酸合成酶的 *ASS1* 基因突变所致。临床按发病时间及表现大概可分为：新生儿期急性型（典型）、轻症迟发型、无症状型/无高血氨型、孕期或产后重症型。新生儿期急性起病的，出生时正常。出生后不久，由于高氨血症，患儿逐渐出现昏睡、喂养困难、呕吐、颅内压增高的征象。迟发起病者比新生儿期急性起病者症状轻，原因不明。可表现为反复出现嗜睡、昏睡，智力障碍，慢性或复发性高氨血症（血浆血氨浓度较新生儿期急性起病者低）。Häberle 等曾报道有的 CTLN1 病例直到 10 岁仍无临床表现，而且可能终身无症状[1, 2]。罕见合并脑卒中患儿[3]。

（2）受累部位病变汇总

受累部位	主要表现
神经系统	昏睡、昏迷、癫痫、共济失调、大脑水肿、发育迟滞、智力缺陷、脑卒中（罕见）、易怒
肝脏	肝大、肝硬化（迟发型）
消化系统	呕吐、蛋白不耐受

（3）基因及致病机制

ASS1 基因，位于 9 号染色体长臂 3 区 4 带 1 亚带 1 次亚带（9q34.11），基因组坐标为（GRCh38）:9:130452229-130501021，基因全长 48 793bp，包含 14 个外显子，编码 412 个氨基酸。

ASS1 基因编码的蛋白质催化精氨酸生物合成途径的倒数第二步。该基因的 9 号染色体突变导致瓜氨酸血症。多种转录本编码不同的蛋白异形体。该基因外显子15中的G390R突变被发现是经典表型患者中最常见的突变。

（李世雨　张　浩）

参 考 文 献

[1] Häberle J, Pauli S, Linnebank M, et al. Structure of the human argininosuccinate synthetase gene and an improved system for molecular diagnostics in patients with classical and mild citrullinemia. Hum Genet, 2002, 110: 327-333.

[2] Häberle J, Pauli S, Schmidt E, et al. Mild citrullinemia in caucasians is an allelic variant of argininosuccinate synthetase deficiency(citrullinemia type 1). Mol Genet Metab, 2003, 80: 302-306.

[3] Testai F D, Gorelick P B. Inherited metabolic disorders and stroke part 2: homocystinuria, organic acidurias, and urea cycle disorders. Arch Neurol, 2010, 67: 148-153.

22　家族性偏瘫性偏头痛 2 型
（ migraine, familial hemiplegic, 2, FHM2; OMIM 602481 ）

（1）概述

家族性偏瘫性偏头痛 2 型（FHM2）是伴有典型偏瘫发作的常染色体显性遗传性疾病，由 *ATP1A2* 基因突变所致。1999 年 Echenne 等首次报道了一例 FHM2，表现为偏瘫、偏身感觉障碍、失语、头痛、行为异常等，随后出现意识障碍，通过对患者家系研究发现，患者家系中有多名相同症状患者，Echenne 与 Marconi 等相继研究将遗传性疾病致病基因定位于 1q23 染色体上 *D1S2635* 和 *CASQ1-SNP* 基因之间并确定为 FHM2 型[1,2]，2005 年 Ambrosini 等通过研究证实家族性基底型偏头痛与 FHM2 具有相同的致病基因[3]。该病多 6～30 岁发病，可能的诱发因素有运动、情绪变化、头外伤、睡眠不足、发热及血管造影术等，症状发作频率和持续时间不固定，一般头痛和神经系统症状持续数小时到数天[4,5]。FHM2 发作时除了具有典型的偏头痛症状，如中重度波动性头痛伴或不伴有恶心呕吐、畏光畏声等外，还会在头痛发作前或发作时出现典型的偏瘫、偏身感觉障碍、失语、头痛、行为异常等症状，之后可以出现嗜睡至昏迷程度不等的意识障碍。此外，部分患者可伴有典型视觉先兆[5,6]。

（2）受累部位病变汇总

受累部位	主要表现
神经系统	先兆性或非先兆性偏头痛、偏瘫、偏身感觉障碍、意识障碍（嗜睡至昏迷均可发生）、失语、小脑性共济失调，以及癫痫、智力发育迟滞等少见表现
其他	发热

（3）基因及致病机制

ATP1A2 基因，位于 1 号染色体长臂 2 区 3 带 2 亚带（1q23.2），基因组坐标为（GRCh38）:1:160115862-160141322，基因全长 25 461bp，包含 23 个外显子，编码 1020 个氨基酸。

ATP1A2 基因编码的蛋白质属于 p 型阳离子转运 ATP 酶家族，Na^+/K^+-ATP 酶亚家族。Na^+/K^+-ATP 酶是负责建立并维持质膜内外 Na^+ 和 K^+ 电化学梯度的膜蛋白。这种电化学梯度对渗透调节、各种有机和无机分子的钠偶联运输、神经和肌肉电兴奋性是必不可少的。该酶由两个亚基组成，一个较大的催化亚基（α 亚基）和一个较小的糖蛋白亚基（β 亚基）。Na^+/K^+-ATP 酶的催化亚基由多个基因编码，*ATP1A2* 编码一个 α2 亚基，该基因的突变导致家族性基底型偏头痛或偏瘫偏头痛，以及一种罕见的儿童交替性偏瘫综合征[7]。

（杨 明 陈晓宁）

参 考 文 献

[1] Echenne B, Ducros A, Rivier F, et al. Recurrent episodes of coma: an unusual phenotype of familial hemiplegic migraine with linkage to chromosome 1. Neuropediatrics, 1999, 30: 214-217.

[2] Marconi R, De Fusco M, Aridon P, et al. Familial hemiplegic migraine type 2 is linked to 0.9Mb region on chromosome 1q23. Ann Neurol, 2003, 53: 376-381.

[3] Ambrosini A, D'Onofrio M, Grieco GS, et al. Familial basilar migraine associated with a new mutation in the ATP1A2 gene. Neurology, 2005, 65: 1826-1828.

[4] Castro MJ, Nunes B, de Vries B, et al. Two novel functional mutations in the Na^+, K^+-ATPase alpha-2-subunit ATP1A2 gene in patients with familial hemiplegic migraine and associated neurological phenotypes. Clin Genet, 2008, 73: 37-43.

[5] Oh S K, Baek J I, Weigand K M, et al. A missense variant of the ATP1A2 gene is associated with a novel phenotype of progressive sensorineural hearing loss

associated with migraine. Europ J Hum Genet, 2015, 23: 639-645.

[6] Jurkat-Rott K, Freilinger T, Dreier J P, et al. Variability of familial hemiplegic migraine with novel A1A2 Na(+)/K(+)-ATPase variants. Neurology, 2004, 62: 1857-1861.

[7] Gallanti A, Tonelli A, Cardin V, et al. A novel de novo nonsense mutation in ATP1A2 associated with sporadic hemiplegic migraine and epileptic seizures. J Neurol Sci, 2008, 273(1-2): 123-126.

23 Menkes 病/枕角综合征
（Menkes disease; OMIM 309400）

（1）概述

Lazoff 等于 1975 年报道一种 X 连锁的皮肤松弛症 [1]，发现其发病呈 X 连锁隐性遗传方式，因患者枕骨常有异常，遂命名为 Menkes 病。致病基因为 *ATP7A* 基因[2]。Menkes 病又称枕角综合征、X 连锁隐性遗传性皮肤松弛症，常见的临床症状为皮肤松弛、多发性疝、憩室及肺气肿等，患者在出生时即有特殊的表现，除了广泛的皮肤松弛，患者还具有典型的面容、骨骼异常，心血管系统及其他系统也可受累。Menkes 病可导致颅内血管迁曲、脑白质病变、脑梗死[3]。

（2）受累部位病变汇总

受累部位	主要表现
神经系统	颅内血管迁曲、脑白质病变、脑梗死
面部	长人中、鹰钩鼻、高前额、瘦脸
消化系统	腹泻、吸收不良
泌尿系统	先天性肾积水、尿道膀胱憩室
骨骼	囟门宽大和晚闭、鸡胸、髋外翻、管状骨过短、骨盆外生骨疣、脊柱后凸及扁平椎、枕骨大孔两侧角状外生骨疣
心血管系统	直立性低血压、颈动脉迂曲及皮肤淤血

（3）基因及致病机制

ATP7A 基因，位于 X 染色体长臂 2 区 1 带 1 亚带（Xq21.1），基因组坐标为（GRCh38）:X:77971642-78046570，基因全长 74 929bp，包含 22 个外显子，编码 1500 个氨基酸。

　　ATP7A 基因编码运输铜的跨膜蛋白。这种蛋白定位于反式高尔基体网络，在分泌途径中依赖于铜依赖性酶。其在细胞外铜升高的环境下重新定位于质膜，并且在细胞中铜的流出中起作用。该基因的突变与 Menkes 病、X 连锁的远端脊髓性肌萎缩和枕角综合征有关。

（江凌玲　张心邈）

参 考 文 献

[1] Lazoff S G, Rybak J J, Parker B R, et al. Skeletal dysplasia, occipital horns, intestinal malabsorption, and obstructive uropathy—a new hereditary syndrome. Birth Defects Orig, 1975, 11: 71-74.

[2] Das S, Levinson B, Vulpe C, et al. Similar splicing mutations of the Menkes/mottled copper- transporting ATPase gene inoccipital horn syndrome and the blotchy mouse. Am J Hum Genet, 1995, 56: 570-576.

[3] Hsich G, Robertson R, Irons M, et al. Cerebral infarction in Menkes' disease. Pediatr Neurol, 2000, 23: 425-428.

24　原发性肺动脉高压 1 型
（primary pulmonary hypertension-1; OMIM 178600）

（1）概述

　　原发性肺动脉高压 1 型是由 *BMPR2* 基因杂合突变引起的常染色体显性遗传病。原发性肺动脉高压是一类罕见、常为致命性的进展性肺血管疾病，特征为肺血管阻力增加和肺动脉压力增高，最终导致右心室肥厚和右心功能不全。病理特征为肺小血管的狭窄和管壁增厚，丛状血管病损。肺动脉全层重构：内膜增厚、平滑肌细胞肥大增生、外膜纤维化及原位血栓形成，导致血管闭塞[1, 2]。曾有报道患原发性肺动脉高压 1 型且有结缔组织病的患者死于脑出血[3]。

（2）受累部位病变汇总

受累部位	主要表现
心血管系统	心排血量减少、右心室肥厚、右心功能不全、右心房压力增高、肺动脉压升高（平均压力静息时 25mmHg、运动时 30mmHg）、肺血管阻力增高、肺动脉血管重构、动脉内膜纤维化、丛状血管、原位血栓形成
呼吸系统	窒息，肺功能检查可见限制性通气功能障碍

（3）基因及致病机制

BMPR2 基因，位于 2 号染色体长臂 3 区 3 带 1 亚带至 2 亚带（2q33.1—q33.2），基因组坐标为（GRCh38）:2:202377475-202559946，基因全长 182 472bp，包含 13 个外显子，编码 1038 个氨基酸。

BMPR2 基因编码跨膜丝氨酸/苏氨酸激酶的骨形态发生蛋白（BMP）受体家族的成员。该受体的配体是 BMP，是 TGF-β 超家族的成员。BMP 参与软骨内骨形成和胚胎发生。这些蛋白质通过形成两种不同类型的丝氨酸/苏氨酸激酶受体的异源复合物来转导信号：50～55kDa 的 Ⅰ 型受体和 70～80kDa 的 Ⅱ 型受体。Ⅱ 型受体在没有 Ⅰ 型受体的情况下结合配体，但是需要各自的 Ⅰ 型受体参与信号转导，而 Ⅰ 型受体需要各自的 Ⅱ 型受体参与配体结合。该基因的突变与原发性肺动脉高压（家族性和芬氟拉明相关）及与肺静脉闭塞性疾病有关。58% 的突变会导致终止密码子提前终止，大多数突变会导致蛋白质功能丧失[4]。

（张豪杰　江凌玲）

参 考 文 献

[1] Machado R D, Eickelberg O, Elliott C G, et al. Genetics and genomics of pulmonary arterial hypertension. J Am Coll Cardiol, 2009, 54: 32-42.

[2] Han C, Hong K-H, Kim Y H, et al. SMAD1 deficiency in either endothelial or smooth muscle cells can predispose mice to pulmonary hypertension. Hypertension, 2013, 61: 1044-1052.

[3] Chen S L, Zhang H, Xie D J, et al. Hemodynamic, functional, and clinical responses to pulmonary artery denervation in patients with pulmonary arterial hypertension of different causes. Circ Cardiovasc Interv, 2015, 8: 1-9.

[4] Machado R D, Pauciulo M W, Thomson, J R, et al. BMPR2 haplo insufficiency as the inherited molecular mechanism for primary pulmonary hypertension. Am J Hum Genet, 2001, 68: 92-102.

25 Brugada 综合征 3 型
（Brugada syndrome 3；OMIM 611875）

（1）概述

Brugada 综合征 3 型以胸前导联的 ST 段抬高为特征，常导致患者发生猝死而无心脏结构异常。症状常于成年期出现，猝死发生的平均年龄为（40±15）岁，然而也发生于儿童期及婴儿期[1]。Antzelevitch 等[2]在 2007 年报道了两名 Brugada 综合征先证者，并同时伴有 ST 段的缩短。其中一名为 41 岁的土耳其裔男性，表现为心房纤颤（QTc 间期为 346ms）；服用阿马林可以引起 V_1 和 V_2 导联 ST 段的进一步抬高及单一型室性心动过速。

（2）受累部位病变汇总

受累部位	主要表现
神经系统	晕厥
心脏	胸导联出现 ST 段抬高、心房纤颤、室性心动过速、心搏骤停
肌肉系统	可能出现骨骼肌萎缩

（3）基因及致病机制

CACNA1C 基因，位于 12 号染色体短臂 1 区 3 带 3 亚带 3 次亚带（12p13.33），基因组坐标为（GRCh38）:12:2053563-2691199，基因全长 637 637bp，包含 49 个外显子，编码 2186 个氨基酸。

CACNA1C 基因编码电压依赖性钙通道蛋白的 α-1 亚基。在膜极化后，钙离子通道介导钙离子进入细胞。α-1 亚基由 24 个跨膜片段组成，形成离子进入细胞的孔状结构，包含一个由 α-1、α-2/δ、β 和 γ 亚基以 1:1:1:1 组成的复杂结构。这些钙通道蛋白有多种不同的亚型，由不同的基因编码，或由转录本的选择性剪接产生。该基因编码的蛋白可与二氢吡啶结合并被抑制。选择性剪接产生编码不同蛋白的转录本。某些预测的蛋白质可能不会产生有功能的离子通道亚基[3]。

（陈子墨　陈晓宁）

参 考 文 献

[1] Antzelevitch C, Brugada P, Borggrefe M, et al. Brugada syndrome: report of the second consensus conference: endorsed by the Heart Rhythm Society and the European Heart Rhythm Association. Circulation, 2005，111: 659-670.

[2] Antzelevitch C, Pollevick G D, Cordeiro J M, et al. Loss-of-function mutations in the cardiac calcium channel underlie a new clinical entity characterized by ST-segment elevation, short QT intervals, and sudden cardiac death. Circulation, 2007, 115: 442-449.

[3] Bhat S, Dao D T, Terrillion C E, et al. CACNA1C(Cav1.2)in the pathophysiology of psychiatric disease. Prog Neurobiol, 2012, Oct, 99(1): 1-14.

26　家族性肥厚型心肌病 19 型
（ **cardiomyopathy, hypertrophic, 19; OMIM 613875** ）

（1）概述

家族性肥厚型心肌病 19 型是由钙网织蛋白基因 *CALR3* 突变造成心肌肥厚而致病，为常染色体显性遗传病。由 Teare 等[1]在 1958 年首先发现，这种情况当时被称为肌性主动脉下狭窄，但研究人员认为更为普遍的心室肥大具有更重要的意义且常常伴有右心室流出道梗阻。心房杂音和心室肥大所致 EKG 异常常被作为是最早期征象，并可导致心源性猝死。Nasser 等[2]在 1967 年发现，在一些存在流出道梗阻遗传背景的患病家庭成员中，可不出现流出道梗阻。

在形态学研究方面，肥厚型心肌病中的 4 个类型已经被描述：1 型指心肌肥厚局限于室间隔的前段；2 型指心肌肥厚累及室间隔的前段和后段；3 型指心肌肥厚累及室间隔和左心室的游离壁；4 型指心肌肥厚累及室间隔的后段、游离壁的前外侧、室间隔的上半部分[3-6]。在一项针对心源性猝死的儿童及青年的 Meta 分析中，Liberthson[7]发现，肥厚型心肌病是年轻人猝死的最常见原因，与剧烈体力劳动或运动有关。

（2）受累部位病变汇总

受累部位	主要表现
心脏	心室肥大（心肌肥厚常累及室间隔、心室壁等部位）、右心室流出道梗阻、心房杂音、心源性猝死

（3）基因及致病机制

CALR3 基因，位于 19 号染色体短臂 1 区 3 带 1 亚带 1 次亚带（19p13.11），基因组坐标为（GRCh38）:19:16479131-16496129，基因全长 16 999bp，包含 9 个外显子，编码 384 个氨基酸。

CALR3 基因编码的蛋白属于钙网蛋白家族，是一类主要位于内质网的钙结合分子伴侣。部分定位于内质网腔，但可能没有钙结合能力或结合能力比其他家族成员低得多。该基因在睾丸中特异性表达，可能与精子生育能力相关。该基因的突变与家族性肥厚型心肌病有关[8]。

（陈子墨　陈晓宁）

参 考 文 献

[1] Teare D. Asymmetrical hypertrophy of the heart in young adults. Brit Heart J, 1958, 20: 1-8.

[2] Nasser W K, Williams J F, Mishkin M E, et al. Familial myocardial disease with and without obstruction to left ventricular outflow: clinical, hemodynamic and angiographic findings. Circulation, 1967, 35: 638-652.

[3] Maron B J, Edwards J E, Henry W L, et al. Asymmetric septal hypertrophy(ASH)in infancy. Circulation, 1974, 50: 809-820.

[4] Spirito P, Chiarella F, Carratino L, et al. Clinical course and prognosis of hypertrophic cardiomyopathy in an outpatient population. New Eng J Med, 1989, 320: 749-755.

[5] Maron B J, Bonow R O, Seshagiri T N, et al. Hypertrophic cardiomyopathy with ventricular septal hypertrophy localized to the apical region of the left ventricle (apical hypertrophic cardiomyopathy). Am J Cardiol, 1982, 49: 1838-1848.

[6] Ciro E, Nichols P F, Maron B J. Heterogeneous morphologic expression of genetically transmitted hypertrophic cardiomyopathy: two-dimensional echocardiographic analysis. Circulation, 1983, 67: 1227-1233.

[7] Liberthson R R. Sudden death from cardiac causes in children and young adults. New Eng J Med, 1996, 334: 1039-1044.

[8] Persson S, Rosenquist M, Sommarin M. Identification of a novel calreticulin isoform (Crt2)in human and mouse. Gene, 2002, 297: 151-158.

27　儿茶酚胺敏感性多形性室性心动过速 2 型
（ventricular tachycardia, catecholaminergic polymorphic, 2, CPVT2; OMIM 611938）

（1）概述

儿茶酚胺敏感性多形性室性心动过速 2 型（CPVT2）是由编码集钙蛋白-2 的基因 *CASQ2* 的纯合或复合杂合突变导致，为常染色体隐性遗传性疾病。2001 年 Lahat 等[1]通过对一个高度近亲婚配的贝多因人部落中 9 名不明原因猝死的儿童进行研究发现，分别有 7 名儿童和 2 名儿童在剧烈运动和兴奋中发生猝死。此外，其他 12 名儿童在约 6 岁时出现反复发作的晕厥和痫性发作，其中 70%的发作出现于剧烈活动中，30%伴随于突然的情绪兴奋之后。全部受累儿童的父母皆为无症状的基因携带者。相比于未受累者，受累者出现了相对无症状的心动过缓及 QT 间期的中度延长；在所有受累个体和 1 名无症状亲属中，多形性室性心动过速多由于脚踏车运动或注射异丙肾上腺素诱导，表现为窦性心动过速，平均心率为 110 次/分。平均发病年龄为 7 岁，在 10 岁时外显率为 100%，若不予诊治则死亡率较高。

di Barletta 等[2]在 2006 年发现了一名自 3 岁开始出现运动诱发晕厥发作的 6 岁儿童，其运动负荷试验诱导出了快速型多形性室性心动过速；户外活动期间的心电 Holter 监测显示：出现了数次无症状性、多形和双向的持续性室性心动过速，心室率波动于 170～180 次/分。

（2）受累部位病变汇总

受累部位	主要表现
神经系统	晕厥、痫性发作、脑栓塞
心脏系统	无症状的心动过缓、QT 间期的中度延长、多形性室性心动过速

（3）基因及致病机制

CASQ2 基因，位于 1 号染色体短臂 1 区 3 带 1 亚带（1p13.1），基因组坐标为（GRCh38）:1:115701241-115768541，基因全长 67 301bp，包

含 11 个外显子，编码 399 个氨基酸。

　　CASQ2 基因编码的蛋白是隐钙素家族的特定心肌蛋白。隐钙素蛋白定位于心脏和慢骨骼肌细胞的肌质网，是一种钙结合蛋白，为肌肉功能储存钙离子。该基因突变导致应激诱发的多形性室性心动过速，即儿茶酚胺敏感性多形性室性心动过速 2 型，是一种双向室性心动过速，可能导致心搏骤停[3]。

（陈子墨　陈晓宁）

参 考 文 献

[1] Lahat H, Eldar M, Levy-Nissenbaum E, et al. Autosomal recessive catecholamine- or exercise-induced polymorphic ventricular tachycardia: Clinical features and assignment of the disease gene to chromosome 1p13-21. Circulation, 2001, 103: 2822-2827.

[2] di Barletta M R, Viatchenko-Karpinski S, Nori A, et al. Clinical phenotype and functional characterization of CASQ2 mutations associated with catecholaminergic polymorphic ventricular tachycardia. Circulation, 2006, 114: 1012-1019.

[3] Valle G, Galla D, Nori A, et al. Catecholaminergic polymorphic ventricular tachycardia-related mutations R33Q and L167H alter calcium sensitivity of human cardiac calsequestrin. Biochem J, 2008, 15, 413(2): 291-303.

28　努南综合征样疾病伴或不伴青少年粒细胞白血病
（Noonan syndrome-like disorder with or without juvenile myelomonocytic leukemia; OMIM 613563）

（1）概述

　　努南综合征样疾病伴或不伴青少年粒细胞白血病是一种由 *CBL* 基因的杂合突变引起的常染色体显性遗传性疾病，以面部畸形、众多心脏疾病表现、多种认知功能障碍、外胚层和肌肉骨骼异常为特点。具有表型异质性及表现变异性[1]。有杂合遗传性 *CBL* 突变的患者多存在对某一恶性肿瘤的易患风险，尤其是青少年粒细胞白血病（JMML）。

2010 年，Martinelli 等[1]报道了 4 名互不相关的先证者，其中 1 名的表型符合努南综合征的诊断标准，另外 3 名的表型回忆内容符合努南综合征表现但并未完全符合诊断标准。临床特征各异，包括面部形态变异、短颈、生长发育迟滞、关节伸展过度、伴有乳头间距过大的胸腔形态异常。面部特征包括伴有五官距离过大的三角形面部、位置低且外形较大的耳朵、上睑下垂和鼻梁平坦。其中三人具有心脏缺陷，如左心房增大伴节律异常、二叶式主动脉瓣狭窄、二尖瓣关闭不全。未发现患者出现血液系统恶性肿瘤。

同样是 2010 年，Perez 等[2]报道了 3 名无关联、患有青少年粒细胞白血病的女性患儿，发病年龄分别为 26 个月、13 个月和 12 个月。每名患儿均有努南综合征的表现。一名女性患儿因吮吸障碍和产后发育迟缓而未能发育，并出现了精神运动发育迟滞。面部特征包括宽阔的前额、五官距离过大、内眦赘皮、人中过深、厚唇、轻度缩颌、后转位的厚耳，以及倒转褶曲的耳轮线、短颈、细发和后发际线较低。其在腹部有一个单发的牛奶–咖啡斑，神经兴奋性增高、注意力不集中、语言能力差。第二个患儿是突尼斯人，其生长发育迟滞。表现为小头畸形、三角形面部、高颅穹窿、双侧内眦赘皮折叠、厚嘴唇、人中过深、倒转褶曲的耳轮线及稀疏的头发。头部影像学显示脑室旁白质的非特异性高信号，但精神运动发育是正常的。第三名患儿表现为宽阔的额头、拱形弯眉、五官间距过大、眼睑下垂、短的朝天鼻、颧骨部位扁平、鼻唇沟过深、耳朵后转位伴耳轮增厚和小叶增大。其他的特征包括漏斗胸、手指关节活动度过大、皮肤松弛和 3 个牛奶–咖啡斑。患儿有轻度的生长发育迟滞，但当时为一年级在读。因青少年粒细胞白血病，3 人均成功接受了脐带血移植治疗。

在同一时期，Niemeyer 等[3]还报道了 21 名 JMML 患儿，他们的白血病细胞均发生了纯合突变。这些患儿中有很大一部分出现了面部特征变形、发育迟缓、隐睾症，这与努南综合征的症状一致。在 6 名没有接受移植的患儿中有 5 名出现了白血病的病情进展，即便纯合子的 CBL 突变仍然仅限于外周血中。此外，其中 4 名患儿的临床体征与血管病理学一致，包括视神经萎缩、高血压和获得性心肌病；其中 1 名患儿出现了大动脉炎。Niemeyer 等[3]推测，CBL 突变导致了淋巴细胞信号转导异常和血管炎。

Bulow 等[4]报道了 3 名不相关的患儿，患儿在出生前即出现了青少年粒细胞白血病的症状，且随后被基因检查所证实。一名患儿在其母孕 21 周时表现出胎儿胸腔积液，因此在孕 27 周时需要进行胸腔穿刺术。在出生后的第 31[+5] 周，患儿被诊断为乳糜胸，该症状在患儿 9 个月大的时候消失。在胎儿超声检查方面，第二名患儿表现出胸腔积液、腹水（胎儿积水）、肝脾大，第三名患儿出现胎儿积水和胸腔积液。所有的患儿均出现该疾病附加的典型症状，包括面部畸形、心脏畸形及发育迟缓。只有一名患儿出现了青少年粒细胞白血病。Bulow 等[4]指出，在这些患儿中观察到的淋巴系统异常与 *RAS* 基因的信号转导通路异常是一致的。

（2）受累部位病变汇总

受累部位	主要表现
神经系统	精神运动发育迟滞、视神经萎缩、神经兴奋性增高、注意力不集中、语言能力差、脑室旁白质的非特异性高信号
血液系统	青少年粒细胞白血病
面部畸形	伴有五官距离过大的三角形面部、小头畸形、位置低且外形较大的耳、上睑下垂、鼻梁平坦、宽阔的前额、颧骨部位扁平、内眦赘皮、人中过深、厚唇、轻度缩颌、后转位的厚耳、倒转褶曲的耳轮线、细发、后发际线较低、短颈
四肢关节	关节伸展过度
胸腔	伴有乳头间距过大的胸腔形态异常、漏斗胸、胸腔积液、乳糜胸
心血管系统	左心房增大伴节律异常、二叶式主动脉瓣狭窄、二尖瓣关闭不全、获得性心肌病、大动脉炎、高血压
其他	腹部牛奶–咖啡斑、隐睾症、皮肤松弛、腹水、肝脾大、羊水过多

（3）基因及致病机制

CBL 基因，位于 11 号染色体长臂 2 区 3 带 3 亚带（11q23.3），基因组坐标为（GRCh38）:11:119206418-119299781，基因全长 93 364bp，包含 16 个外显子，编码 906 个氨基酸。

CBL 基因是一种编码 RING finger E3 泛素连接酶的抑癌基因，所编码的蛋白是蛋白酶体降解底物所需的一种酶，介导泛素从泛素结合酶（E2）向特定的底物转移。这种蛋白还含有一个 N-端磷酸酪氨酸结构域，可以与许多酪氨酸磷酸化底物相互作用，进而由蛋白酶体降解。因此，该蛋白作为许多信号转导通路的负调节因子。许多癌症中存在该基因的突变或易

位，包括急性髓系白血病。在 5′UTR 中的 CGG 重复数增加与 Jacobsen 综合征有关，该基因的突变也是导致努南综合征样疾病的原因[5]。

（陈子墨　陈晓宁）

参 考 文 献

[1] Martinelli S, De Luca A, Stellacci E, et al. Heterozygous germline mutations in the CBL tumor-suppressor gene cause a Noonan syndrome-like phenotype. Am J Hum Genet, 2010, 87: 250-257.

[2] Perez B, Mechinaud F, Galambrun C, et al. Germline mutations of the CBL gene define a new genetic syndrome with predisposition to juvenile myelomonocytic leukaemia.J Med Genet, 2010, 47: 686-691.

[3] Niemeyer C M, Kang M W, Shin D H, et al. Germline CBL mutations cause developmental abnormalities and predispose to juvenile myelomonocytic leukemia. Nat Genet, 2010, 42: 794-800.

[4] Bulow L, Lissewski C, Bressel R, et al. Hydrops, fetal pleural effusions and chylothorax in three patients with CBL mutations. Am J Med Genet, 2015, 167A: 394-399.

[5] Thien C B, Walker F, Langdon W Y. RING finger mutations that abolish c-Cbl-directed polyubiquitination and downregulation of the EGF receptor are insufficient for cell transformation. Molec Cell, 2001, 7: 355-365.

29　高胱氨酸尿症
（homocystinuria due to cystathionine beta-synthase deficiency；OMIM 236200）

（1）概述

高胱氨酸尿症是一种由于胱硫醚合成酶基因 *CBS* 突变所致的常染色体隐性遗传性硫代谢紊乱性疾病，主要在出生后前 20 年或 40 年以高胱氨酸尿症、近视、晶状体异位、智力低下、骨骼异常（类似于马方综合征）和血栓栓塞事件为临床特征。1962 年由 Gerritsen 等首次报道[1]。除脑血栓栓塞事件外，还可表现为外周静脉血栓形成、肺栓塞、卒中、外周动脉闭塞和心肌梗死。有发生血管事件的风险，16 岁以前为 25%，30 岁以前为 50%[2]。且有研究指出，胱硫醚合成酶缺陷是静脉窦血栓形成及卒中的一种危险因素[3]。

（2）受累部位病变汇总

受累部位	主要表现
神经系统	癫痫、精神发育迟滞、脑血管事件、精神障碍、抑郁症、人格障碍、卒中
眼	晶状体异位、近视、青光眼
口腔	高腭弓、牙齿拥挤
心血管系统	心肌梗死、二尖瓣脱垂
胸部	漏斗胸、鸡胸
腹部	腹股沟疝、肝脂肪变、胰腺炎
骨骼系统	骨质疏松症、双凹椎体、脊柱侧后凸畸形、指细长、关节活动受限
皮肤	色素减退、颧颊潮红、网状青斑、色素减退、毛发枯燥
血液系统	血栓形成
其他	婴儿期发育不良

（3）基因及致病机制

CBS 基因，位于 21 号染色体长臂 2 区 2 带 3 亚带（21q22.3），基因组坐标为（GRCh38）:21:6445558-6463871，基因全长 18 314bp，包含 15 个外显子，编码 551 个氨基酸。

CBS 基因编码同型四聚体，以催化同型半胱氨酸转化为胱硫醚。编码的蛋白质被腺苷–甲硫氨酸变构激活，并使用吡哆醛磷酸作为辅因子。该基因的缺陷可导致胱硫醚 β-合酶缺乏症（CBSD），其可导致同型胱氨酸尿。多种转录本可以编码不同的蛋白质异形体。

（张　星　张　浩）

参 考 文 献

[1] Gerritsen T, Vaughn J G, Waisman H A, et al. The identification of homocystine in the urine. Biochem Biophys Res Commun, 1962, 9: 493-496.

[2] Testai F D, Gorelick P B. Inherited metabolic disorders and stroke part 2: homocystinuria, organic acidurias, and urea cycle disorders. Arch Neurol, 2010, 67: 148-153.

[3] Ruhoy I S, Merritt J L, Amlie-Lefond C. Cystathionine beta-synthase deficiency heralded by cerebral sinus venous thrombosis and stroke. J Pediatr Neurol, 2013, 8: 21.

30 脑海绵状血管畸形 2 型
（cerebral cavernous malformations 2, CCM2; OMIM 603284）

（1）概述

脑海绵状血管畸形 2 型（CCM2）是因 *CCM2* 基因突变导致。证据表明，涉及双重种系和体细胞突变的机制是 CCM2 发病的主要机制。Ahdab 等通过遗传分析证实了携带 *CCM2* 突变的 2 个同胞[1]。57 岁的先证者表现出广泛性强直阵挛性癫痫发作和癫痫持续状态。脑 MRI 显示多个圆形梯度回波低信号主要在右额颞区，手掌上还有许多 2～3mm 的斑点。该表现与毛细血管扩张相一致。其 60 岁的姐姐在脑 MRI 上发现多个脑海绵状血管畸形，表现为轻度共济失调，她也有掌上毛细血管扩张症。他们的母亲据说有复视和眩晕，也有相同的手掌病变。患者还可出现脑卒中[2, 3]。

（2）受累部位病变汇总

受累部位	主要表现
神经系统	脑海绵状血管畸形、癫痫发作、复发性头痛、出血性卒中
皮肤	手掌毛细血管扩张症

（3）基因及致病机制

CCM2 基因，位于 7 号染色体短臂 1 区 3 带（7p13），基因组坐标为（GRCh38）:7:45000334-45076057，基因全长 75 724bp，包含 10 个外显子，编码 444 个氨基酸。

CCM2 基因编码在应激激活的 p38 丝裂原活化蛋白激酶（MAPK）信号级联中起作用的支架蛋白。该蛋白通过磷酸酪氨酸结合结构域与 SMAD 特异性 E3 泛素蛋白连接酶 1（也称为 SMURF1）相互作用，以促进 RhoA 降解。蛋白质是正常细胞骨架结构，是细胞与细胞相互作用和内皮细胞内腔形成所必需的。该基因突变导致脑海绵状血管畸形。多种转录本可以编码不同的蛋白异形体。

（王　蕾　戴丽叶）

参 考 文 献

[1] Ahdab R, Riant F, Brugieres P, et al. Familial cerebral cavernomatous malformations associated with palmar capillary telangiectasias. Neurology, 2008, 71(11): 861-862.

[2] Erdur H, Scheitz J F, Tutuncu S, et al. Safety of thrombolysis in patients with acute ischemic stroke and cerebral cavernous malformations. Stroke, 2014, 45(6): 1846-1848.

[3] Yeh S J, Tsai L K, Liu H M, et al. Ischemic stroke in patients with intracranial dural arteriovenous fistulas. J Formosan Med Assoc, 2011, 110(5): 299-305.

31 儿童期多发性动脉炎结节
（polyarteritis nodosa, childhood-onset, PAN; OMIM 615688）

（1）概述

儿童期多发性动脉炎结节是常染色体隐性全身性血管炎症性疾病，其病变主要累及皮肤、神经系统、肾脏和胃肠道。在发病的严重程度和年龄方面存在相当大的变异性，尽管大多数患者在 10 年前出现症状。特征包括神经功能障碍，复发性发热，升高的急性期蛋白，肌痛和活组织缺血性卒中或活检中具有炎症性血管炎的网状结肠炎。一些患者发生高血压、动脉瘤或缺血性坏死[1]。儿童期多发性动脉炎结节是由 *CECR1* 基因的纯合或复合杂合突变引起[2]。

（2）受累部位病变汇总

受累部位	主要表现
神经系统	卒中、小血管病、共济失调、失语症、雷诺现象、偏瘫
眼	眼睑麻痹、视力下降
心血管系统	结节性多动脉炎、动脉瘤、高血压
肝	肝大
脾	脾大
肾脏	肾脏动脉瘤
皮肤	红斑狼疮、荨麻疹、紫癜

（3）基因及致病机制

CECR1 基因，编码腺苷脱氨酶蛋白家族的亚家族成员，位于 22 号染色体长臂 1 区 1 带 1 亚带（22q11.1），基因组坐标为（GRCh38）:22: 17181483-17209677，基因全长 28 195bp，包含 9 个外显子，编码 511 个氨基酸。

CECR1 基因编码腺苷脱氨酶蛋白家族的亚家族成员。该基因编码的蛋白质是人类发现的两种腺苷脱氨酶之一，可调节信号分子腺苷的水平。该基因编码的蛋白质从分化的单核细胞分泌，并且可以调节细胞增殖和分化。

（江凌玲）

参 考 文 献

[1] Zhou Q, Yang D, Ombrello A K, et al. Early-onset stroke and vasculopathy associated with mutations in ADA2. New Eng J Med, 2014, 370: 911-920.

[2] Willeke F, Westendorp, Paul J.Nederkoorn, unexplained early-onset lacunar stroke and inflammatory skin lesions: consider ADA2 deficiency.Neurology, 2015, 84(20): 2092-2093.

32　Wolfram 综合征
（Wolfram syndrome, or diabetes insipidus and mellitus with optic atrophy and deafness; OMIM 222300/604928）

（1）概述

Wolfram 综合征（WFS）是一种儿童期起病的常染色体隐性遗传病。本病以糖尿病、尿崩症、视神经萎缩及神经性耳聋为主要临床特征，故也称为 DIDMOAD 综合征（diabetes insipidus and mellitus with optic atrophy and deafness）。该病于 1938 年由 Wolfram 首先报道。WFS 根据致病基因的不同分为 WFS1 和 WFS2 两型。WFS1 型由 *WFS1* 基因突变引起，其编码转运膜糖蛋白 wolframin[1]。WFS2 型由 *CISD2* 基因突变引起。Wolfram 综合征发病情况尚无明确统计。Boutzios 等报道的发病率约为 1/77 万[2]。Wolfram 综合征眼部病变多于糖尿病 2～3 年后发生，主要表现为进行性视神经萎缩导致失明，多于 6～7 岁开始，有家族性，且较少出现视网膜微血管病变[1-3]。

（2）受累部位病变汇总

受累部位	主要表现
神经系统	精神发育迟滞、痴呆、癫痫、共济失调、帕里诺综合征，MRI 发现广泛脑萎缩、脑白质病变等
垂体	中枢性尿崩症
眼	视神经萎缩、视网膜微血管病变
耳	神经性耳聋
胰腺	糖尿病
泌尿系统	肾盂积水、输尿管扩张、张力性神经性膀胱
心脏	心脏畸形、心脏自主神经病变
性腺	性腺发育不全、女性子宫萎缩等

（3）基因及致病机制

WFS1 基因，位于 4 号染色体短臂 1 区 6 带 1 亚带（4p16.1），基因组坐标为（GRCh38）:4:6277456-6302468，基因全长 25 013bp，包含 7 个外显子，编码 890 个氨基酸。

WFS1 基因编码跨膜蛋白，其主要位于内质网中，并且在脑、胰腺、心脏和胰岛素瘤 B 细胞系中以最高水平普遍表达。该基因的突变与 Wolfram 综合征相关，也称为 DIDMOAD，是一种常染色体隐性遗传性疾病。该疾病影响中枢神经系统。该基因的突变也可引起常染色体显性耳聋 6 型（DFNA6），也称为 DFNA14 或 DFNA38。

CISD2 基因，位于 4 号染色体长臂 2 区 4 带（4q24），基因组坐标为（GRCh38）:4:102869085-102887430，基因全长 18 346bp，包含 3 个外显子，编码 135 个氨基酸。

CISD2 基因编码位于内质网的锌指蛋白。该编码蛋白与铁/硫簇结合并可能与钙稳态相关。该基因突变导致 Wolfram 综合征 2 型。

（杨思思　戴丽叶）

参 考 文 献

[1] Strom T M, Hortnagel K, Hofmann S, et al. Diabetes insipidus, diabetes mellitus,

optic atrophy and deafness(DIDMOAD)caused by mutations in a novel gene (wolframin)coding for a predicted transmembrane protein. Hum Molec Genet, 1998, 7: 2021-2028.

[2] Boutzios G, Livadas S, Marinakis E, et al. Endocrine and metabolic aspects of the Wolfram syndrome. Endocrine, 2011, 40: 10-13.

[3] Medlej R, Wasson J, Baz P, et al. Diabetes mellitus and optic atrophy: a study of Wolfram syndrome in the Lebanese population. J Clin Endocr Metab, 2004, 89: 1656-1661.

33　白质脑病伴共济失调
（leukoencephalopathy with ataxia; OMIM 615651）

（1）概述

白质脑病伴共济失调是一种常染色体隐性遗传性神经障碍，脑 MRI 显示具有白质异常特征，受影响的个体具有突出的信号异常。研究结果表明，髓鞘微血管狭窄限于某些脑区。临床特征包括共济失调和步态不稳定；更多变异性异常可能包括视野缺陷，头痛和学习障碍[1]。具有共济失调的白质脑病（LKPAT）是由 CLCN2 基因的纯合或复合杂合突变引起。

（2）受累部位病变汇总

受累部位	主要表现
眼	视野缺陷、脉络膜视网膜病变、视神经病变
神经系统	共济失调步态、肢体共济失调、白质脑病、学习障碍

（3）基因及致病机制

CLCN2 基因，编码氯电压门控通道 2，位于 3 号染色体长臂 2 区 7 带 1 亚带（3q27.1），基因组坐标为（GRCh38）:3:184346606-184361479，基因全长 14 874bp，包含 24 个外显子，编码 898 个氨基酸。

CLCN2 基因编码氯电压门控通道蛋白，该蛋白为一种跨膜蛋白，可维持细胞内氯离子平衡。该基因缺陷可能导致白质脑病伴共济失调和某些类型的癫痫。该基因有 4 种可变剪接转录本被报道[2]。

（江凌玲）

参 考 文 献

[1] Depienne C, Bugiani M, Dupuits C, et al. Brain white matter oedema due to ClC-2 chloride channel deficiency: an observational analytical study. Lancet Neurol, 2013, 12(7): 659-668.
[2] Blanz J, Schweizer M, Auberson M, et al. Leukoencephalopathy upon disruption of the chloride channel CLC-2. J Neurosci, 2007, 27: 6581-6589.

34　先天性糖基化病Ⅱg型
（congenital disorder of glycosylation, type Ⅱg, CDG2G; OMIM 611209）

（1）概述

先天性糖基化病Ⅱg型（CDGⅡg，CDG2G）是由 *COG1* 基因纯合突变引起的常染色体隐性遗传病。Foulquier 等报道[1]，一名女性患儿，出现全身性低血压、生长迟缓、身材矮小、轻度精神运动发育迟缓。在 21 个月大的时候，发现有进行性小头症，脾脏和肝脏轻微增大。其父母为远亲血缘关系。生物化学研究显示，血清转铁蛋白异常等电图，与 CDG Ⅱ型一致。对 ApoC3 的研究表明，其具有 *O*-糖基化和 *N*-糖基化缺陷。因该病可引起溶血性贫血及血小板减少，故患者可出现出血性脑病。

（2）受累部位病变汇总

受累部位	主要表现
神经系统	精神发育障碍
头部	小头畸形
心血管系统	低血压
消化系统	肝脾大
血液系统	溶血性贫血、极重度血小板减少

（3）基因及致病机制

COG1 基因，位于 17 号染色体长臂 2 区 5 带 1 亚带（17q25.1），基因组坐标为（GRCh38）:17:73193070-73208451，基因全长 15 382bp，包含 14 个外显子，编码 980 个氨基酸。

COG1 基因编码的蛋白是形成正常高尔基体形态和功能所需的高尔

基定位复合物（COG）的八种蛋白（Cog1～8）之一。该蛋白是糖缀合物在正常内侧和反式高尔基相关加工中的必需蛋白，并且在组织高尔基体定位复合物中起作用。

（杨思思　戴丽叶）

参 考 文 献

[1] Foulquier F, Vasile E, Schollen E, et al. Conserved oligomeric Golgi complex subunit 1 deficiency reveals a previously uncharacterized congenital disorder of glycosylation type II. Proc Nat Acad Sci, 2006, 103: 3764-3769.

35　先天性糖基化病 II i 型
（congenital disorder of glycosylation, type II i, CDG2I; OMIM 613612）

（1）概述

先天性糖基化病 II i 型（CDG II i，CDG2I）是由 *COG5* 基因的纯合突变引起。Paesold-Burda 等描述了一名 14 岁的伊拉克女孩，父母为远亲血缘关系。其 8 岁时表现出温和的精神发育迟滞，言语缓慢、言语不全，截瘫，轻度低血压。脑 MRI 显示小脑和脑干明显萎缩[1]。言语和认知在未来几年有所改善，但轻度低血压和共济失调持续存在。生化分析显示血清转铁蛋白和 α-1 酸糖蛋白的 *N*-糖基化降低。因该病可引起溶血性贫血及血小板减少，故患者可出现出血性脑病。

（2）受累部位病变汇总

受累部位	主要表现
神经系统	小脑、脑干萎缩，精神发育迟滞，言语缓慢、言语不全
肢体	截瘫
血液系统	溶血性贫血、极重度血小板减少

（3）基因及致病机制

COG5 基因，位于 7 号染色体长臂 2 区 2 带 3 亚带（7q22.3），基因组坐标为（GRCh38）:7:107203516-107563989，基因全长 360 474bp，包含 22 个外显子，编码 860 个氨基酸。

由 *COG5* 基因编码的蛋白是形成正常高尔基体形态和功能所需的高尔基定位复合物（COG）的八种蛋白（Cog1～8）之一。编码的蛋白质与保守的低聚体高尔基复合体组分6，7和8组合成亚复合体。可变剪接导致多个转录物变体。该基因的突变导致先天性糖基化病Ⅱi型。

（高　瑞　戴丽叶）

参 考 文 献

[1] Stefanits H, Konstantopoulou V, Kuess M, et al. Initial diagnosis of the congenital disorder of glycosylation PMM2-CDG (CDG1a)in a 4-year-old girl after neurosurgical intervention for cerebral hemorrhage. J Neurosurg Pediatr, 2014, 14(5): 546-549.

36　先天性糖基化病Ⅱe型
（ congenital disorder of glycosylation, type Ⅱe, CDG2E; OMIM 608779 ）

（1）概述

先天性糖基化病Ⅱe型（CDGⅡe、CDG2E）是由基因 *COG7* 纯合突变引起。患者有围生期窒息和畸形，包括低位发育不良的耳、颈短，松弛、皱纹的皮肤。低血压、肝脾大和进行性黄疸发生在出生后不久。X 线检查显示，男性同胞缺乏肱骨和胫骨骨质疏松症，而女性患者出现短肢。2 个同胞发生严重的癫痫，死于复发性感染和心功能不全（男性 5 周龄、女性 10 周龄）。他们的父母有血缘关系，并且早产的同胞在出生后不久就因相似的先天性缺陷而死亡。研究表明，*COG7* 基因变异可能导致认知障碍[1]。因该病可引起溶血性贫血及血小板减少，故患者可出现出血性脑病。

（2）受累部位病变汇总

受累部位	主要表现
神经系统	神经发育障碍、癫痫、脑萎缩
头颈部	小头畸形、小颌、短颈
心脏	心脏畸形

续表

受累部位	主要表现
消化系统	肝大、胆汁淤积
肢体	四肢发育异常、低张力
血液系统	溶血性贫血、极重度血小板减少

（3）基因及致病机制

COG7 基因，位于 16 号染色体短臂 1 区 2 带 2 亚带（16p12.2），基因组坐标为（GRCh38）:16:23388920-23452994，基因全长 64 075bp，包含 17 个外显子，编码 770 个氨基酸。

COG7 基因编码的蛋白位于高尔基体中，构成保守寡聚高密度复合物（COG）的 8 种蛋白之一，保持正常高尔基体形态和定位。该基因的突变与先天性糖基化病 II e 型相关。

（杨思思　戴丽叶）

参 考 文 献

[1] Ng B G, Kranz C, Hagebeuk E E, et al. Molecular and clinical characterization of a Moroccan Cog7 deficient patient. Mol Genet Metab, 2007, 91(2): 201-204.

37　先天性糖基化病 II h 型
（congenital disorder of glycosylation, type II h, CDG2H; OMIM 611182）

（1）概述

先天性糖基化病 II h 型（CDG II h，CDG2H）是由 *COG8* 基因纯合或复合杂合突变引起的常染色体隐性遗传病。临床表现为早期出现急性脑病、精神运动迟缓、肌张力低、交替性内斜视、智力障碍、胃肠炎、癫痫。由于可出现溶血性贫血及血小板减少，故临床会导致自发性出血，出现脑出血表现[1]。

（2）受累部位病变汇总

受累部位	主要表现
神经系统	急性脑病、精神发育障碍、智力障碍、癫痫
眼	交替性内斜视
消化系统	胃肠炎
血液	溶血性贫血、极重度血小板减少

（3）基因及致病机制

COG8 基因，位于 16 号染色体长臂 2 区 2 带 1 亚带（16q22.1），基因组坐标为（GRCh38）:16:69329036-69334871，基因全长 5836bp，包含 2 个外显子，编码 164 个氨基酸。

COG8 基因编码的蛋白是保守的寡聚高密度复合物（COG）的组分之一，COG 是在高尔基体中起结构作用的多蛋白复合物，并且参与细胞内膜运输和糖蛋白修饰。该基因的突变导致先天性糖基化病 Ⅱh 型，其具备低糖基化血清蛋白的特征，其症状包括严重的精神运动迟缓、癫痫发作及对乳制品和小麦制品不耐受。

（操振华　戴丽叶）

参 考 文 献

[1] Kranz C, Ng B G, Sun L, et al. COG8 deficiency causes new congenital disorder of glycosylation type Ⅱh. Hum Mol Genet, 2007, 16(7): 731-741.

38　Ehlers-Danlos 综合征心瓣膜型
（Ehlers-Danlos syndrome, cardiac valvular form; OMIM 225320）

（1）概述

Ehlers-Danlos 综合征（EDS）心瓣膜型是由 *COL1A2* 基因突变引起的常染色体隐性遗传疾病[1]，是一组遗传性结缔组织疾病，具有心脏瓣膜疾病、心律失常、皮肤过度伸张性、关节活动过度和组织脆性增加的共同特征。本疾病由于瓣膜相关性疾病及异常心律可导致心源性栓塞事件。

（2）受累部位病变汇总

受累部位	主要表现
心血管系统	二尖瓣脱垂、二尖瓣关闭不全、主动脉瓣关闭不全、心律失常
骨骼	关节松弛、膝反屈、漏斗胸、扁平足
皮肤	皮肤过度伸展性、皮肤易损、皮肤变薄、伤口愈合缓慢
肌肉	肌肉易撕裂、肌腱易撕裂

（3）基因及致病机制

COL1A2 基因，位于 7 号染色体长臂 2 区 1 带 3 亚带（7q21.3），基因组坐标为（GRCh38）:7:94395032-94430393，基因全长 35 362bp，包含 52 个外显子，编码 1366 个氨基酸。

COL1A2 基因编码 I 型胶原的前 α2 链，其三螺旋包含两条 α1 链和一条 α2 链。I 型是在大多数结缔组织中发现的原纤维形成胶原，在骨、角膜、真皮和肌腱中含量丰富。该基因的突变与 Ehlers-Danlos 综合征 I ～ IV 型和 VIIB 型、隐性 Ehlers-Danlos 综合征的典型类型、特发性骨质疏松症和非典型性马方综合征有关。

（周怡茉　江凌玲）

参 考 文 献

[1] Schwarze U, Hata R I, McKusick V A, et al. Rare autosomal recessive cardiac valvular form of Ehlers-Danlos syndrome results from mutations in the COL1A2 gene that activate the nonsense-mediated RNA decay pathway. Am J Hum Genet, 2004, 74: 917-930.

39　Ehlers-Danlos 综合征 IV 型
（Ehlers-Danlos syndrome, type IV, OMIM 130050）

（1）概述

Ehlers-Danlos 综合征 IV 型是由 *COL3A1* 基因突变导致的常染色体显

性遗传性疾病[1]，临床主要表现为骨骼畸形、关节过度伸展，皮肤表现相对不明显。既往病例报道提示，该基因突变与自发性颈内动脉海绵窦瘘相关[2]，并且与主动脉和动脉瘤相关。

（2）受累部位病变汇总

受累部位	主要表现
心脏	二尖瓣脱垂
血管	颅内动脉瘤
肺	自发性气胸
腹部	腹股沟疝
胃肠道	自发性破裂
四肢	远端指间关节活动过度、肢端骨质溶解、马蹄足
皮肤	皮肤脆弱、耳部皮肤萎缩

（3）基因及致病机制

COL3A1 基因，位于 2 号染色体长臂 3 区 2 带 2 亚带（2q32.2），基因组坐标为（GRCh38）:2:188974490-189011774，基因全长 37 285bp，包含 51 个外显子，编码 1466 个氨基酸。

COL3A1 基因编码Ⅲ型胶原的前 α1 链，这是一种纤维状胶原蛋白，可以在可延伸的结缔组织如皮肤、肺、子宫、肠和血管系统中发现，通常与 I 型胶原结合。

（江凌玲　戴丽叶）

参 考 文 献

[1] Pope F M, Nicholls A C, Jones P M, et al. EDS Ⅳ (acrogeria): new autosomal dominant and recessive types. J R Soc Med, 1980, 73(3): 180-186.

[2] Fox R, Pope F M, Narcisi P, et al. Spontaneous carotid cavernous fistula in Ehlers Danlos syndrome. J Neurol Neurosurg Psychiatry, 1988, 51(7): 984-986.

40 遗传性血管病伴肾病、动脉瘤、肌肉痉挛综合征（hereditary angiopathy with nephropathy, aneurysms and muscle cramps, HANAC; OMIM 611773）

（1）概述

遗传性血管病伴肾病、动脉瘤、肌肉痉挛综合征（HANAC）是一种常染色体显性遗传病，HANAC 是 hereditary（遗传性）、angiopathy（血管病）、nephropathy（肾病）、aneurysms（动脉瘤）、muscle cramps（痉挛）的首字母缩写。本病是由 COL4A1 基因杂合突变引起。本病可累及多个部位，包括神经系统、心血管系统、泌尿生殖系统、皮肤、肌肉等[1-4]。

（2）受累部位病变汇总

受累部位	主要表现
神经系统	脑室周围白质脑病、脑卒中、癫痫发作
心血管系统	室上性心律失常、右颈内动脉颅内段动脉瘤、右侧大脑中动脉水平段动脉瘤、雷诺现象、血管平滑肌细胞基底膜异常播散、甲床毛细血管屈曲
泌尿生殖系统	镜下血尿，肉眼血尿，肾囊肿，轻度肾衰，肾小囊、肾小管、肾间质血管基底膜不规则增厚
皮肤	表皮真皮连接处基底膜增厚
肌肉	肌肉痉挛
眼	视网膜动脉屈曲、视网膜出血

（3）基因及致病机制

COL4A1 基因，位于 13 号染色体长臂 3 区 4 带（13q34），基因组坐标为（GRCh38）:13:110150363-110307027、基因全长 156 665bp，包含 52 个外显子，编码 1669 个氨基酸。

COL4A1 基因编码Ⅳ型胶原蛋白 α 蛋白。Ⅳ型胶原蛋白是基底膜的组成部分。该基因在互补链上共享具有旁系同源基因的双向启动子。蛋白质由氨基末端 7S 结构域、三螺旋胶原结构域和羧基末端非胶原结构域组成。其作为异源三聚体的一部分起作用，并与其他细胞外基质成分（如基底膜聚糖、蛋白聚糖和层粘连蛋白）相互作用。此外，非胶原羧基末端结构域的蛋白水解产生称为阻滞物的生物活性片段，其具有抗血管生成和抑制肿瘤特性。该基因突变导致脑穿通畸形、脑血管疾病、肾脏和肌肉缺陷。

该基因的突变高发于胶原三螺旋结构域的 gly-X-Y 重复序列中。

（张　浩　戴丽叶）

参 考 文 献

[1] Plaisier E, Alamowitch S, Gribouval O, et al. Autosomal-dominant familial hematuria with retinal arteriolar tortuosity and contractures: a novel syndrome. Kidney Int, 2005, 67: 2354-2360

[2] Gekeler F, Shinoda K, Junger M, et al. Familial retinal arterial tortuosity associated with tortuosity in nail bed capillaries. Arch Ophthal, 2006, 124: 1492-1494

[3] Plaisier E, Gribouval O, Alamowitch S, et al. COL4A1 mutations and hereditary angiopathy, nephropathy, aneurysms, and muscle cramps. New Eng J Med, 2007, 357: 2687-2695

[4] Alamowitch S, Plaisier E, Favrole P, et al. Cerebrovascular disease related to COL4A1 mutations in HANAC syndrome. Neurology, 2009, 73: 1873-1882

41　脑穿通畸形
（porencephaly; OMIM 614483）

（1）概述

脑穿通畸形是由胶原蛋白Ⅳ型 α-2 基因（*COL4A2*）突变引起的一组常染色体显性遗传性疾病。脑穿通畸形分为两种：一种称为破坏性脑穿通畸形或 1 型，通常是单侧和局灶破坏性病变的结果，如胎儿血管闭塞或产伤。另一种称为脑裂性脑穿通畸形或 2 型，通常是对称性的，是由脑室的发育缺陷造成。破坏性脑穿通畸形更常见[1, 2]。胶原蛋白Ⅳ型 α-2 基因突变的患者神经系统还可以表现出脑小血管病等表型。

（2）受累部位病变汇总

受累部位	主要表现
神经系统	脑穿通畸形、脑裂畸形、局灶皮质发育不良、钙化、含铁血黄素沉积、脑积水、偏瘫、四肢轻瘫、痉挛、锥体束征、癫痫发作、伸跖反应、肌张力障碍、认知异常、智力低下、缺血性卒中、微出血、白质脑病、小脑萎缩
眼	视野缺损、外斜视
面部	面瘫

（3）基因及致病机制

COL4A2 基因，位于 13 号染色体长臂 3 区 4 带（13q34），基因组坐标为（GRCh38）:13:110307904-110512191，基因全长 204 288bp，包含 47 个外显子，编码 1712 个氨基酸。

COL4A2 基因编码 IV 型胶原（即基底膜的主要结构成分）的六个亚基之一。蛋白质的 C-末端部分，即抑制蛋白，是血管生成和肿瘤生长的抑制剂。与 IV 型胶原基因家族的其他成员一样，该基因以与另一种 IV 型胶原基因形成头对头构象，使得每个基因对共享相同的启动子。

（高　瑞　张心邈）

参 考 文 献

[1] Airaksinen E M. Familial porencephaly. Clin Genet, 1984, 26: 236-238.
[2] Sensi A, Cerruti S, Calzolari E, et al. Familial porencephaly. Clin Genet, 1990, 38: 396-397.

42　Ehlers-Danlos 综合征经典型
（Ehlers-Danlos syndrome, classic; OMIM 130000）

（1）概述

1993 年 Beighton 等报道了这组遗传性结缔组织病，并命名为 Ehlers-Danlos 综合征（EDS）[1]，这组疾病共同表现为皮肤过度伸展、关节活动度过大及组织脆弱等特点。1998 年，Beighton 等对 EDS 进行了分型[2]，其中 EDS 经典型对应 I、II 型；活动度过大型对应 III 型，血管型对应Ⅳ型，脊柱后侧凸型对应Ⅵ型，关节松弛型对应ⅦA、ⅦB型，皮肤脆裂症型对应ⅦC型。丹麦在 2000~2012 年全国性登记研究中确诊了 1427 名 EDS 患者，发病率在 0.02%[3]。颈动脉夹层是＜50 岁的青中年人群卒中的常见原因，在一项家族性颈动脉夹层（此研究颈动脉夹层诊断标准需符合局灶神经功能缺损或局灶脑缺血症状）研究中，经皮肤活检的 1 例 EDS 患者及其父母携带 *COL5A1* 编码区缺失突变（D192N）[4]。

（2）受累部位病变汇总

受累部位	主要表现
神经系统	婴儿期肌张力减低
面部	短上颌、短腭
耳部	活动度过大、耳下垂
眼部	近视、巩膜蓝染、晶状体异位、内眦赘皮
口腔	小的、不规则的牙齿
心血管系统	二尖瓣脱垂、主动脉根部扩张、颈动脉血管夹层
腹部	腹股沟疝、脐疝、自发性肠穿孔、肠憩室
骨骼系统	骨关节炎、关节活动度过大、关节脱臼（髋关节、肩关节、肘关节、膝关节或锁骨）、扁平足
皮肤	皮肤脆弱，易于瘀伤，香烟纸样瘢痕，萎缩样瘢痕，宽而浅的瘢痕，皮肤猩红，伤痕愈合缓慢，软组织假瘤，皮肤类球状体，皮肤伸展性增大
其他	身材矮小

（3）基因及致病机制

Ehlers-Danlos 综合征经典型是由 V 型胶原 α1 链基因 *COL5A1* 突变或 V 型胶原 α1 链基因 *COL5A2* 突变所致。此外，有研究者曾报道一例 I 型胶原 α1 链基因 *COL1A1* 突变致病。

COL5A1 基因，位于 9 号染色体长臂 3 区 4 带 3 亚带（9q34.3），基因组坐标为（GRCh38）:9:134642188-134842303，基因全长 200 116bp，包含 66 个外显子，编码 1838 个氨基酸。

COL5A2 基因，位于 2 号染色体长臂 3 区 2 带 2 亚带（2q32.2），基因组坐标为（GRCh38）:2:189034070-189179604。

COL1A1 基因，位于 17 号染色体长臂 2 区 1 带 3 亚带 3 次亚带（17q21.33），基因组坐标为（GRCh38）:17:50185502-50201513，基因

全长 16 012bp，包含 51 个外显子，编码 1464 个氨基酸。

COL1A1 基因编码 I 型胶原蛋白的 pro-α1 链，它的三重螺旋包括两个 α1 链和一个 α2 链。I 型是一种成纤胶原蛋白，存在于多数结缔组织中，在骨、角膜、真皮和肌腱中含量丰富。该基因突变与成骨不全症 I ～ IV 型、Ehlers-Danlos 综合征 VIIIA 型、Ehlers-Danlos 综合征经典型、Caffey 病和特发性骨质疏松症相关。该基因和血小板源性 β 生长因子基因分别位于 17 号染色体和 22 号染色体，这两条染色体之间的相互易位，与由生长因子的异常表达导致的皮肤纤维肉瘤相关，该基因存在两种由可变的多聚腺苷酸化信号引起的转录本

（张 浩 索 阅 陈晓宁）

参 考 文 献

[1] Beighton P. The Ehlers-Danlos syndromes. In: Beighton P, ed. McKusick's Heritable Disorders of Connective Tissue. 5th ed. St Louis: Mosby, 1993, 189-251.

[2] Beighton P, De Paepe A, Steinmann B, et al. Ehlers-Danlos syndromes: revised nosology, villefranche. Am J Med Genet, 1998, 77: 31-37.

[3] Kulas Soborg M L, Leganger J, Quitzau Mortensen L, et al. Establishment and baseline characteristics of a nationwide Danish cohort of patients with Ehlers-Danlos syndrome. Rheumatology(Oxford), 2017, 56: 763-767.

[4] Martin J J, Hausser I, Lyrer P, et al. Familial cervical artery dissections clinical, morphologic, and genetic studies. Stroke, 2006, 37: 2924-2929.

43 遗传性球形弥漫性白质脑病
（leukoencephalopathy, diffuse hereditary, with spheroids, HDLS; OMIM 221820）

（1）概述

遗传性球形弥漫性白质脑病（HDLS）是成人期起病的快速进展的神经系统变性疾病，是由 CSF1R 基因的杂合突变引起的常染色体显性遗传性疾病。临床表现为行为、认知和运动异常。患者多在发病 6 年内死于痴呆。头颅影像学检查提示脑白质异常，主要累及额叶、顶叶[1]。

（2）受累部位病变汇总

受累部位	主要表现
神经系统	认知能力下降、记忆力丧失、额叶痴呆、神经痛、运动迟缓、情感异常、白质脑病

（3）基因及致病机制

CSF1R 基因，位于 5 号染色体长臂 3 区 2 带（5q32），基因组坐标为（GRCh38）:5:150054069-150086427，基因全长 32 359bp，包含 21 个外显子，编码 972 个氨基酸。

CSF1R 基因也称为 c-FMS，编码集落刺激因子-1（CSF1）的酪氨酸激酶生长因子受体，巨噬细胞和单核细胞特异性生长因子，该受体介导这种细胞因子的大部分生物学效应。配体结合后通过寡聚化和磷酸化过程激活受体激酶。编码的蛋白质是酪氨酸激酶跨膜受体和酪氨酸蛋白激酶 CSF1/PDGF 受体家族的成员。该基因的突变与骨髓恶性肿瘤的倾向相关。该基因的第一个内含子含有相反取向的转录无活性的核糖体蛋白 L7 处理的假基因。选择性剪接产生多种转录物变体。已经在霍奇金淋巴瘤（HL），HL 细胞系和间变性大细胞淋巴瘤中发现来自 LTR 启动子的剪接变体的表达[2]。

（周怡茉 陈晓宁）

参 考 文 献

[1] Rademakers R, Baker M, Nicholson A M, et al. Mutations in the colony stimulating factor 1 receptor(CSF1R)gene cause hereditary diffuse leukoencephalopathy with spheroids. Nature Genet, 2012, 44: 200-205.

[2] Konno T, Tada M, Koyama A, et al. Haploinsufficiency of CSF-1R and clinicopathologic characterization in patients with HDLS. Neurology, 2014, 82: 139-148.

44　脑视网膜微血管病伴钙化、囊变
（cerebroretinal microangilpathy with calcifications and cysts, CRMCC; OMIM 612199）

（1）概述

1987 年报道一种罕见的常染色体隐性遗传性疾病——伴有颅内钙

化、囊变的脑视网膜微血管病（CRMCC），其致病基因是 *CTC1*，与 Coats plus 综合征具有同样的致病基因。虽然认为伴钙化与囊变的白质脑病（leukoencephalopathy with brain calcifications and cysts，LCC；Labrune 综合征）与 CRMCC 二者属于同一类疾病，但分子生物学证据发现二者致病基因不同[1,2]。

（2）受累部位病变汇总

受累部位	主要表现
神经系统	颅内钙化灶、脑白质病变、癫痫发作、痉挛、肌张力障碍、共济失调、构音障碍、偏瘫、认知障碍、震颤、锥体外系征、锥体束征、颅内囊变
皮肤及附属器	皮肤薄、色素异常（部分患者）；指甲发育异常、头发稀疏灰白
骨骼	骨质疏松、溶骨性病变、病理性骨折、骨小梁体积减小、脊柱侧凸、四肢干骺端硬化、长骨弯曲、膝外翻、短颈
眼	Coats 病、渗出性视网膜病变、视网膜毛细血管扩张、视网膜血管瘤、视神经萎缩、失明
胃肠道	肠出血、黏膜毛细血管扩张
血液系统	贫血（较少）、血小板减少症（较少）、骨髓衰竭（部分患者）
其他	胎儿宫内生长迟缓、出生后发育迟缓、身材矮小

（3）基因及致病机制

CTC1 基因，位于 17 号染色体短臂 1 区 3 带 1 亚带（17p13.1），基因组坐标为（GRCh38）:17: 8228180-8248036，基因全长 19 857bp，包含 23 个外显子，编码 1217 个氨基酸。

CTC1 基因编码端粒维护 CST 复合物的组分，这种复合物在保护端粒免受降解方面起着至关重要的作用。该蛋白质也与 CST 复合物亚基 STN1 形成异源二聚体，形成 α 辅助因子。该复合物调节 DNA 复制。该基因突变是伴有钙化和囊变的脑视网膜微血管病的原因。

（陈晓宁　索　阅）

参 考 文 献

[1] Anderson B H, Kasher P R, Mayer J, et al. Mutations in CTC1, encoding conserved telomere maintenance component 1, cause Coats plus. Nat Genet, 2012, 44: 338-342.

[2] Polvi A, Linnankivi T, Kivela T, et al. Mutations in CTC1, encoding the CTS telomere maintenance complex component 1, cause cerebroretinal microangiopathy with calcifications and cysts. Am J Hum Genet, 2012, 90: 540-549.

45　家族性心律失常伴右心室发育不良/心肌病 13 型
（arrhythmogenic right ventricular dysplasia, familial, 13; ARVD/C13; OMIM 615616）

（1）概述

家族性心律失常伴右心室发育不良/心肌病 13 型（ARVD/C13）是由 *CTNNA3* 基因突变所致的常染色体显性遗传疾病，其病理特点是以右心室为主的渐进性心肌细胞脂肪纤维化。主要临床特征是心室结构和功能异常，心电图描记的去极化和复极化改变，折返性心律失常和猝死[1]。Van Hengel[1]研究了一名意大利男性患者，参与体育活动前健康筛查，其基线心电图（ECG）显示一度房室传导阻滞、$V_1 \sim V_4$ 导联负性 P 波和完全性右束支传导阻滞（RBBB）。患者还出现过阵发性室性心动过速伴左束支传导阻滞（LBBB），在无 QRS 大于 110ms 的情况下检测到晚期电位。超声心动图显示右心室明显扩张，有明显的自由壁运动，右心室射血分数降低，前、尖、下三尖瓣运动迟缓。MRI 证实右心室扩张明显，右侧的囊化和区域右心室运动迟缓，右心室射血分数仅为 30%。经过 3 次导管消融治疗后，患者在 36 岁时接受了植入式心脏除纤颤器。Van Hengel 又研究了一名意大利女性患者，她在 15 岁时因晕厥发作入院。Holter ECG 显示阵发性室性心动过速伴左束支传导阻滞（LBBB），在无 QRS 大于 110ms 的情况下检测到晚期电位。女性患者的超声心动图示轻度右心室扩张，心尖区域出现动力学异常。她的父亲在超声心动图上也表现出轻微的右心室扩张。无症状的父亲姑母的对比增强 MRI 显示右心室尖端小梁增加，左心室后外侧和下壁基底部出现心内膜和心外膜纤维化。患者祖母去世，享年 83 岁，死因是心力衰竭，没有瓣膜或缺血性心脏病病史。

（2）受累部位病变汇总

受累部位	主要表现
神经系统	脑卒中
心血管系统	心律失常、心肌病、晕厥、猝死、心力衰竭

（3）基因及致病机制

CTNNA3 基因，位于 10 号染色体长臂 2 区 1 带 3 亚带（10q21.3），基因组坐标为（GRCh38）:10:65920330-67647513，基因全长 1 727 184bp，包含 17 个外显子，编码 895 个氨基酸。

CTNNA3 基因编码一种属于黏着斑蛋白/α-连环蛋白家族的蛋白，在肌细胞之间的黏附中起作用。该基因的突变与家族性心律失常伴右心室发育不良/心肌病 13 型有关，选择性剪接导致该基因存在多个转录本[2]。

（莫荆麟　陈晓宁）

参 考 文 献

[1] Van Hengel J, Calore M, Bauce B, et al. Mutations in the area composita protein alpha-T-catenin are associated with arrhythmogenic right ventricular cardiomyopathy. Europ Heart J, 2013, 34: 201-210.

[2] Li J, Goossens S, van Hengel J, et al. Loss of alpha-T-catenin alters the hybrid adhering junctions in the heart and leads to dilated cardiomyopathy and ventricular arrhythmia following acute ischemia. J Cell Sci, 2012, 125: 1058-1067.

46　半乳糖唾液酸贮积症
（galactosialidosis, GSL; OMIM 256540）

（1）概述

半乳糖唾液酸贮积症（GSL）于 1975 年由 Galjaard 等发现，1978 年由 Wenger 等命名，是一种溶酶体贮积症。由于 β-半乳糖苷酶和唾液酸苷酶两种酶同时缺乏，使糖蛋白和糖脂的糖链分解代谢障碍而致病，致病基因是编码组织蛋白酶 A（cathepsin A）的 *CTSA* 基因。本病起病年龄不一，从婴儿型直到晚发型均有。患者有溶酶体贮积症典型的临床表现，如面部粗糙、樱桃红斑、脊柱改变、骨髓泡沫细胞等。根据起病年龄及严重程度可分为三种亚型：早期婴儿型，表现为胎儿水肿、腹水、内脏肥大、骨骼发育不良及早期死亡；晚期婴儿型，表现为肝脾大、生长阻滞、心脏受累和罕见的神经系统体征；青少年/成年型，表现为肌阵挛、共济失调、癫痫、血管胶质瘤、智力减退、神经系统退变，无内脏肥大，可存活较长时间。有研究表明，半乳糖唾液酸贮积症与儿童贫血和血小板减少症相关[1]，在婴儿早期半乳糖唾液酸贮积症患者中，脑组织内可见多处由于血管内皮损害所致的皮质及皮质下梗死[2]，并且可致卒中或脑白质改变[3]。

（2）受累部位病变汇总

受累部位	主要表现
神经系统	精神发育迟滞、癫痫
骨	多发性成骨异常
皮肤	广泛的血管瘤
心脏	二尖瓣瓣膜病、主动脉瓣瓣膜病
头面部	面部粗糙、结膜毛细血管扩张、角膜混浊、樱桃红斑、听力丧失
其他	侏儒症

（3）基因及致病机制

CTSA 基因，位于 20 号染色体长臂 1 区 3 带 1 亚带 2 次亚带（20q13.12），基因组坐标为（GRCh38）:20:45891326-45898450，基因全长 7125bp，包含 15 个外显子，编码 498 个氨基酸。

CTSA 基因编码组织蛋白酶 A，可变剪接导致多个转录物变体，其中至少一个编码前体蛋白，并被蛋白酶水解而产生包含异源二聚体活性酶的两条链。该酶具有脱酰胺酶、酯酶和羧肽酶活性，并作为溶酶体多酶复合物中的支架。

（张　星　王　蕾）

参 考 文 献

[1] Olcay L, Gümrük F, Boduroğlu K, et al.Anaemia and thrombocytopenia due to haemophagocytosis in a 7-month-old boy with galactosialidosis.J Inherit Metab Dis, 1998, 21(6): 679-680.

[2] Nordborg C, Kyllerman M, Conradi N, et al. Early-infantile galactosialidosis with multiple brain infarctions: morphological, neuropathological and neurochemical findings. Acta Neuropathol, 1997, 93(1): 24-33.

[3] Bugiani M, Kevelam SH, Bakels HS, et al. Cathepsin A-related arteriopathy with strokes and leukoencephalopathy(CARASAL). Neurology, 2016, 87(17): 1777-1786.

47 原发性高血压盐敏感型
（hypertension, salt-sensitive essential, susceptibility to, EHT; OMIM 145500）

（1）概述

原发性高血压为多因性疾病，有多种类型，其中盐敏感型为 *CYP3A5* 基因突变所致。Pickering 在 1978 年首先提出[1]，原发性高血压的血压水平是由多基因、多种环境因素决定。Ravogli 于 1990 年进行了一项研究，发现具有家族性高血压但处于高血压前期的个体在早期表现为血压的持续性升高[2]。Gordo 于 1995 年首次提出家族性盐敏感低肾素性高血压具有遗传学基础[3]，从 DNA 水平看，家族性盐敏感低肾素性高血压的分子基础有阿米洛利敏感型上皮钠通道 β 亚单位或 γ 亚单位突变导致的 2 种类型的利德尔综合征；由于肾脏产生的 11β-羟类固醇脱氢酶缺陷导致的明显的盐皮质激素过量综合征(AME);以及邻近的 *CYP11B1* 和 *CYP11B2* 基因发生类血红蛋白融合导致的家族性醛固酮增多症，这种疾病可以用低剂量的糖皮质激素如地塞米松治疗。

（2）受累部位病变汇总

受累部位	主要表现
神经系统	高血压性脑出血
心血管系统	高血压、利德尔综合征
内分泌系统	利德尔综合征、家族性醛固酮增多症、盐皮质激素过量综合征

（3）基因及致病机制

CYP3A5 基因，位于 7 号染色体长臂 2 区 2 带 1 亚带（7q22.1），基因组坐标为（GRCh38）:7:99648305-99679896，基因全长 31 592bp，包含 13 个外显子，编码 502 个氨基酸。

CYP3A5 基因编码细胞色素 P450 超家族的成员。细胞色素 P450 蛋白是一种单氧酶，催化药物代谢及胆固醇、类固醇和其他脂质合成等许

多反应。该基因编码的蛋白参与药物及类固醇激素睾酮和孕酮的代谢。该基因是染色体 7q21.1 上细胞色素 P450 基因簇的一部分，在此基因簇中存在 CYP3A5 基因的两个假基因。该基因的表达在人群中存在很大的差异，单核苷酸多态性影响转录本的剪接，与高血压的易感性有关。选择性剪接导致该基因存在多个转录本[4]。

（莫荆麟　陈晓宁）

参 考 文 献

[1] Pickering G. Normotension and hypertension: the mysterious viability of the false. Am J Med, 1978, 65(4):561-563.

[2] Ravogli A, Trazzi S, Villani A, et al. Early 24-hour blood pressure elevation in normotensive subjects with parental hypertension. Hypertension, 1990, 16: 491-497.

[3] Gordon R D. Heterogeneous hypertension. Nat Genet, 1995, 11: 6-9.

[4] Paulussen A, Lavrijsen K, Bohets H, et al. Two linked mutations in transcriptional regulatory elements of the CYP3A5 gene constitute the major genetic determinant of polymorphic activity in humans. Pharmacogenetics, 2000, 10: 415-424.

48　脑腱黄瘤病
（cerebrotendinous xanthomatosis, CTX; OMIM 213700）

（1）概述

脑腱黄瘤病是一种罕见的常染色体隐性遗传的脂质贮积病，由于固醇 27-羟化酶（CYP27A1）突变导致。CYP27A1 属于细胞色素 P450 家族，是胆固醇合成胆汁酸过程中的一个重要酶。脑腱黄瘤病是一种可治性遗传性疾病，发病率约为 1/50 000，主要发生于犹太人和摩洛哥人，集中在荷兰、意大利及以色列等国，世界各地均有散发病例[1]。由于胆汁酸合成障碍，胆固醇及二氢胆固醇在神经系统、肌腱、晶状体、肺、骨骼等组织异常堆积，引起多系统受累症状。其中以儿童期慢性腹泻、青少年白内障、进行性神经发育迟滞、周围神经症状及跟腱黄瘤最为常见，神经系统症状表现为痴呆、精神异常、锥体束征、小脑受损征、癫多系统受累可出现骨质疏松、心脏受累、过早的动脉粥样硬化，从而导致脑血管病。

（2）受累部位病变汇总

受累部位	主要表现
神经系统	痴呆、精神异常、锥体束征、小脑受损征、癫痫；亚临床或轻度的对称性肢体远端感觉减退和无力，严重时导致行走障碍
肌腱	跟腱黄瘤
晶状体	青少年白内障
胃肠道	儿童期慢性腹泻
骨骼	骨质疏松
心血管系统	过早的动脉粥样硬化、心脏疾病

（3）基因及致病机制

CYP27A1 基因，位于 2 号染色体长臂 3 区 5 带（2q35），基因组坐标为（GRCh38）:2:218782183-218815030，基因全长 32 848bp，包含 9 个外显子，编码 531 个氨基酸。

CYP27A1 基因编码的酶为细胞色素 P450 超家族成员。细胞色素 P450 蛋白是单加氧酶，其催化涉及药物代谢及合成胆固醇、类固醇和其他脂质的许多反应。这种线粒体蛋白氧化胆固醇中间体作为胆汁合成途径的一部分。由于胆固醇转化为胆汁酸是从体内去除胆固醇的主要途径，因此该蛋白对于整体胆固醇体内平衡是重要的。该基因突变引起脑腱黄瘤病，这是一种罕见的常染色体隐性脂质贮积病。

（李世雨　张　浩）

参 考 文 献

[1] Szlago M, Gallus G N, Schenone A, et al. The first cerebrotendinous xanthomatosis family from argentina: a new mutation in CYP27A1 gene. Neurology, 2008, 70: 402-404.

49 伴脑干和脊髓受累及乳酸升高的白质脑病（leukoencephalopathy with brainstem and spinal cord involvement and lactate elevation, LBSL; OMIM 611105）

（1）概述

伴脑干和脊髓受累及乳酸升高的白质脑病（LBSL）是一种常染色体隐性遗传性白质脑病，由 *DARS2* 基因突变引起。2003 年 van der Knaap 等首次描述了 8 例脑白质异常和脑干、脊髓选择性受累患者的 MRI 表现[1]，2007 年 Scheper 等[2]将致病基因定位于 1 号染色体。本病发病年龄为 2～15 岁，呈缓慢进展性病程。主要表现为慢性进展性小脑共济失调、强直状态、脊柱功能异常，有时合并轻度认知功能障碍。影像学上显示对称的脑室周围、深部白质、脑干、小脑和脊髓白质病变，MRS 显示白质乳酸增加。

（2）受累部位病变汇总

受累部位	主要表现
神经系统	运动发育迟滞、共济失调、震颤、强直状态、伸肌足跖反射亢进、认知障碍（少见）、构音障碍（少见）；周围神经轴索病变、反射减弱、本体感觉及振动觉减退，白质脑病
眼	眼球震颤
骨骼	关节挛缩
肌肉	肌萎缩、肌无力

（3）基因及致病机制

DARS2 基因，位于 1 号染色体长臂 2 区 5 带 1 亚带（1q25.1），基因组坐标为（GRCh38）:1:173825230-173857705，基因全长 32 476bp，包含 17 个外显子，编码 645 个氨基酸。

DARS2 基因编码的蛋白属于 Ⅱ 类氨酰-tRNA 合成酶家族，是一种特异性氨基酰化天冬氨酰-tRNA 的线粒体酶。该基因的突变与伴脑干和脊髓受累及乳酸升高的白质脑病有关。

（王苹莉 安冬艳）

参 考 文 献

[1] van der Knaap M S, van der Voorn P, Barkhof F, et al. A new leukoencephalopathy with brainstem and spinal cord involvement and high lactate. Ann Neurol, 2003, 53(2): 252-258.

[2] Scheper G C, van der Klok T, van Andel R J, et al. Mitochondrial aspartyl-tRNA synthetase deficiency causes leukoencephalopathy with brain stem and spinal cord involvement and lactate elevation. Nat Genet, 2007, 39(4): 534-539.

50　扩张型心肌病 1I 型
（ cardiomyopathy, dilated, 1I, CMD1I; OMIM 604765 ）

（1）概述

扩张型心肌病（CMD）的特征为心脏的扩张和收缩功能下降。CMD是最常见的心肌病形式，占 1～10 岁患者所有心脏移植的一半以上。其中 20%～30%的病例存在遗传模式，大多数家族性 CMD 谱系为常染色体显性遗传模式，通常于 20～30 岁出现症状。而扩张型心肌病 1I 型（CMD1I）是由编码结蛋白的 *DES* 基因杂合突变引起。房颤可使该疾病患者出现心源性脑栓塞事件。

（2）受累部位病变汇总

受累部位	主要表现
心血管系统	充血性心肌病、传导缺陷、房颤或房扑、室性心力衰竭、射血分数下降、心脏运动能力下降、心包积液

（3）基因及致病机制

DES 基因，位于 2 号染色体长臂 3 区 5 带（2q35），基因组坐标为（GRCh38）:2:219418463-219425990，基因全长 7528bp，包含 9 个外显子，编码 470 个氨基酸。

DES 基因编码肌肉特异性Ⅲ类中间丝，这种蛋白质的均聚物形成将肌原纤维彼此相连并连接到质膜的稳定的胞质内丝状网络。该基因的突变与结蛋白相关性肌病、家族性心脏和骨骼肌病（CSM）及远端肌病相关。该

基因体外突变体结构变体的组装缺陷程度与疾病表型直接相关[1]。

（周怡茉　张　浩）

参 考 文 献

[1] Bar H, Mucke N, Kostareva A, et al. Severe muscle disease-causing desmin mutations interfere with in vitro filament assembly at distinct stages. Proc Nat Acad Sci, 2005, 102: 15099-15104.

51 高 IgE 复发感染综合征
（hyper-IgE recurrent infection syndrome, autosomal recessive; OMIM 243700）

（1）概述

高 IgE 复发感染综合征是一种常染色体隐性遗传性原发免疫缺陷综合征，临床主要特点是复发性金黄色葡萄球菌引起的皮肤脓肿、嗜酸粒细胞增多、血清 IgE 升高等。致病基因为 *DOCK8* 基因，其编码 DOCK8 蛋白。患者发病年龄由 6 个月至 5 岁不等，通常以严重的皮炎样皮疹为首发表现，还可表现为反复上呼吸道感染、中耳炎等，患者通常伴有严重的过敏性疾病，如哮喘以及对食物和环境过敏原过敏等。此外，严重的慢性皮肤病毒感染是显著特征，还可出现复发性自身免疫性溶血性贫血。少数患者因感染或血管病变发生严重的中枢神经系统病变，如脑梗死或脑出血等[1-3]。

（2）受累部位病变汇总

受累部位	主要表现
皮肤	皮疹、皮炎、软疣、脓肿
免疫系统	免疫缺陷
呼吸道	咳嗽、咳痰、发热
神经系统	偏瘫、失语、头痛、脑梗死、脑出血

（3）基因及致病机制

DOCK8 基因，位于 9 号染色体短臂 2 区 4 带 3 亚带（9p24.3），基

因组坐标为（GRCh38）:9:214977-464219，基因全长 249 243bp，包含 48 个外显子，编码 2099 个氨基酸。

DOCK8 基因编码 DOCK180 家族鸟嘌呤核苷酸交换因子的成员。鸟嘌呤核苷酸交换因子与 Rho GTP 酶相互作用，是细胞内信号转导网络的组成部分。该基因突变导致高 IgE 复发感染综合征的常染色体隐性形式。

（张 星 张 浩）

参 考 文 献

[1] Grimbacher B, Holland S M, Gallin J I, et al. Hyper-IgE syndrome with recurrent infections-an autosomal dominant multisystem disorder. New Eng J Med, 1999, 340: 692-702.

[2] Renner E D, Puck J M, Holland S M, et al. Autosomal recessive hyperimmun oglobulin E syndrome: a distinct disease entity. J Pediat, 2004, 144: 93-99.

[3] Zhang Q, Davis J C, Lamborn I T, et al. Combined immunodeficiency associated with DOCK8 mutations. New Eng J Med, 2009, 361: 2046-2055.

52　先天性糖基化病 I o 型
（congenital disorders of glycosylation, type I o; OMIM 612937）

（1）概述

先天性糖基化病 I o 型是因 *DPM3* 基因纯合突变导致的先天性疾病。先天性糖基化病是一组常染色体隐性遗传的异质性疾病，致病原因是糖蛋白上的天门冬酰聚糖或天门冬酰寡聚合成与加工过程的异常[1,2]。曾有报道此病患者出现卒中样发作[3]。

（2）受累部位病变汇总

受累部位	主要表现
神经系统	轻度肌无力、近端肌无力、蹒跚步态、卒中样发作、精神发育迟滞
心脏	心肌扩张、发作性心前区疼痛
肾	肌酐增高
肝	肝功能异常
骨骼肌	中度肌萎缩

（3）基因及致病机制

DPM3 基因，位于 1 号染色体长臂 2 区 2 带（1q22），基因组坐标为（GRCh38）:1:155139962-155140240，基因全长 279bp，包含 1 个外显子，编码 92 个氨基酸。

多巴因磷酸甘露糖（Dol-P-Man）为内质网内腔侧甘露糖残基的供体，缺乏多巴因磷酸甘露糖会导致 GPI 锚定蛋白的表面表达缺陷。多巴因磷酸甘露糖由 GDP-甘露糖和多萜醇磷酸酯在内质网胞质侧通过磷酸甘油基转移酶催化合成。由该基因编码的蛋白质是磷酸甘油糖基转移酶的亚基，并且作为磷酸双酰基甘露糖基转移酶复合物的稳定子亚单位。

（杨思思　索　阅）

参 考 文 献

[1] Marquardt T, Denecke J. Congenital disorders of glycosylation: review of their molecular bases, clinical presentations and specific therapies. Europ J Pediat, 2003, 162: 359-379.

[2] Grunewald S, Matthijs G, Jaeken J. Congenital disorders of glycosylation: a review. Pediat Res, 2002, 52: 618-624.

[3] Lefeber D J, Schonberger J, Morava E, et al. Deficiency of Dol-P-Man synthase subunit DPM3 bridges the congenital disorders of glycosylation with the dystroglycanopathies. Am J Hum Genet, 2009, 85: 76-86.

53　家族性心律失常伴右心室发育不良/心肌病 11 型
（arrhythmogenic right ventricular dysplasia 11, ARVD/C 11; OMIM 610476）

（1）概述

家族性心律失常伴右心室发育不良/心肌病 11 型（ARVD/C11），兼有常染色体隐性和显性遗传性，由 desmocollin - 2 基因（*DSC2*）杂合突变引起。*DSC2* 基因的纯合突变引起心律失常伴右心室发育不良/心肌病并伴随轻度掌跖角化病和羊毛状发。Syrris 等[1]在 2006 年报道了 4 个独立的 ARVD/C 家庭，发现在这些家庭中，疾病外显率是不完整的，并不是所有的患者都符合 ARVD/C 国际诊断标准。且在 *DSP* 突变引起 ARVD/C 的患者中也不完全外显。因此，国际标准不能有效地应用于在临床评价中具有心肌病特征的明确受影响的患者的亲属。Hamid 等[2]发现，仅存在某些异常情况就足以对 ARVD/C 进行诊断。在 ARVD/C 中，典型的临床表现是心室结构和功能异常，常为右心室先累及，后逐渐进展到左心室。在 Syrris 等[1]报道的 4 个家庭中，7 名患者中 5 名伴有明显的左心室受累，这比其中 2 名患者的右心室受累症状更显著。在这 4 个家庭中，无人有毛发或皮肤异常的迹象。Heuser 等[3]报道了 1 名患有 ARVD/C 且存在 *DSC2* 基因突变的 58 岁男性患者。该患者 43 岁时出现室性心动过速伴左束支传导阻滞，遂行心脏除颤器植入及规律服用抗心律失常药物。血管造影显示右心室流出道严重扩张，右心室功能减退。

（2）受累部位病变汇总

受累部位	主要表现
神经系统	脑卒中
心血管系统	心律失常、心肌病、晕厥、猝死、心力衰竭、心绞痛
皮肤	掌跖角化病
毛发	羊毛状毛发

（3）基因及致病机制

DSC2 基因，位于 18 号染色体长臂 1 区 2 带 1 亚带（18q12.1），基因组坐标为（GRCh38）:18:31068015-31101971，基因全长 33 957bp，包含 16 个外显子，编码 901 个氨基酸。

DSC2 基因编码的产物属于桥粒胶蛋白家族。桥粒胶蛋白与桥粒芯蛋白属于钙黏素样跨膜糖蛋白，是细胞桥粒的主要成分。细胞桥粒是胞间连接物，有助于抵抗剪切力，在受机械应力的细胞中浓度较高。该基因与其他桥粒胶蛋白家族成员成簇存在于 18 号染色体上。该基因突变与 ARVD/C 11 有关，且已发现在部分的癌症中，该基因编码的蛋白质表达减少。可变剪接导致该基因存在多个转录本[4]。

（莫荆麟　占凌涛）

参 考 文 献

[1] Syrris P, Ward D, Evans A, et al. Arrhythmogenic right ventricular dysplasia/cardiomyopathy associated with mutations in the desmosomal gene desmocollin-2. Am J Hum Genet, 2006, 79: 978-984.

[2] Hamid M S, Norman M, Quraishi A, et al. Prospective evaluation of relatives for familial arrhythmogenic right ventricular cardiomyopathy/dysplasia reveals a need to broaden diagnostic criteria. J Am Coll Cardiol，2002, 40: 1445-1450.

[3] Heuser A, Plovie E R, Ellinor P T, et al. Mutant desmocollin-2 causes arrhythmogenic right ventricular cardiomyopathy. Am J Hum Genet，2006, 79: 1081-1088.

[4] De Bortoli M, Beffagna G, Bauce B, et al. The p.A897KfsX4 frameshift variation in desmocollin-2 is not a causative mutation in arrhythmogenic right ventricular cardiomyopathy. Europ J Hum Genet, 2010, 18: 776-782.

54　家族性心律失常伴右心室发育不良/心肌病 10 型
（arrhythmogenic right ventricular dysplasia, familial, 10, ARVD/C10; OMIM 610193）

（1）概述

家族性心律失常伴右心室发育不良/心肌病（ARVD/C）的诊断依赖于心电图和血管造影标准；病理学检查发现，脂肪和纤维替代了心室肌，最先累及右心室游离壁。本病以常染色体显性方式遗传，外显率低，是青少年猝死的主要遗传病因之一。通常表现为复发性的、持续性室性心动过速和左束支传导阻滞。家族性心律失常伴右心室发育不良/心肌病 10 型（ARVD/C10）是由编码骨髓蛋白-2 的基因 *DSG2* 杂合突变引起。严重的心律失常常导致心源性栓塞事件。

（2）受累部位病变汇总

受累部位	主要表现
心脏	心肌病、室性心律失常、心悸、心源性猝死；右胸导联 T 波倒置；双心室萎缩，脂肪、纤维填充

（3）基因及致病机制

DSG2 基因，位于 18 号染色体长臂 1 区 2 带 1 亚带（18q12.1），基因组坐标为（GRCh38）:18:31498252-31546743，基因全长 48 492bp，包

含 15 个外显子，编码 1118 个氨基酸。

  DSG2 基因编码骨髓蛋白家族的成员和蛋白质的钙黏蛋白细胞黏附分子超家族。核糖核酸是脱氨酶的钙结合跨膜糖蛋白组分，构成上皮、心肌和其他类型细胞之间的细胞–细胞连接。编码的前蛋白原经蛋白水解产生成熟糖蛋白。该基因存在于 18 号染色体上核糖核酸基因家族成员的基因簇中。该基因的突变与心律失常伴右心室发育不良相关。

（周怡茉 陈晓宁）

55 扩张型心肌病 1BB 型
（cardiomyopathy, dilated, 1BB, CMD1BB; OMIM 612877）

（1）概述

  扩张型心肌病（CMD）的特征在于心脏的扩张和收缩功能下降。CMD 是最常见的心肌病形式，占 1～10 岁患者所有心脏移植的一半以上。其中 20%～30%的病例发病与遗传有关，大多数家族性 CMD 谱系为常染色体显性遗传模式，通常于 20～30 岁发病。Arnemann 等（1992）通过 PCR 体细胞杂交法发现 *DSG2* 基因可能位于 18q12 的 *DSG* 基因簇中。Posch 等（2008）在 *DSG2* 基因上发现了 V55M 突变的纯合子。房颤或房扑、室性心律失常等可导致心源性脑栓塞事件。

（2）受累部位病变汇总

受累部位	主要表现
心脏	充血性心肌病、传导缺陷、房颤或房扑、室性心律失常、心包积液、充血性心力衰竭

（3）基因及致病机制

  DSG2 基因，位于 18 号染色体长臂 1 区 2 带 1 亚带（18q12.1），基因组坐标为（GRCh38）:18:31498252-31546743，基因全长 48 492bp，包含 15 个外显子，编码 1118 个氨基酸。

  DSG2 基因编码骨髓蛋白家族的成员和蛋白质的钙黏蛋白细胞黏附分子超家族。核糖核酸是脱氨酶的钙结合跨膜糖蛋白组分，构成上

皮、心肌和其他类型细胞之间的细胞–细胞连接。编码的前蛋白原经蛋白水解产生成熟糖蛋白。该基因存在于 18 号染色体上核糖核酸基因簇中。

（周怡茉　陈晓宁）

56　家族性心律失常伴右心室发育不良/心肌病 8 型
（arrhythmogenic right ventricular dysplasia, familial, 8, ARVD/C8; OMIM 607450）

（1）概述

家族性心律失常伴右心室发育不良/心肌病 8 型（ARVD/C8）是一种常染色体显性遗传病，其外显率较低，由 DSP 基因突变所致。其诊断依赖于心电图和血管造影。病理过程为脂肪和纤维成分逐渐取代心室的心肌细胞，以右心室游离壁为著。它是导致青少年猝死的主要遗传性病因之一。目前仍缺乏确切的流行病学资料，Rampazzo 等[1]估计在意大利维尼托地区的 ARVD/C8 的患病率为 6/1 万，而在阿索诺拉地区为 4.4/1000。ARVD/C8 的主要临床特征是不同类型的心律失常和左束支传导阻滞。尽管心室纤颤可能导致晕厥和突然死亡，但通常情况下患者无心肌炎病史且具有良好的耐受性[2]。自然病史中仅少数心脏大的患者可能出现心力衰竭。最主要的心电图异常是右侧心前区导联的 t 波倒置。右心室心肌病的诊断是在没有瓣膜病、分流、心肌炎和冠状动脉疾病[3]的情况下，超声心动图和血管造影中出现右心室局部或广泛的结构或动力学异常，心肌活检在鉴别诊断中也具有重大意义[4]。

（2）受累部位病变汇总

受累部位	主要表现
神经系统	脑卒中
心血管系统	心律失常、左束支传导阻滞、晕厥、心力衰竭、心室肥大

（3）基因及致病机制

DSP 基因，位于 6 号染色体短臂 2 区 4 带 3 亚带（6p24.3），基因组坐标为（GRCh38）:6:7541916-7585878，基因全长 43 963bp，包含 24 个外显子，编码 2871 个氨基酸。

    DSP 基因编码的产物可锚定中间丝于桥粒斑，形成功能性细胞桥粒的特异性组分。该基因的突变会导致某些心肌病和角化病，包括皮肤脆性毛发综合征。可变剪接导致该基因存在多个转录本[5]。

（莫荆麟　张　宁）

参 考 文 献

[1] Rampazzo A. Personal Communication. Padua, 1993, Italy.

[2] Nava A, Thiene G, Canciani B, et al. Clinical profile of concealed form of arrhythmogenic right ventricular cardiomyopathy presenting with apparently idiopathic ventricular arrhythmias. Int J Cardiol, 1992, 35: 195-206.

[3] McKenna W J, Thiene G, Nava A, et al. Diagnosis of arrhythmogenic right ventricular dysplasia/cardiomyopathy. Brit Heart J, 1994, 71: 215-218.

[4] Angelini A, Thiene G, Boffa G M, et al. Endomyocardial biopsy in right ventricular cardiomyopathy.Int J Cardiol, 1993, 40: 273-282.

[5] Boyden L M, Kam C Y, Hernández-Martín A, et al. Dominant de novo DSP mutations cause erythrokeratodermia-cardiomyopathy syndrome. Hum Mol Genet, 2016, 25: 348-357.

57　腹部肥胖代谢综合征 3
（abdominal obesity-metabolic syndrome 3, AOMS3; OMIM 615812）

（1）概述

    腹部肥胖代谢综合征 3（AOMS3）是 *DYRK1B* 基因突变导致常染色体显性遗传性疾病。本病以早发性心肌梗死或冠状动脉疾病、向心性肥胖、2 型糖尿病和高血压为主要临床表现。Keramati 等[1]于 2014 年研究了伊朗西南部一个社区的 3 个家庭，其中 25 名家庭成员有早发性心肌梗死或冠状动脉疾病，并伴随向心性肥胖、2 型糖尿病和高血压，这些特征均符合代谢综合征的标准。由于早发性的冠状动脉疾病和肥胖症发病率在当地社区的发病率很低，因此这些家庭的异常表现引起了研究者的注意。向心性肥胖为青少年发病，所有 25 名受影响的家庭成员均有早发性心肌梗死或冠状动脉疾病，平均年龄 44 岁。在家庭的患病人群中，有 3 人脑卒中，3 人突然死亡。

（2）受累部位病变汇总

受累部位	主要表现
神经系统	脑卒中
心血管系统	高血压、心肌梗死、冠心病
内分泌系统	2 型糖尿病
其他	向心性肥胖

（3）基因及致病机制

DYRK1B 基因，位于 19 号染色体长臂 1 区 3 带 2 亚带（19q13.2），基因组坐标为（GRCh38）:19:39825715-39831867，基因全长 6153bp，包含 10 个外显子，编码 629 个氨基酸。

DYRK1B 基因编码产物属于核定位蛋白激酶家族，该蛋白参与细胞周期的调节。*DYRK1B* 基因的表达水平可能在肿瘤细胞中发生改变，且其突变会引起腹部肥胖代谢综合征 3 型。可变剪接导致该基因存在多种转录本[1]。

（莫荆麟　占凌涛）

参 考 文 献

[1] Keramati A R, Fathzadeh M, Go G W, et al. A form of the metabolic syndrome associated with mutations in DYRK1B. New Eng J Med，2014, 370: 1909-1919.

58　先天性巨结肠、心脏缺陷和自主神经功能异常
（ hirschsprung disease, cardiac defects, and autonomic dysfunction, HCAD; OMIM 613870 ）

（1）概述

先天性巨结肠、心脏缺陷和自主神经功能异常（HCAD）是由 *ECE1*

基因突变导致的常染色体显性遗传病。目前，仅有一例病例于 1999 年由 Hofstra 等报道[1]。患者主要临床表现包括跳跃性巨结肠病变、心脏缺陷、颅面部异常、其他畸形和自主神经功能障碍。

（2）受累部位病变汇总

受累部位	主要表现
神经系统	癫痫持续状态、焦虑、脑栓塞
耳	杯状耳、后卷耳
鼻	小鼻、高鼻梁、球状鼻头
心血管系统	高血压、动脉导管未闭、小主动脉瓣下室间隔缺损、小房间隔缺损、心动过速
泌尿生殖系统	小阴茎
骨骼	拇指指间关节挛缩、双侧近端指间关节挛缩、锥状指
其他	凸甲、高热

（3）基因及致病机制

ECE1 基因，位于 1 号染色体短臂 3 区 6 带 1 亚带 2 次亚带（1p36.12），基因组坐标为（GRCh38）:1:21219955-21290414，基因全长 70 460bp，包含 19 个外显子，编码 770 个氨基酸。

ECE1 基因编码的蛋白质参与内皮素前体对生物活性多肽的蛋白水解过程。该基因突变与先天性巨结肠、心脏缺陷和自主神经功能异常相关。该基因的可变剪接转录本变体编码了不同的蛋白亚型[1]。

（周怡茉　占凌涛）

参 考 文 献

[1] Hofstra R M W, Valdenaire O, Arch E, et al. A loss-of-function mutation in the endothelin-converting enzyme 1(ECE-1)associated with Hirschsprung disease, cardiac defects, and autonomic dysfunction. Am J Hum Genet, 1999, 64: 304-308.

59　Urbach-Wiethe 类脂蛋白沉积病
（Urbach-Wiethe disease; OMIM 247100）

（1）概述

Urbach-Wiethe 类脂蛋白沉积病，是一种以皮肤、黏膜和内脏增厚为典型临床表现的罕见常染色体隐性遗传病。本病由 *ECM1* 基因纯合或复合杂合突变导致。典型的临床表现包括串珠样眼睑丘疹和喉浸润导致的声音嘶哑。本病临床表现具有异质性，如不同程度的皮肤瘢痕和浸润、声音嘶哑和呼吸窘迫，一些患者还可出现颞叶癫痫等神经系统功能异常[1]。组织学研究提示，皮肤存在广泛的透明物质沉积和基底膜断裂。2013 年报道一例 Urbach-Wiethe 类脂蛋白沉积病，患者出现左侧豆状核出血，但出血机制尚不明确[2]。

（2）受累部位病变汇总

受累部位	主要表现
神经系统	中枢神经系统症状（记忆减退、癫痫、颞叶前中部钙化、杏仁核和杏仁核-海马过渡区钙化）、精神行为症状（执行行为障碍、妄想症、攻击性行为、幻觉、恐惧缺失）
皮肤	痤疮、眼裂、唇周、眉周丘疹，疣状病变，肘部和手指皮肤增厚
呼吸系统	软腭、咽部丘疹，喉部病变所致声音嘶哑
毛发	斑状脱发

（3）基因及致病机制

ECM1 基因，位于 1 号染色体长臂 2 区 1 带 2 亚带（1q21.2），基因组坐标为（GRCh38）:1:150508210-150513467，基因全长 5258bp，包含 10 个外显子，编码 540 个氨基酸。

ECM1 基因编码一种可溶性蛋白，参与软骨内骨形成、血管生成和肿瘤生物学行为。该蛋白还与多种胞外蛋白和结构蛋白相互作用，有助于维持皮肤的完整性和稳态。该基因的突变与类脂性蛋白沉积症有关，表现为皮肤、黏膜和某些脏器增厚。该基因的可变剪接转录本编码不同的蛋白亚型[3]。

（周怡茉　占凌涛）

参 考 文 献

[1] Hamada T, McLean WHI, Ramsay M, et al. Lipoid proteinosis maps to 1q21 and is caused by mutations in the extracellular matrix protein 1 gene(ECM1). Hum Molec Genet, 2002, 11: 833-840.

[2] Teive H A, Ruschel E, Munhoz R P.Spontaneous intracerebral hemorrhage in Urbach-Wiethe disease. Neurology, 2013, 18:1720–1721.

[3] Li Z, Zhang Y, Liu Z, et al. ECM1 controls T(H)2 cell egress from lymph nodes through re-expression of S1P(1). Nat Immunol, 2011, 12:178-185.

60　白质消融性脑病
（leukoencephalopathy with vanishing white matter; OMIM 603896）

（1）概述

白质消融性脑病是因编码转录起始因子 EIF2B 的 *EIF2B1* 基因 *EIF2B2* 基因、*EIF2B3* 基因、*EIF2B4* 基因或 *EIF2B5* 基因杂合突变所致。EIF2B 是由 5 个亚单位组成的鸟苷酸交换因子，可使 3 个亚单位组成的转录起始因子 EIF2 上 GDP 转换为 GTP，以形成 EIF2-GTP 复合物[1]。临床常表现为进展性小脑性共济失调、强直状态和认知功能障碍。起病年龄从儿童早期到成年期不等。轻微头部外伤即可引起神经系统退行性变的急剧加重。女性突变携带者可有卵巢功能丧失，表现为原发性闭经或与 40 岁前血清内促性腺激素的升高相关的持续超过 6 个月的继发性闭经[2, 3]。在一篇关于成年起病白质脑病的磁共振影像学结合基因诊断的文献中，发现 154 名患者磁共振表现为白质脑病，经基因测序确诊其中 13 名为白质消融脑病患者[4]。因此在白质高信号的患者中，除考虑常见的遗传性脑血管病外，应鉴别白质消融性脑病、代谢性脑病等。

（2）受累部位病变汇总

受累部位	主要表现
神经系统	运动系统发育退化、步态不稳、共济失调、儿童精神发育迟滞、肌张力减低、嗜睡、癫痫发作、强直状态、记忆力丧失、认知功能障碍、构音障碍、重度白质脑病、白质消融性脑病、脑白质囊性变性、人格改变、幻觉、淡漠、情绪不稳

续表

受累部位	主要表现
头	巨头畸形
眼	视神经萎缩，儿童期可能出现视力丧失
生殖系统（女性）	卵巢功能丧失、卵巢髓质萎缩、原发性性腺发育不全
内分泌系统	卵巢白质萎缩的患者原发性闭经、继发性闭经、血清促性腺激素增高、血清雌激素减低、血清孕激素减低
毛发	秃发（近全秃）、稀疏眉、体毛轻

（3）基因及致病机制

EIF2B1 基因，位于 12 号染色体长臂 2 区 4 带 3 亚带 1 次亚带（12q24.31），基因组坐标为（GRCh38）:12:123621756-123633557，基因全长 11 802bp，包含 9 个外显子，编码 305 个氨基酸。该基因编码真核转录起始因子 2B（EIF2B）的 5 个亚基之一。EIF2B 是真核起始因子 2 的 GTP 交换因子和蛋白质合成的必需调节剂。该基因的突变和编码其他 EIF2B 亚基的基因突变已经证明与白质脑病伴随消失的白质相关。

EIF2B2 基因，编码真核转录起始因子 2B 的 β 亚基，位于 14 号染色体长臂 2 区 4 带 3 亚带（14q24.3），基因组坐标为（GRCh38）:14:75002991-75009188，基因全长 6198bp，包含 8 个外显子，编码 351 个氨基酸。EIF2B 涉及蛋白质合成与交换 GDP 和 GTP 的激活与去激活。

EIF2B3 基因，编码真核转录起始因子 2B 的 γ 亚基，位于 1 号染色体短臂 3 区 4 带 1 亚带（1p34.1），基因组坐标为（GRCh38）:1:44850951-44981168，基因全长 130 218 bp，包含 11 个外显子，编码 452 个氨基酸。由该基因编码的蛋白质是起始因子 EIF2B 的亚基之一，其催化 GTP 和真核起始因子 2 结合的 GDP 交换。也已经发现其作为丙型肝炎病毒内部核糖体进入位点介导的翻译辅因子。该基因的突变与白质营养不良有关（白质消失）。

EIF2B4 基因，编码真核转录起始因子 2B 亚基位，位于 2 号染色体短臂 2 区 3 带 3 亚带（2p23.3），基因组坐标为（GRCh38）:2:27364400-27370314，基因全长 5915 bp，包含 13 个外显子，编码 523 个氨基酸。蛋白质合成所必需的真核起始因子 2B（EIF2B）是由 5 个不同

亚基组成的 GTP 交换因子。由该基因编码的蛋白质是第 4 个或三角体亚基。该基因的缺陷是具有消融性白质（VWM）和卵巢白细胞营养不良的白质脑病的原因。

EIF2B5 基因，位于 3 号染色体长臂 2 区 7 带 1 亚带（3q27.1），基因组坐标为（GRCh38）:3:184135386-184144943，基因全长 9558bp，包含 16 个外显子，编码 721 个氨基酸。EIF2B5 基因编码真核转录起始因子 2B 的 5 个亚基之一，是真核起始因子 2 的 GTP 交换因子和蛋白质合成的必需调节剂。该基因的突变和编码其他 EIF2B 亚基的基因与白质脑病伴随消失的白质有关。VWM 的突变表型会受不同的突变组合影响。

（王 蕾 索 阅）

参 考 文 献

[1] Schiffmann R, Elroy-Stein O. Childhood ataxia with CNS hypomyelination/vanishing white matter disease—a common leukodystrophy caused by abnormal control of protein synthesis. Mol Genet Metab, 2006, 88: 7-15.

[2] van der Knaap M S, Kamphorst W, Barth P G, et al. Phenotypic variation in leukoencephalopathy with vanishing white matter. Neurology, 1998, 51: 540-547.

[3] Schiffmann R, Tedeschi G, Kinkel R P, et al. Leukodystrophy in patients with ovarian dysgenesis. Ann Neurol, 1997, 41: 654-661.

[4] Ayrignac X, Carra-Dalliere C, Menjot de Champfleur N, et al. Adult-onset genetic leukoencephalopathies: A MRI pattern-based approach in a comprehensive study of 154 patients. Brain, 2015, 138: 284-292.

61　主动脉狭窄
（supravalvar aortic stenosis; OMIM 185500）

（1）概述

主动脉狭窄是因编码弹性蛋白的 ELN 基因杂合突变所致的常染色体显性遗传性疾病。主动脉狭窄是 Williams-Beuren 综合征的常见表现，这一综合征是 ELN 基因的连续性缺失突变包括半合子缺失突变所导致。1964 年，Eisenberg 等[1]报道了 2 个家系中 22 名患者出现主动脉狭窄。其中一些伴有肺动脉瓣或周围动脉狭窄，但未见有明显的异常面容。

2001 年一项有关颅内动脉瘤的全基因组关联分析提示 7q11 及其附近的 SNP 可能与颅内动脉瘤的发生相关[2]。2004 年，Farnham 等[3]证实了这一结论。但在后续的研究中，得到诸多关于这一位置上 *ELN* 基因与增加颅内动脉瘤风险的阴性结果[4, 5]。Lee 等[6]曾报道一例 *ELN* 基因缺失突变的 Williams-Beuren 综合征的 15 岁女孩发生缺血性卒中。

（2）受累部位病变汇总

受累部位	主要表现
心血管系统	主动脉狭窄、肺动脉瓣狭窄、肺动脉狭窄、外周动脉狭窄

（3）基因及致病机制

ELN 基因，位于 7 号染色体长臂 1 区 1 带 2 亚带 3 次亚带（7q11.23），基因组坐标为（GRCh38）:7:74028188-74068700，基因全长 40 513bp，包含 33 个外显子，编码 724 个氨基酸。

ELN 基因编码作为弹性纤维的两种成分之一的蛋白质。编码的蛋白质富含疏水性氨基酸，如甘氨酸和脯氨酸，其形成由赖氨酸残基之间的交联键合的移动疏水区域。该基因的缺失和突变与冠状动脉粥样硬化性狭窄（SVAS）和常染色体显性遗传性主动脉狭窄相关。已知多种转录体编码不同的蛋白质异形体。

（张　浩　索　阅）

参 考 文 献

[1] Eisenberg R, Young D, Jacobson B, et al. Familial supravalvular aortic stenosis. Am J Dis Child, 1964, 108: 341-347.

[2] Onda H, Kasuya H, Yoneyama T, et al. Genomewide-linkage and haplotype-associ ation studies map intracranial aneurysm to chromosome 7q11. Am J Hum Genet, 2001, 69: 804-819.

[3] Farnham J M, Camp N J, Neuhausen S L, et al. Confirmation of chromosome 7q11 locus for predisposition to intracranial aneurysm. Hum Genet, 2004, 114: 250-255.

[4] Mineharu Y, Inoue K, Inoue S, et al. Association analysis of common variants of ELN, NOS2A, APOE and ACE2 to intracranial aneurysm. Stroke, 2006, 37: 1189-1194.

[5] Kaushal R, Woo D, Pal P, et al. Subarachnoid hemorrhage: tests of association with apolipoprotein E and elastin genes. BMC Med Genet, 2007, 8(1): 49.

[6] Lee W D, Hsu J J, Huang F C, et al. Ischemic stroke in Williams-Beuren syndrome: a case report. Kaohsiung J Med Sci, 2009, 25: 212-216.

62　遗传性出血性毛细血管扩张症 1 型
（telangiecyasia, hereditary hemorrhagic, of rendu, osler, and weber, HHT1; OMIM 187300）

（1）概述

遗传性出血性毛细血管扩张症 1 型（HHT1）由内皮因子基因 *ENG* 杂合突变引起，呈常染色体显性遗传，表现为血管发育不良，出现皮肤、黏膜、内脏的毛细血管扩张、动静脉畸形、动脉瘤等。鼻出血、胃肠道出血是黏膜损伤的常见表现。血管畸形还可以累及脑血管。反常栓塞可导致脑梗死和脓肿形成[1-4]。

（2）受累部位病变汇总

受累部位	主要表现
神经系统	脑梗死
血管	动静脉畸形、动脉瘤

（3）基因及致病机制

ENG 基因，位于 9 号染色体长臂 3 区 4 带 1 亚带 1 次亚带（9q34.11），基因组坐标为（GRCh38）:9:127815917-127854355，基因全长 38 439bp，包含 14 个外显子，编码 625 个氨基酸。

ENG 基因编码同型二聚体跨膜蛋白，其是血管内皮的主要糖蛋白，该蛋白质是转化生长因子 β 受体复合物的组成部分，并以高亲和力与 β1 和 β3 肽结合。该基因的突变导致遗传性出血性毛细血管扩张症，是一种常染色体显性多系统血管发育不良疾病。该基因也可能涉及先兆子痫和一些癌症。已经发现不同的剪接转录本变体可以编码不同的亚型。

（陈玮琪　江凌玲）

参 考 文 献

[1] Westermann C J J, Rosina A F, de Vries V, et al. The prevalence and manifestations of hereditary hemorrhagic telangiectasia in the Afro-Caribbean population of the Netherlands Antilles: a family screening. Am J Med, 2003, 116A: 324-328.

[2] Whicker J H, Lake C F. Hemilateral rhinotomy in the treatment of hereditary hemorrhagic telangiectasia. Arch, 1972, 96: 319-321.

[3] White R I, Jr, Lynch-Nyhan A, et al. Pulmonary arteriovenous malformations: techniques and long-term outcome of embolotherapy. Radiology, 1988, 169: 663-669.

[4] Winterbauer R H. Multiple telangiectasia, Raynaud's phenomenon, sclerodactyly and subcutaneous calcinosis: a syndrome mimicking hereditary hemorrhagic telangi ectasia. Bull Johns Hopkins Hosp, 1964, 114: 361-383.

63　婴儿全身性动脉钙化 1 型
（generalized arterial calcification, of infancy, 1; OMIM 208000）

（1）概述

婴儿全身性动脉钙化（GACI）1 型是因 *ENPP1* 基因杂合突变所致的疾病。婴儿全身性动脉钙化是一种严重的常染色体隐性遗传疾病，特点是动脉的内弹性层钙化，以及动脉肌纤维内膜增生引起的动脉硬化。GACI 在婴儿期的最初 6 个月内多因心肌缺血导致的难治性心力衰竭致命[1,2]。2015 年，一个纳入了 395 名巴西镰状细胞贫血新生儿的队列研究发现，*ENPP1* 基因上 K173Q（rs1044498）单核苷酸多态性与镰状细胞贫血患儿的缺血性卒中的发生具有相关性[3]。

（2）受累部位病变汇总

受累部位	主要表现
耳	传导性耳聋
眼	视网膜血管样条纹
心血管系统	冠状动脉钙化、心肌梗死、心脏功能失调、心力衰竭、动脉广泛钙化、动脉硬化、高血压、多动脉炎（较罕见）
骨骼系统	关节周围钙化、低磷酸盐佝偻病
皮肤	皮肤弹性假黄瘤
代谢系统	低磷酸盐血症
其他	身材矮小

（3）基因及致病机制

ENPP1 基因，位于 6 号染色体长臂 2 区 3 带 2 亚带（6q23.2），基因组坐标为（GRCh38）:6:131808036-131890511，基因全长 82 476bp，包含 25 个外显子，编码 925 个氨基酸。

ENPP1 基因是 ecto-核苷酸焦磷酸酶/磷酸二酯酶（ENPP）家族的成员，编码的蛋白质是包含两个相同二硫键键合亚基的Ⅱ型跨膜糖蛋白。该蛋白具有广泛的特异性，并切割多种底物，包括核苷酸和核苷酸糖的磷酸二酯键以及核苷酸和核苷酸糖的焦磷酸键。该蛋白质可以使核苷 5-三磷酸酯水解成相应的单磷酸盐，并且还可以水解二亚氨基二磷酸多聚磷酸酯。该基因的突变与"特发性"婴儿全身性动脉钙化、脊柱后纵韧带骨化（OPLL）和胰岛素抵抗有关。

GACI 中的 *ENPP1* 基因的突变，无论是纯合还是复合杂合状态，突变分布在从外显子 3 到外显子 25 的编码区[1]。

（陈晓宁　索　阅）

参 考 文 献

[1] Rutsch F, Rui N, Vaingankar S, et al. Mutations in ENPP1 are associated with 'idiopathic' infantile arterial calcification. Nat Genet, 2003, 34: 379-381.

[2] Cheng K-S, Chen M-R, Ruf N, et al. Generalized arterial calcification of infancy: different clinical courses in two affected siblings. Am J Med Genet, 2005, 136A: 210-213.

[3] Li Q, Brodsky J L, Conlin L K, et al. Mutations in the ABCC6 gene as a cause of generalized arterial calcification of infancy: genotypic overlap with pseudoxanthoma elasticum. J Investi Dermatol, 2014, 134: 658-665.

64　家族性高胆固醇血症（*EPHX2* 基因）
（hypercholesterolemia, familial, due to LDLR defect, modifier of; OMIM 143890）

（1）概述

家族性高胆固醇血症（*EPHX2* 基因）是由 *EPHX2* 基因突变导致的一种常染色体显性疾病，其特征在于结合低密度脂蛋白（LDL）的血清胆固醇升高，进而胆固醇在皮肤、腱（黄瘤）、冠状动脉和脑动脉中沉积[1]。

（2）受累部位病变汇总

受累部位	主要表现
心脏	冠状动脉病变
神经系统	脑动脉硬化、脑卒中
皮肤	黄瘤

（3）基因及致病机制

EPHX2 基因，位于 8 号染色体短臂 2 区 1 带 1 亚带至 2 亚带（8p21.1—p21.2），基因组坐标为（GRCh38）:8:27491209-27544522，基因全长53 314bp，包含 19 个外显子，编码 555 个氨基酸。

EPHX2 基因编码环氧化物水解酶家族的成员。在细胞溶质和过氧化物酶体中发现的蛋白质与特定的环氧化物结合并将其转化为相应的二氢二醇。该基因的突变与家族性高胆固醇血症有关。由可变剪接产生的该基因的多种转录本已被报道[2]。

（张　浩）

参 考 文 献

[1] Hobbs H H, Brown M S, Goldstein J L. Molecular genetics of the LDL receptor gene in familial hypercholesterolemia. Hum Mutat, 1992, 1: 445-466.

[2] Fava C, Montagnana M, Danese E, et al. Homozygosity for the EPHX2 K55R polymorphism increases the long-term risk of ischemic stroke in men: a study in Swedes.Pharmacogenet Genomics, 2010, 20(2): 94-103.

65　家族性红细胞增多症 1 型
（erythrocytosis, familial, 1; OMIM 133100）

（1）概述

家族性红细胞增多症 1 型是常染色体显性疾病，其特征在于血清红细胞数量和血红蛋白浓度升高，红系祖细胞对红细胞生成素（EPO）的超敏反应，以及低血清 EPO 水平[1]。家族性红细胞增多症 1 型是由编码红细胞生成素受体的基因 *EPOR* 突变引起的[2]。

（2）受累部位病变汇总

受累部位	主要表现
心脏	心肌梗死
血管系统	冠状动脉疾病、高血压、外周血栓形成
脾	脾大
神经系统	头痛、头晕、脑卒中

（3）基因及致病机制

EPOR 基因，位于 19 号染色体短臂 1 区 3 带 2 亚带（19p13.2），基因组坐标为（GRCh38）:19:11377984-11384207，基因全长 6224 bp，包含 8 个外显子，编码 508 个氨基酸。

EPOR 基因编码作为细胞因子受体家族成员的红细胞生成素受体。红细胞生成素结合后，该受体激活 Jak2 酪氨酸激酶，其激活不同的细胞内途径，包括 Ras/MAP 激酶、磷脂酰肌醇 3-激酶和 STAT 转录因子。刺激的红细胞生成素受体似乎在红细胞存活中起作用。红细胞生成素受体的缺陷可能产生红白血病和家族性红细胞增多症。

（张　浩）

参 考 文 献

[1] Kralovics R, Sokol L, Prchal J T. Absence of polycythemia in a child with a unique erythropoietin receptor mutation in a family with autosomal dominant primary polycythemia. J Clin Invest, 1998, 102: 124-129.

[2] Küster O, Simon P, Erythropoietin receptor is expressed in meningiomas and lower levels are associated with tumour recurrence.Neuropathol Appl Neurobiol, 2009, 35(6): 555- 565.

66　Cockayne 综合征 A 型、B 型
（Cockayne syndrome A, OMIM 216400; Cockayne syndrome B, OMIM 133540）

（1）概述

Cockayne 综合征（CS）为常染色体隐性遗传病，又称小头、纹状体

小脑钙化和白质营养不良综合征，侏儒症、视网膜萎缩和耳聋综合征。A 型致病基因为 *ERCC8*；B 型致病基因为 *ERCC6*。临床表现为小头畸形、智力低下、步态不稳、震颤、动作失衡和口吃、末梢神经脆弱；50%的患者有感音性耳聋；5%～10%的患者有癫痫、泪液和汗液减少、瞳孔缩小、心室增大、脑萎缩等[1,2]。

（2）受累部位病变汇总

受累部位	主要表现
神经系统	智力低下、步态不稳、震颤、动作失衡、口吃、癫痫、脑萎缩、白质脑病
皮肤	光敏性皮肤、皮肤干燥和鳞状皮肤
骨骼	身材矮小、椎体凸出、驼背；骨骼的"象牙"样硬化（多见于手指），髂翼发育不全呈小面"方"形骨盆
眼	视网膜盐粒样和胡椒粉样色素沉着、视力减退、斜视、远视、角膜混浊、白内障、泪液较少、眼球震颤

（3）基因及致病机制

ERCC8 基因，位于 5 号染色体长臂 1 区 2 带 1 亚带（5q12.1），基因组坐标为（GRCh38）:5:60874615-60945008，基因全长 70 394bp，包含 12 个外显子，编码 396 个氨基酸。该基因编码 WD 重复蛋白，其与 Cockayne 综合征 B 型（CSB）蛋白和 p44 蛋白（RNA 聚合酶Ⅱ转录因子ⅡH 的亚基）相互作用。已经在遗传性疾病 CS 患者中确定了该基因的突变。CS 细胞对紫外线辐射异常敏感，并且在转录活性基因的修复方面有缺陷。已经发现该基因的多个转录本，可编码不同的蛋白亚型。

ERCC6 基因，位于 10 号染色体长臂 1 区 1 带 2 亚带 3 次亚带（10q11.23），基因组坐标为（GRCh38）:10:49458815-49532964，基因全长 74 150bp，包含 20 个外显子，编码 1493 个氨基酸。*ERCC6* 基因编码在转录–耦合切除修复中重要的 DNA 结合蛋白。编码的蛋白质具有 ATP 刺激的 ATP 酶活性，与几种转录和切除修复蛋白相互作用，并可能促进 DNA 修复位点的复合物形成。该基因中的突变与 Cockayne 综合征 B 型和脑脊液骨骼综合征 1 相关。选择性剪接发生在该基因的外显子 5′的剪接位点与相邻基因的开放阅读框（ORF）上游 3′剪接位点之间，其激活了 ORF 下游的替代多腺苷酸化位点。所得到的转录物编码与每个单

独基因的产物共享序列的融合蛋白。

（李世雨　陈晓宁　张　浩）

参 考 文 献

[1] Kraemer K H, Patronas N J, Schiffmann R, et al. Xeroderma pigmentosum, trichothiodystrophy and Cockayne syndrome: a complex genotype-phenotype relationship. Neuroscience, 2007, 145(4): 1388-1396.

[2] Arenas-Sordo Mde L, Hernández-Zamora E, Montoya-Pérez L A, et al. Cockayne's syndrome: a case report. Med Oral Patol Oral Cir Bucal, 2006, 11(3): E236-238.

67　血小板减少症5型
（thrombocytopenia 5; OMIM 616216）

（1）概述

血小板减少症 5 型是因 *ETV6* 基因杂合突变所致的常染色体显性遗传性疾病。其特点是血小板计数减少和出血倾向。患者具有血液系统恶性肿瘤的易患性，且发生实体瘤的风险也有所增加。血小板减少症多于幼年起病，但是恶性肿瘤的发生则可贯穿一生[1]。曾有文献报道，携带 *ETV6* 基因突变的淋巴细胞白血病患者出现颅内出血[2]。

（2）受累部位病变汇总

受累部位	主要表现
鼻	鼻出血
皮肤	易形成瘀斑、瘀点
血液系统	血小板减少症、贫血、中性粒细胞减少症、罹患血液系统恶性肿瘤的倾向

（3）基因及致病机制

ETV6 基因，位于 12 号染色体短臂 1 区 3 带 2 亚带（12p13.2），基因组坐标为（GRCh38）:12:11650128-11891046，基因全长 240 919bp，包含 8 个外显子，编码 452 个氨基酸。

ETV6 基因编码一个 ETS 家族转录因子。该基因的产物含有两个功能

域：涉及与其自身和其他蛋白质的相互作用的N-末端（PNT）结构域和C-末端DNA结合结构域。小鼠基因敲除研究表明，其参与造血和维持血管网络生长。已知该基因涉及大量与白血病和先天性纤维肉瘤相关的染色体重排。

（操振华　索　阅）

参 考 文 献

[1] Zhang M Y, Churpek J E, Keel S B, et al. Germline ETV6 mutations in familial thrombocytopenia and hematologic malignancy. Nat Genet, 2015, 47: 180-185.

[2] Vaitkeviciene G, Heyman M, Jonsson O G, et al. Early morbidity and mortality in childhood acute lymphoblastic leukemia with very high white blood cell count. Leukemia, 2013, 27: 2259.

68　凝血酶原缺乏症
（prothrombin deficiency; OMIM 613679）

（1）概述

凝血酶原缺乏症是一种极为罕见的常染色体隐性遗传性出血性疾病，其特征性表现为血液循环中凝血酶原水平较低。约20万人受此种疾病困扰。因编码凝血因子Ⅱ（F2，也被称作凝血酶原）的基因 *F2* 纯合突变或复合杂合突变所致。凝血酶原缺乏症在出生时发病，主要分为两种类型：Ⅰ型缺陷和Ⅱ型缺陷。Ⅰ型缺陷（也称凝血酶原不足或低凝血酶原血症）被定义为凝血酶原血浆水平低于正常值的10%，同时伴凝血酶原活性下降。这些患者从出生便表现出严重出血现象，包括脐带出血、血肿、瘀斑、血尿、黏膜出血、关节出血、颅内出血、胃肠道出血和月经过多[1]。Ⅱ型缺陷（也称异常凝血酶原血症）的特征性表现为功能异常性蛋白合成正常或低于正常水平。出血症状多样，取决于凝血酶原功能活性的残留程度。

（2）受累部位病变汇总

受累部位	主要表现
神经系统	脑内出血

续表

受累部位	主要表现
鼻	鼻出血
口腔	牙龈出血
生殖系统	月经过多
皮肤、软组织	瘀斑和瘀伤、血肿

（3）基因及致病机制

F2 基因，位于 11 号染色体短臂 1 区 1 带 2 亚带（11p11.2），基因组坐标为（GRCh38）:11:46719236-46739408，基因全长 20 173bp，包含 14 个外显子，编码 622 个氨基酸。

F2 基因编码凝血因子Ⅱ或凝血酶原，其是在肝脏中合成的维生素 K 依赖性糖蛋白，作为无活性酶原。凝血因子Ⅱ在凝血级联的第一步中被蛋白水解以形成凝血酶，最终发挥凝血功能。*F2* 在发育和产后也起维持血管完整性的作用。源自该蛋白质 C-末端的肽对大肠杆菌和铜绿假单胞菌具有抗微生物活性。*F2* 的突变导致各种形式的血栓形成和血糖过多。该基因的选择性剪接产生多种转录物变体。

（陈晓宁　　张心邈）

参 考 文 献

[1] Lancellotti S, De Cristofaro R. Congenital prothrombin deficiency. Semin Thromb Hemost, 2009, 35: 367-381.

69 凝血因子Ⅴ缺乏症
（factor V deficiency, OMIM 227400）

（1）概述

1947 年 Owren 描述了一种出血倾向，是由于缺乏一种以前未知的凝血因子引起，并称其为"副血友病"。后来凝血因子被命名为凝血因子Ⅴ（F5），凝血因子Ⅴ缺乏症由 *F5* 基因突变引起。

Totan 等[1]1999 年报道了凝血因子Ⅴ缺乏症导致颅内出血的病例。

（2）受累部位病变汇总

受累部位	主要表现
神经系统	颅内出血
血液系统	出血倾向（鼻出血、月经过多、瘀斑），出血时间延长

（3）基因及致病机制

F5 基因，位于 1 号染色体长臂 2 区 4 带 2 亚带（1q24.2），基因组坐标为（GRCh38）:1:169514313-169586386，基因全长 72 074bp，包含 25 个外显子，编码 2224 个氨基酸。

F5 基因编码凝血级联的基本辅助因子。该因子在血浆中循环，并且在凝血期间通过凝血酶释放活化肽而转化为活性形式。活化的蛋白质是参与活化凝血因子 X 的辅因子，以激活凝血酶原。该基因的缺陷导致常染色体隐性出血因素或常染色体显性形式的血栓形成（亦被称为活化蛋白 C 抗性）。

（李世雨　张　浩）

参 考 文 献

[1] Totan M, Albayrak D. Intracranial haemorrhage due to factor V deficiency. Acta Paediatr, 1999, 88: 342-343.

70　凝血因子Ⅶ缺乏症
（factor Ⅶ deficiency，OMIM 227500）

（1）概述

凝血因子Ⅶ缺乏症是一种常见的凝血功能障碍导致的出血性的常染色隐性遗传病。该病是由 *F7* 基因突变引起。凝血因子Ⅶ缺乏症可累及多个器官、系统，在不同的患者中病情轻重不同。多数患者病情较轻，主要表现为牙龈、鼻出血，皮肤瘀伤、青紫，少数患者出血严重，出现关节、肌肉甚至中枢神经系统和胃肠道出血。超过 60% 的女性患者月经过多[1]。中枢神经系统出血和胃肠道出血多见于新生儿和出生 6 个月以内的婴儿[2,3]。

（2）受累部位病变汇总

受累部位	主要表现
神经系统	脑出血（多部位）
其他	皮肤紫癜、鼻出血、牙龈出血、肌肉血肿、关节出血、胃肠道出血、月经量过多

（3）基因及致病基因

F7 基因，位于 13 号染色体长臂 3 区 4 带（13q34），基因组坐标为（GRCh38）:13:113105842-113119008，基因全长 13 167bp，包含 9 个外显子，编码 466 个氨基酸。

F7 基因编码凝血因子Ⅶ，其是止血必需的维生素 K 依赖性因子。该因子以酶原形式在血液中循环，并且通过因子Ⅸa、因子Ⅹa、因子Ⅻa，或通过微量蛋白水解将凝血酶转化为活性形式。在激活因子Ⅶ时，产生含有催化结构域和含有 2 个 EGF 样结构域的轻链和重链，并且两条链通过二硫键连接在一起。在因子Ⅲ和钙离子存在下，活化因子通过将因子Ⅸ转化为因子Ⅸa 和/或因子Ⅹ至因子Ⅹa 来进一步激活凝血级联反应。该基因的缺陷可引起凝血病。

（李世雨　江凌玲）

参 考 文 献

[1] Mariani G, Herrmann F H, Dolce A, et al. Clinical phenotypes and factor Ⅶ genotype in congenital factor Ⅶ deficiency. Thromb Haemost, 2005, 93: 481-487.

[2] Mariani G, Dolce A, Marchetti G, et al. Clinical picture and management of congenital factor Ⅶ deficiency. Haemophilia, 2004, 10: 180-183.

[3] Lapecorella M, Mariani G. International registry on congenital factor Ⅶ D. Factor Ⅶ deficiency: defining the clinical picture and optimizing therapeutic options. Haemophilia, 2008, 14: 1170-1175.

71　甲型血友病
（hemophilia A, OMIM 306700）

（1）概述

甲型血友病是由凝血因子Ⅷ的活性不足引起的 X 连锁隐性出血性疾

病。根据凝血因子Ⅷ的血浆水平不同，疾病的严重程度具有临床异质性。轻度，正常水平的 6%～30%；中度，正常水平的 2%～5%；重度，水平低于正常值的 1%。轻度血友病患者通常在创伤或手术后过度出血，而严重血友病患者每年平均发生 20～30 次自发性出血或轻微创伤后的过度出血，特别是关节和肌肉。这些症状不同于主要以黏膜出血为主的血小板缺陷或血管性血友病。Peltier 等于 2012 年在一篇文章中报道了几例婴幼儿甲型血友病患者出现颅内出血的病例[1]。

（2）受累部位病变汇总

受累部位	主要表现
神经系统	颅内出血（不常见）
关节	关节血肿、关节退行性变
皮肤	瘀斑

（3）基因及致病机制

F8 基因，位于 X 染色体长臂 2 区 8 带（Xq28），基因组坐标为（GRCh38）:X:154837597-155022552，基因全长 184 956bp，包含 26 个外显子，编码 2251 个氨基酸。

F8 基因编码凝血因子Ⅷ，其参与内源性血液凝固途径；因子Ⅷ是因子Ⅸa 的辅因子，其在 Ca^{2+} 和磷脂存在下将因子 X 转化成活化形式 X a。该基因产生两个可变剪接的转录物。转录物变体 1 编码大的糖蛋白，即异构体 a，其在血液中循环并与非共价复合物中的血管性血友病因子结合。该蛋白须经过多次切割。转录物变体 2 编码小的蛋白质，即同种型 b，其主要由因子Ⅷc 的磷脂结合结构域组成。该结合结构域对凝结剂活性至关重要。该基因的缺陷导致甲型血友病[2]。

（李世雨　江凌玲）

参 考 文 献

[1] Peltier J, Baroncini M, Thines L, et al. Haemophilia A and intracranial bleedings in infants, Neurochirurgie, 2012, 58: 19-24.

[2] Cutler J A, Mitchell M J, Smith M P, et al. The identification and classification of 41 novel mutations in the factor Ⅷ gene(F8C). Hum Mutat, 2002, 19: 274-278.

72 凝血因子 X 缺乏症
（factor X deficiency, OMIM 227600）

（1）概述

凝血因子 X 缺乏症是一种罕见的遗传性出血性疾病，为常染色体隐性遗传病。其致病基因为 *F10*。凝血因子 X 缺乏症是罕见病，在人群中的发病率为 1/（50 万～100 万）。凝血因子 X 缺乏症可累及多个器官、系统，临床主要表现为各部位出血，常见的自发性出血包括皮肤挫伤青紫、血肿、鼻出血、关节出血、颅内出血和胃肠道出血[1]。女性患者可仅表现为月经过多[2]。

（2）受累部位病变汇总

受累部位	主要表现
神经系统	脑出血、慢性硬膜下血肿
其他	皮肤紫癜、鼻出血、牙龈出血、肌肉血肿、关节出血、胃肠道出血、月经量过多

（3）基因及致病机制

F10 基因，位于 13 号染色体长臂 3 区 4 带（13q34），基因组坐标为（GRCh38）:13:113122856-113149517，基因全长 26 662bp，包含 8 个外显子，编码 488 个氨基酸。

F10 基因编码血液凝固级联反应的维生素 K 依赖性凝血因子 X。该因子在通过三肽 RKR 的切除将前蛋白原转化为成熟的双链形式之前经历多个加工步骤。该因子的两条链通过一个或多个二硫键连在一起；轻链含有 2 个 EGF 样结构域，而重链含有与其他止血丝氨酸蛋白酶结构同源的催化结构域。成熟因子被激活肽通过因子 IXa（在内部途径中）或通过因子 VIIa（在外在途径中）激活。在血液凝固期间，在因子 Va、Ca^{2+} 和磷脂存在下，激活因子将凝血酶原转化为凝血酶。该基因的突变导致凝血因子 X 缺乏症，从而导致严重程度不等的出血性疾病。

（李世雨　张　浩）

参 考 文 献

[1] Brown D L, Koides P A. Diagnosis and treatment of inherited factor X deficiency. Haemophilia, 2008, 14: 1176-1182.

[2] Singh V, Kakkar T, Digra S K, et al. Factor X deficiency: a rare cause of puberty menorrhagia. Indian J Pediatr, 2013, 80: 607-608.

73 凝血因子XⅢA 缺乏症
（factor XⅢA deficiency; OMIM 613225）

（1）概述

凝血因子XⅢA 缺乏症是一种常染色体隐性遗传病，其特征在于出血增加和伤口愈合不良。大多数先天性因子XⅢ缺乏症由 A 亚基突变即 *F13A1* 基因引起。Ichinose 等提出了XⅢ缺陷因子的分类：XⅢA 缺陷（以前称为Ⅱ型 F13 缺乏症）和XⅢB 缺陷（以前称为Ⅰ型 F13 缺乏症），以及可能的 2 种缺陷合并。

Duckert 等于 1960 年首先将因子XⅢ缺陷作为先天性出血素质，可能是由于纤维蛋白稳定因子的缺乏引起。

Naderi 等于 2014 年发表了一篇文章详细报道了凝血因子XⅢ缺乏症患者并发颅内出血及神经系统症状的多种临床表现[1]。

（2）受累部位病变汇总

受累部位	主要表现
神经系统	颅内出血
皮肤、黏膜、软组织	鼻出血、牙龈出血、瘀斑、皮下出血、血肿、伤口愈合差
关节	关节血肿
血液系统	出血倾向

（3）基因及致病机制

F13A1 基因，位于 6 号染色体短臂 2 区 5 带 1 亚带（6p25.1），基因组坐标为（GRCh38）:6:6145619-6318664，基因全长 173 046bp，包含 14 个外显子，编码 732 个氨基酸。

F13A1 基因编码凝血因子XⅢA 亚基。凝血因子XⅢ是在凝血级联反应中

被激活的最后一种酶原。血浆凝血因子ⅩⅢ是由 2 个 A 亚基和 2 个 B 亚基组成的异源四聚体。A 亚基具有催化功能，B 亚基不具有酶活性，可用作血浆载体分子。血小板因子ⅩⅢ只包含与血浆来源相同的 2 个 A 亚基。通过凝血酶切割激活肽并且在钙离子存在下，因子ⅩⅢ解离其 B 亚基并产生与血小板因子ⅩⅢ相同的活性酶ⅩⅢa 因子。该酶作为转谷氨酰胺酶催化纤维蛋白分子之间谷氨酰基 ε-赖氨酸交联的形成，从而稳定纤维蛋白凝块。它还将α-2-纤溶酶抑制剂或纤连蛋白交联到纤维蛋白的 α 链上。因子ⅩⅢ缺陷分为两类：Ⅰ 型缺陷，其特征在于缺乏 A 和 B 亚基；Ⅱ 型缺陷，其特征是单独缺乏 A 亚基。这些缺陷可导致终身出血倾向，伤口愈合不良和习惯性流产。

（李世雨　张　浩）

参 考 文 献

[1] Naderi M, Zarei T, Haghpanah S, et al. Intracranial hemorrhage pattern in the patients with factor ⅩⅢ deficiency. Ann Hematol, 2014, 93: 693-697.

74　凝血因子ⅩⅢB 缺乏症
（factor ⅩⅢB deficiency; OMIM 613235）

（1）概述

凝血因子缺乏症是一种常染色体隐性血液病，其特征在于出血增加和伤口愈合不良。大多数先天性凝血因子ⅩⅢ缺乏症由 A 亚基突变引起。Ichinose 等提出了ⅩⅢ缺陷因子的分类：ⅩⅢA 缺陷（以前称为 Ⅱ 型 F13 缺乏症）和ⅩⅢB 缺陷（以前称为 Ⅰ 型 F13 缺乏症），以及可能的 2 种缺陷合并。

Naderi 等 2014 年发表了一篇文章详细报道了凝血因子ⅩⅢ缺乏症患者并发颅内出血及神经系统症状的多种临床表现[1]。

（2）受累部位病变汇总

受累部位	主要表现
神经系统	颅内出血
皮肤	瘀斑
血液系统	出血倾向

（3）基因及致病机制

F13B 基因，位于 1 号染色体长臂 3 区 1 带 3 亚带（1q31.3），基因组坐标为（GRCh38）:1:197039378-197067223，基因全长 27 846bp，包含 12 个外显子，编码 661 个氨基酸。

F13B 基因编码凝血因子ⅫⅡB 亚基。凝血因子Ⅻ是凝血级联反应中负责最后一步反应的酶原。血浆中凝血因子Ⅻ是一种由 2 个 A 亚基和 2 个 B 亚基组成的异源四聚体。A 亚基具催化功能，B 亚基不具有酶活性，可用作血浆载体分子。血小板因子Ⅻ仅由 2 个 A 亚基组成。在钙离子存在的情况下，凝血酶激活的Ⅻ因子与 B 亚基游离，产生有活性的酶Ⅻa，发挥血小板因子Ⅻ功能。该酶发挥转谷氨酰胺酶作用，可催化纤维蛋白分子间谷氨酰基 ε-赖氨酸交联反应，从而发挥稳定纤维蛋白凝块功能。因子Ⅻ缺陷可分为两类：Ⅰ型缺陷，表现为 A 和 B 亚基都缺失；Ⅱ型缺陷，表现为 A 亚基缺失。这两种缺陷都可导致终身出血倾向，伤口愈合缺陷和习惯性流产[2]。

（李世雨　张　晶）

参 考 文 献

[1] Naderi M, Zarei T, Haghpanah S, et al. Intracranial hemorrhage pattern in the patients with factor Ⅻ deficiency. Ann Hematol, 2014, 93: 693-697.

[2] Pruissen D M, Slooter A J, Rosendaal F R, et al. Coagulation factor Ⅻ gene variation, oral contraceptives, and risk of ischemic stroke. Blood, 2008, 111(3): 1282-1286.

75　马方综合征
（Marfan syndrome, MFS; OMIM 154700）

（1）概述

马方综合征（MFS）是纤维结缔组织异常相关遗传性疾病，由 *FBN1* 基因突变导致，表现出显著的基因多效性和临床变异性。MFS 主要累及骨骼、眼和心血管系统。其中最为致命的心血管并发症是主动脉瘤和主动脉夹层[1]。

（2）受累部位病变汇总

受累部位	主要表现
神经系统	蛛网膜囊肿或憩室、硬脑膜增厚
呼吸系统	肺气肿、气胸
心血管系统	主动脉瘤和主动脉夹层
眼	近视、眼轴增长，角膜变薄，晶状体异位，斜视
骨骼	身材高大，四肢、手指、脚趾不成比例地增长，前胸部畸形，脊柱畸形（脊柱侧凸和胸前凸），高弓形上腭
口腔	牙齿排列拥挤、深覆𬌗

（3）基因及致病机制

FBN1 基因，位于 15 号染色体长臂 2 区 1 带 1 亚带（15q21.1），基因组坐标为（GRCh38）:15:48410990-48644769，基因全长 233 780bp，包含 65 个外显子，编码 2871 个氨基酸。

FBN1 基因编码纤维蛋白原家族的成员，经水解产生两种蛋白质，包括细胞外基质组分 fibrillin-1 和蛋白激素 asprosin。纤维蛋白-1 是作为钙结合微纤维原结构成分的细胞外基质糖蛋白。这些微纤维原在整个身体的弹性和非弹性结缔组织中提供有力的结构支撑。该基因的突变与马方综合征和相关的 MASS 表型，以及胰岛异位综合征、Weill-Marchesani 综合征、Shprintzen- Goldberg 综合征和新生儿 Progeroid 综合征有关。

（陈玮琪　江凌玲　周怡茉）

参 考 文 献

[1] Baer R W, Taussig H B, Oppenheimer E H. Congenital aneurysmal dilatation of the aorta associated with arachnodactyly. Bull Johns Hopkins Hosp, 1943, 72: 309-331.

76　先天性纤维蛋白原缺乏血症（*FGA* 基因）（congenital afibrinogenemia; OMIM 202400）

（1）概述

先天性纤维蛋白原缺乏血症（*FGA* 基因）的特征为完全不存在免疫

反应性纤维蛋白原，这是一种由 FGA 基因突变导致的常染色体隐性遗传性疾病。由于无纤维蛋白原血症引起的出血通常出现在新生儿期，故 85% 的病例出现脐带出血，但后期发病并不罕见。出血可能发生在皮肤、胃肠道、泌尿生殖道或中枢神经系统，颅内出血被报道为主要死亡原因。患者易发生脾自发性破裂。月经期女性可能会患有月经过敏症。此外，已经有动脉和静脉血栓栓塞并发症的报道。低纤维蛋白原血症最常发生于杂合突变，也可能是由这些基因之一的纯合或复合杂合突变造成的。

（2）受累部位病变汇总

受累部位	主要表现
腹部	脾破裂
血液系统	血完全凝固、轻度至重度出血、骨质出血

（3）基因及致病机制

FGA 基因，位于 4 号染色体长臂 3 区 1 带 3 亚带（4q31.3），基因组坐标为（GRCh38）:4:154584124-154590687，基因全长 6564bp，包含 6 个外显子，编码 866 个氨基酸。

FGA 基因编码凝血因子纤维蛋白原的 α 亚基，其是血块的一部分。血管损伤后，编码的前蛋白原经凝血酶水解，纤维蛋白原转化为纤维蛋白。该基因突变可导致几种疾病，包括低纤维蛋白原血症、无纤维蛋白原血症和肾淀粉样变性等。

（李世雨 张 浩）

77 先天性纤维蛋白原缺乏血症（FGB基因）
（congenital afibrinogenemia; OMIM 202400）

（1）概述

先天性纤维蛋白原缺乏血症（FGB 基因）是由 FGB 基因突变导致的常染色体隐性遗传性疾病。无纤维蛋白原血症引起的出血通常出现在新生儿期，出血可发生在皮肤、胃肠道、泌尿生殖道或中枢神经系统，颅内出血被报道为主要死亡原因。此外，已经有动脉和静脉血栓栓塞并发症的报道。

（2）受累部位病变汇总

受累部位	主要表现
腹部	脾破裂
血液系统	血液完全凝固、骨质出血、肝出血

（3）基因及致病机制

FGB 基因，位于 4 号染色体长臂 3 区 1 带 3 亚带（4q31.3），基因组坐标为（GRCh38）:4:154563019-154570650，基因全长 7632bp，包含 8 个外显子，编码 491 个氨基酸。

FGB 基因编码凝血因子纤维蛋白原的 β 亚基，血纤维蛋白原是由三对非同一多肽链组成的血液载体糖蛋白。血管损伤后，纤维蛋白原被凝血酶切割，形成纤维蛋白，血纤维蛋白是血块中含量最丰富的成分。此外，纤维蛋白原和纤维蛋白的各种切割产物调节细胞黏附和扩散，表现出血管收缩和趋化活性，并且是几种细胞类型的细胞分裂促进剂。该基因突变可导致几种疾病，包括纤维蛋白原血症、血小板减少性血栓形成和血栓形成倾向。

Tybjaerg-Hansen 等于 1997 年发现 *FGB* 启动子中的–455G-A 多态性与两种血浆纤维蛋白原的增加相关，但不会引起缺血性心脏病[1]。

（李世雨　陈晓宁）

参 考 文 献

[1] Tybjaerg-Hansen A, Agerholm-Larsen B. A common mutation[G(-455)-to-A]in the beta-fibrinogen promoter is an independent predictor of plasma fibrinogen, but not of ischemic heart disease: a study of 9, 127 individuals based on the Copenhagen City Heart Study. J Clin Invest, 1997, 99: 3034-3039.

78　先天性纤维蛋白原缺乏血症（*FGG*基因）
（congenital afibrinogenemia; OMIM 202400）

（1）概述

先天性纤维蛋白原缺乏血症（*FGG* 基因）是由 *FGG* 基因突变引起

的常染色体隐性遗传性疾病。无纤维蛋白原血症引起的出血通常出现在新生儿期，出血可发生在皮肤、胃肠道、泌尿生殖道或中枢神经系统，颅内出血被报道为主要死亡原因。此外，已经有动脉和静脉血栓栓塞并发症的报道。

（2）受累部位病变汇总

受累部位	主要表现
腹部	脾破裂
血液	血完全凝固、轻度至重度出血、骨质出血

（3）基因及致病机制

FGG 基因，位于 4 号染色体长臂 3 区 2 带 1 亚带（4q32.1），基因组坐标为（GRCh38）:4:154604340-154612609，基因全长 8270bp，包含 10 个外显子，编码 437 个氨基酸。

FGG 基因编码凝血因子纤维蛋白原的 γ 亚基，血纤维蛋白原是由三对不同的多肽链组成的血液载体糖蛋白。血管损伤后，纤维蛋白原被凝血酶切割，形成纤维蛋白，纤维蛋白是血块中含量最丰富的成分。此外，纤维蛋白原和纤维蛋白的各种切割产物可以调节细胞黏附和扩散，表现出血管收缩和趋化活性，并且还是几种细胞类型的有丝分裂促进剂。该基因的突变可导致几种疾病，包括纤维蛋白原血症、低纤维蛋白原血症和血栓形成倾向。

通常，纤维蛋白原 γ 亚基的突变与严重的出血性疾病无关。Cote 等[1]分析了人纤维蛋白原 γ 亚基天然存在突变的分子结构，认为出血症状可能与 M310T 替代引起的额外糖基化有关，低聚糖基化增加凝血的速度和程度。因此他们推测，高糖基化可能降低凝血率，从而导致出血性疾病。

（李世雨　张　浩）

参 考 文 献

[1] Cote H C F, Lord S T, Pratt K P. Gamma-chain dysfibrinogenemias: molecular structure-function relationships of naturally occurring mutations in the gamma chain

of human fibrinogen. J Am Soc Hemat, 1998, 92: 2195-2212.

79 延胡索酸水合酶缺乏症
（fumarase deficiency, FMRD; OMIM 606812）

（1）概述

延胡索酸水合酶缺乏症（FMRD）最初报道于 1986 年[1]，为先天代谢异常而导致延胡索酸水合酶缺乏或活性降低，从而使多种代谢途径（如柠檬酸循环等）受阻而引起的严重神经系统损伤。该病呈常染色体隐性遗传，致病基因为 *FH*（延胡索酸酶基因）[2]。延胡索酸水合酶缺乏症常累及多系统、多器官，包括神经系统、骨骼肌、心脏、肾脏、肝、小肠等[3]。该病多发生在幼儿期，预后较差，死亡率较高，少数患者可存活至成年，但常伴有严重的神经功能障碍。神经系统受累可表现为肌张力降低、肌萎缩、严重的精神运动发育迟滞和神经系统发育异常，如胼胝体发育不全、脑回发育不良、多脑回和脑室扩大、脉络丛囊肿、视神经发育不全等，由于神经系统发育异常导致癫痫发作甚至出现癫痫持续状态。有研究表明，该突变是线粒体脑肌病的一种致病原因[4]，可表现卒中发作及病灶。

（2）受累部位病变汇总

受累部位	主要表现
神经系统	严重的精神发育迟滞、语言发育缺陷、肌萎缩、癫痫发作、癫痫持续状态、失张力发作、无法独立站立及行走、脑室扩大、多脑回、脉络丛囊肿、脑白质减少、侧脑室额角扩大、小脑干、胼胝体发育不全、脑回发育不良
头面部	前额隆起、眼距过宽、鼻梁塌陷、鼻孔前倾、高腭弓、小头或巨头畸形
眼	视神经萎缩、视乳头苍白
消化系统	肝衰竭、胆汁淤积、肝纤维化、铁沉积
皮肤	皮肤平滑肌瘤
肌肉、软组织	肌张力低、肌容积减少、皮下脂肪减少
血液系统	新生儿红细胞增多症、凝血功能障碍
其他	代谢性酸中毒

（3）基因及致病机制

FH 基因，位于 1 号染色体长臂 4 区 3 带（1q43），基因组坐标为（GRCh38）:1:241497828-241519722，基因全长 21 895bp，包含 10 个外

显子，编码 510 个氨基酸。

　　FH 基因编码的蛋白质是三羧酸（TCA）循环或克雷伯斯循环的酶组分，并催化从延胡索酸盐形成 L-苹果酸。它以细胞溶质形式和 N-末端延伸形式存在，仅在所作用的翻译起始位点上不同。其类似于一些热稳定的 II 类延胡索酸盐，并且作为同型四聚体起作用。该基因突变可导致延胡索酸酶缺乏症，并导致进行性脑病。

（张　星　张　浩）

参 考 文 献

[1] Zinn A B, Kerr D S, Hoppel C L. Fumarase deficiency: a new cause of mitochondrial encephalomyopathy. New Eng J Med, 1986, 315: 469-475.

[2] Ottolenghi C, Hubert L, Allanore Y, et al. Clinical and biochemical heterogeneity associated with fumarase deficiency. Hum Mutat, 2011, 32(9): 1046-1052.

[3] Gellera C, Uziel G, Rimoldi M, et al. Fumarase deficiency is an autosomal recessive encephalopathy affecting both the mitochondrial and the cytosolic enzymes. Neurology, 1990, 40(3 Pt 1): 495-499.

[4] Zinn A B, Kerr D S, Hoppel C L. Fumarase deficiency: a new cause of mitochondrial encephalomyopathy. N Engl J Med, 1986, 315(8): 469-475.

80　家族性低 β 脂蛋白血症 1 型
（hypo-beta lipoproteinemia, familial 1, FHBL1; OMIM 615558）

（1）概述

　　1969 年 Mars 等[1]首次报道家族性低 β 脂蛋白血症（FHBL），FHBL 根据致病基因的不同而分为 1 型和 2 型，FHBL1 由编码 ApoB 的基因 *APOB* 发生突变所致，符合常染色体隐性遗传方式。FHBL1 纯合子极其罕见，发病率＜1/100 万[2]。由于编码 ApoB 的基因出现不同程度的突变，导致截短的不同大小的 ApoB 节段出现，使得 ApoB 原有功能破坏或丧失。患者临床表现有很大的差异，最常见的临床表现为不同程度的低胆固醇血症和肝脏脂肪变性。一般来说，临床表现与突变部位相关，过小的截短的 ApoB 不能分泌到血清，因此在血清中不能被检测到，患者的低胆固醇血症就会更明显，临床表现也更重[2-4]。患者可出现慢性脂肪泻等小肠脂肪吸收不良表现。进而导致脂溶性维生素吸收不足，患者出现视网膜变性、中枢神经进行性脱髓鞘及凝血功能异常[2-4]。

（2）受累部位病变汇总

受累部位	主要表现
神经系统	共济失调、腱反射减低或消失
眼	视网膜色素变性
胃肠道	脂肪吸收不良
血液系统	棘红细胞

（3）致病基因及机制

APOB 基因，位于 2 号染色体短臂 2 区 4 带 1 亚带（2p24.1），基因组坐标为（GRCh38）:2:21001730-21043945，基因全长 42 216bp，包含 29 个外显子，编码 4563 个氨基酸。

APOB 基因编码乳糜微粒和低密度脂蛋白，其作为两种主要同种型——ApoB-48 和 ApoB-100 在血浆中出现：前者仅在肠道中合成，后者在肝脏中合成。ApoB 的肠道和肝脏形式由非常长的 mRNA 单基因编码。两种同工型具有共同的 N-末端序列。在残基 2180（CAA->UAA）上编辑 ApoB-100 转录本的 RNA 编码后产生较短的 ApoB-48 蛋白，导致终止密码子的产生和早期翻译终止。该基因或其调控区域的突变导致低分子量蛋白血症、正常三酰甘油血症、低血脂蛋白血症和由配体缺陷型 ApoB 引起的高胆固醇血症、影响血浆胆固醇和 ApoB 水平的疾病。

（隋云鹏　张　浩）

参 考 文 献

[1] Mars H, Lewis L A, Robertson A L, et al. Familial hypobetalipoproteinemia: a genetic disorder of lipid metabolism with nervous system involvement. Am J Med, 1969, 46: 886-900.

[2] Lee J, Hegele R A. A betalipoproteinemia and homozygous hypobetalipop roteinemia:

a framework for diagnosis and management. J Inherit Metab, 2014, 37: 333-339.

[3] Patrizia Tarugi, Maurizio Averna, Enza Di Leo, et al. Molecular diagnosis of hypobetalipoproteinemia: an ENID review. Atherosclerosis, 2007, 195: 19-27.

[4] Angelo B Cefalu, Giuseppe D Norata, Daniele G Ghiglioni. Homozggous familial hypobetalipoproteinemia: two novel mutations in the splicing sites of apolipoprotein B gene and review of the literature. Atherosclerosis, 2015, 239: 209-217.

81　Birt-Hogg-Dubé 综合征
（Birt-Hogg-Dubé syndrome, BHD; OMIM 135150）

（1）概述

Birt-Hogg-Dubé 综合征（BHD），又称 Hornstein-Knickenberg 综合征，是编码卵巢滤泡激素的 *FLCN* 基因杂合突变所致的显性遗传性疾病。BHD 以毛囊错构瘤、肾肿瘤和自发性气胸为主要临床表现。Kapoor 等[1]指出 BHD 患者可出现颅内出血，表现出偏瘫、失语等神经系统症状，完善头颅影像学检查可见颅内出血相关动脉瘤或动静脉畸形。

（2）受累部位病变汇总

受累部位	主要表现
神经系统	颅内血肿、蛛网膜下腔出血、颅内动脉瘤、AVM、神经组织肿瘤
皮肤	面部丘疹、多发性纤维毛囊瘤、软垂疣
毛发	毛盘瘤
呼吸系统	肺囊肿、肺大疱、自发性气胸
消化系统	结肠息肉、结直肠腺瘤、腮腺嗜酸细胞瘤
泌尿系统	肾癌、肾囊肿
其他	脂肪瘤、血管脂肪瘤

（3）基因及致病机制

FLCN 基因，位于 17 号染色体短臂 1 区 1 带 2 亚带（17p11.2），基因组坐标为（GRCh38）:17:17217079-17228137，基因全长 11 059bp，包含 3 个外显子，编码 95 个氨基酸。

FLCN 基因位于 17 号染色体的 Smith-Magenis 综合征区域。该基因的突变与 Birt-Hogg-Dubé 综合征相关，Birt-Hogg-Dubé 综合征表现为纤维毛囊瘤、肾肿瘤、肺囊肿和气胸。该基因的可变剪接产生两种编码不

同亚型的转录本[2]。

（周怡茉　占凌涛）

参 考 文 献

[1] Kapoor R, Evins AI, Steitieh D, et al. Birt–Hogg–Dubé syndrome and intracranial vascular pathologies, Fam Cancer,2015.14: 595–597.

[2] Nickerson M L, Warren M B, Toro J R, et al. Mutations in a novel gene lead to kidney tumors, lung wall defects, and benign tumors of the hair follicle in patients with the Birt-Hogg-Dube syndrome. Cancer Cell, 2002, 2: 157-164.

82　大脑叶酸转运障碍性神经退行性病
（neurodegeneration due to cerebral folate transport deficiency; OMIM 613068）

（1）概述

　　由于大脑叶酸转运障碍导致的神经退行性疾病，是一种常染色体隐性遗传性疾病，由 FOLR1 基因突变引起，是由于生命早期脑特异性叶酸缺乏导致。Steinfeld 等[1]曾报道兄妹 2 例病例，其中哥哥 2 岁发病，出现严重的发育迟滞、运动障碍、癫痫、脑白质营养不良等，而使用叶酸治疗后，脑功能和相关症状均得到显著改善。妹妹因早期使用叶酸治疗，症状不严重。其报道的另外一例女性患者，在 5 岁时已经出现严重的残疾、智力障碍、癫痫等，经口服叶酸治疗，症状逐渐好转。

（2）受累部位病变汇总

受累部位	主要表现
神经系统	严重的发育迟滞、神经退行性病变、癫痫、运动障碍、精神发育迟滞、白质脑病

（3）基因及致病机制

　　FOLR1 基因，编码叶酸受体 1（成人），位于 11 号染色体长臂 1 区 3 带 4 亚带（11q13.4），基因组坐标为（GRCh38）:11:72192174-72196177,

基因全长 4004bp，包含 4 个外显子，编码 257 个氨基酸。

FOLR1 基因编码一种叶酸受体家族蛋白。该基因家族成员与叶酸及其衍生物结合，并转运 5-甲基四氢叶酸进入细胞。该基因产物是一种分泌性蛋白，既可通过糖肌醇磷脂连接作用锚定于细胞膜，也可以可溶形式存在。该基因突变与大脑叶酸转运障碍性神经退行性病相关。因为存在两个启动子，不同的转录起始位点和可变剪接导致该基因有数个不同的转录本。

（张　晶　张心邈）

参 考 文 献

[1] Steinfeld R, Grapp M, Kraetzner R, et al. Folate receptor alpha defect causes cerebral folate transport deficiency: a treatable neurodegenerative disorder associated with disturbed myelin metabolism. Am J Hum Genet, 2009, 85: 354-363.

83　家族性胸主动脉瘤 11 型
（aortic aneurysm, familial thoracic 11, susceptibility to，AAT11; OMIM 617349）

（1）概述

胸主动脉瘤或胸主动脉夹层组织学表现称为"中层坏死"，即弹性纤维退行性变或崩解、平滑肌细胞缺失，以及基质嗜碱性粒细胞沉积。家族性胸主动脉瘤 11 型（AAT11）是由基因 *FOXE3* 杂合突变导致的常染色体显性遗传病。2016 年，Kuang 等报道了一个家系中 8 名 ATT11 患者，术中可见升主动脉扩张、夹层形成。

（2）受累部位病变汇总

受累部位	主要表现
心血管系统	主动脉根部扩张、升主动脉瘤、主动脉夹层

（3）基因及致病机制

FOXE3 基因，位于 1 号染色体短臂 3 区 3 带（1p33），基因组坐标为（GRCh38）:1:47416316-47417275，基因全长 960bp，包含 1 个外显

子，编码 319 个氨基酸。

　　FOXE3 基因编码产物属于叉头转录因子家族，其特征是存在一个明显的叉头结构域。所编码的蛋白质是一种特殊的晶状体转录因子，在脊椎动物的晶状体形成中起重要作用。该基因突变与前部间质发育不全和先天性原发性无晶状体相关[1]。

（周怡茉　占凌涛）

参 考 文 献

[1] Blixt A, Mahlapuu M, Aitola M, et al. A forkhead gene, FoxE3, is essential for lens epithelial proliferation and closure of the lens vesicle. Genes Dev, 2000, 14: 245-254.

84　糖原贮积症 2 型
（glycogen storage disease Ⅱ, GSD2; OMIM 232300）

（1）概述

　　糖原贮积症（Pompe 病）是由酶缺陷所致的先天性糖代谢紊乱性疾病，多数属常染色体隐性遗传，个别属 X 连锁隐性遗传。发病因种族而异。根据欧洲的研究资料，其发病率为 1/（2 万～2.5 万）。发病时间多在新生儿和婴幼儿期，少数患者到成年早期才发病。这类疾病中的糖原存在着量和（或）质的异常，但有一个共同的生化特征，即糖原贮存异常，绝大多数是糖原在肝脏、肌肉、肾脏等组织中贮积量增加，仅少数病种的糖原贮积量正常，而糖原的分子结构异常。该病使患者的身体不能把摄入的食物转换成能量，为了保持体力，患者必须不断摄取糖分。据所缺陷的酶发现的时间顺序将糖原贮积症分为至少 12 型，其中Ⅰ、Ⅱ、Ⅲ、Ⅸ型是儿童早期最常见的类型，Ⅴ型是成年期最常见的类型。研究表明，Ⅰ型是由于葡萄糖-6-磷酸酶缺乏所致的成人型糖代谢异常疾病，此型可致动脉粥样硬化，从而与缺血性卒中相关[1]。也有按糖原贮积的部位和临床症状分为肝糖原病（0、Ⅰ、Ⅲ、Ⅳ、Ⅵ及Ⅸ型）和肌糖原病（Ⅱ、Ⅴ、Ⅶ型）。糖原贮积症 2 型属于常染色体隐性遗传性疾病，为 α-1, 4-糖苷酶缺陷所致，致病基因为 *GAA*。临床表现主要为心脏增大、心力衰竭、巨舌、肌无力，Ⅱ型糖原贮积症的婴儿型最为常见，此外还有幼少年型和成人型。本型患者病变范围广泛，除骨骼肌受累外，呼吸道、消化道、泌尿生殖道和血管平滑肌均可受累。有研究表明，在一些病因不清的缺血性卒中患者中，晚期的 Pompe 病也许是其致病原因[2]。

（2）受累部位病变汇总

受累部位	主要表现
神经系统	失张力发作、髓鞘发育异常、腱反射消失、听力丧失
舌	巨舌症
心血管系统	心脏肥大、心电图 P-R 间期延长、巨大 QRS 波、预激综合征、脑动脉瘤
呼吸系统	呼吸肌无力致呼吸衰竭、呼吸困难、呼吸系统感染、膈肌麻痹
腹部	肝大、脾大
肌肉	肌无力、肌病
代谢系统	低血糖、酮症酸中毒、乳酸堆积等
其他	中枢热

（3）基因及致病机制

GAA 基因，位于 17 号染色体长臂 2 区 5 带 3 亚带（17q25.3），基因组坐标为（GRCh38）:17:80104587-80119331，基因全长 14 745bp，包含 19 个外显子，编码 952 个氨基酸。

GAA 基因编码溶酶体 α-葡萄糖苷酶，这对于溶酶体中糖原向葡萄糖的降解至关重要。编码的前蛋白原经蛋白水解，产生多种中间体和成熟的酶。该基因的缺陷引起糖原贮积症 2 型，这是具有广泛临床谱的常染色体隐性遗传病。

（张　星　江凌玲）

参 考 文 献

[1] Goulart J M, Yoo J Y, Kirchoff-Torres K F, et al. Ischemic stroke in an adult with glycogen storage disease type I. J Clin Neurosci, 2010, 17(11): 1467-1469.

[2] Huded V, Bohra V, Prajapati J, et al. Stroke in young-dilative arteriopathy: a clue to late-onset Pompe's disease? J Stroke Cerebrovas Dis, 2016, 1: 21.

85 房间隔缺损 2 型
（atrial septal defect 2, ASD2; OMIM 607941）

（1）概述

房间隔缺损（ASD）是常见的先天性心脏畸形。未矫正的 ASD 可引起肺部过度循环，右心体积过载和过早死亡。房间隔缺损 2 型（ASD2）是由 *GATA4* 基因杂合突变引起的常染色体显性遗传性疾病。Steenblik 等[1]性的研究表明房间隔缺损可使 TIA 风险增加。

（2）受累部位病变汇总

受累部位	主要表型
心血管系统	房间隔缺损、肺动脉瓣增厚或狭窄、室间隔缺损、房室间隔缺损、心脏瓣膜功能不全

（3）基因及致病机制

GATA4 基因，位于 8 号染色体短臂 2 区 3 带 1 亚带（8p23.1），基因组坐标为（GRCh38）:8:11708313-11758475，基因全长 50 163bp，包含 6 个外显子，编码 442 个氨基酸。

GATA4 基因编码 GATA 家族锌指转录因子的成员。这个家族的成员存在于许多基因启动子的 GATA 基序中。该基因突变与心脏间隔缺损有关。此外，基因表达的改变已发现与几种癌症相关。多种转录本变体可以编码不同的蛋白质。转录因子可能使心脏畸形复杂化。

（李世雨　张　浩）

参 考 文 献

[1] Steenblik M H, Mineau G P, Pimentel R. Population-based assessment of familial inheritance and neurologic comorbidities among patients with an isolated atrial septal defect. Congenit Heart Dis, 2009. 4(6), 459-463.

86　房间隔缺损 9 型
（ atrial septal defect 9; OMIM 614475 ）

（1）概述

房间隔缺损 9 型是由 *GATA6* 基因杂合突变引起的先天性心脏缺陷和其他先天畸形性疾病。患者发病时间和严重程度不等，心脏畸形可包括大动脉转位、卵圆孔未闭、房/室间隔缺损、肺动脉狭窄等[1]，此外，患者可出现糖尿病等内分泌异常、发育迟滞、认知功能减退[2]，增加心源性栓塞风险。

（2）受累部位病变汇总

受累部位	主要表现
神经系统	生长发育迟滞、认知功能下降、癫痫（部分患者）、垂体茎发育不全
心血管系统	卵圆孔未闭、动脉导管未闭、房/室间隔缺损、右心室发育不全、左心室双出口、肺动脉狭窄等
腹部	胰腺发育不全、肝炎、脐疝、胆囊发育不全、胆道闭锁、结肠憩室、肠旋转不良、腹股沟疝（男性）
内分泌系统	高血糖、外分泌胰腺缺乏、暂时性低甲状腺素血症
泌尿系统	输尿管重复畸形

（3）基因及致病机制

GATA6 基因，位于 18 号染色体长臂 1 区 1 带 2 亚带（18q11.2），基因组坐标为（GRCh38）:18:22171145-22200823，基因全长 29 679bp，包含 7 个外显子，编码 595 个氨基酸。

GATA6 基因是锌指转录因子的小家族成员，在脊椎动物发育过程中，调节细胞分化和器官发生。该基因在早期胚胎发生期间表达，并在后期胚胎发生过程中定位于内胚层和中胚层衍生的细胞，从而在肠、肺和心脏发育中起重要作用。该基因的突变与几种先天性缺陷有关。

（陈晓宁　张心逊）

参 考 文 献

[1] Yorifuji T, Matsumura M, Okuno T, et al. Hereditary pancreatic hypoplasia, diabetes mellitus, and congenital heart disease: a new syndrome? J Med Genet, 1994, 31: 331-333.

[2] Longo Allen H L, Flanagan S E, Shaw-Smith C, et al. GATA6 haploinsufficiency causes pancreatic agenesis in humans. Nat Genet, 2012, 44: 20-22.

87 遗传性出血性毛细血管扩张症 5 型
（hereditary hemorrhagic telangiectasia, type 5; OMIM 615506）

（1）概述

遗传性出血性毛细血管扩张症（HHT）5 型是以毛细血管扩张和动静脉畸形（AVM）为特征的常染色体显性综合征，是由 *GDF2* 基因突变引起。主要表现有鼻黏膜毛细血管扩张引起的复发性鼻出血；嘴唇、手和口腔黏膜的毛细血管扩张；实质器官动静脉畸形，特别是肺、肝和脑；患者有家族史。这些标准中出现 3 项即可诊断 HHT。

Brinjikji 等在 2016 年发表的一项研究表明，遗传性出血性毛细血管扩张症患者脑动静脉畸形患病率很高[1]。

（2）受累部位病变汇总

受累部位	主要表现
神经系统	脑血管畸形
鼻	自发性反复鼻出血
口腔	口腔黏膜毛细血管扩张
皮肤	面部、胸部、背部、手部等皮肤毛细血管扩张
血管	脾破裂、肝出血
肝脏	门静脉高压、肝动脉异常分支、肝酶异常

（3）基因及致病机制

GDF2 基因，位于 10 号染色体长臂 1 区 1 带 2 亚带 2 次亚带（10q11.22），基因组坐标为（GRCh38）:10:47322669-47325784，基因全长 3 116bp，包含 2 个外显子，编码 429 个氨基酸。

　　GDF2 基因编码 TGF-β（转化生长因子-β）超家族的分泌配体。该家族的配体结合各种 TGF-β 受体，导致调节基因表达的 SMAD 家族转录因子的募集和活化。编码的前蛋白原经水解，产生以二硫键连接的同二聚体。该蛋白质调节软骨和骨发育、血管生成和分化。该基因突变与遗传性出血性毛细血管扩张症相关。

（李世雨　杨思思）

参 考 文 献

[1] Brinjikji W, Iyer V N, Yamaki V, et al. Neurovascular manifestations of hereditary hemorrhagic telangiectasia; a consecutive series of 376 patients during 15 years. Am J Neuroradiol, 2016, 37, 1479-1486

88　维生素 K 依赖性凝血因子联合缺陷 1 型
（vitamin K-dependent clotting factors, combined deficiency of, 1; OMIM 277450）

（1）概述

　　维生素 K 依赖性凝血因子缺乏导致的出血倾向，通常需口服维生素 K 逆转。获得性障碍可由肠道维生素 K 吸收不良引起。家族性多发性凝血因子缺乏症很少见。该疾病的临床症状包括在出生后的前几周内发生颅内出血，甚至有生命危险。病理机制是基于所有维生素 K 依赖性凝血因子的谷氨酸残基在肝脏 γ-羧化减少，以及抗凝血因子蛋白 C 和蛋白 S 的减少。蛋白质翻译后的 γ-羧化能使蛋白质与钙附着在膜磷脂双层上，这是血液凝固的必要条件。维生素 K_1 作为肝微粒体 GGCX 中维生素 K 依赖性羧化酶的辅助因子。

　　维生素 K 依赖性凝血因子联合缺陷具有遗传异质性。维生素 K 依赖性凝血因子-2（VKFCD2）的联合缺陷是由编码维生素 K 环氧化物还原酶（VKORC1）的基因 *GGCX* 突变引起[1]。

（2）受累部位病变汇总

受累部位	主要表现
神经系统	新生儿颅内出血
骨骼	远端指骨发育不全、关节炎、骨骺分离
鼻	鼻发育不良、鼻出血
皮肤	瘀斑
血液系统	凝血因子 Ⅱ、Ⅶ、Ⅸ 和 Ⅹ 以及天然抗凝蛋白 C 和 S 的缺乏，PTT 异常，新生儿出血倾向

（3）基因及致病机制

GGCX 基因，位于 2 号染色体短臂 1 区 1 带 2 亚带 1 次亚带（2p11.21），基因组坐标为（GRCh38）:2:85549934-85561428，基因全长 11 495 bp，包含 15 个外显子，编码 758 个氨基酸。

GGCX 基因编码粗面内质网的整合膜蛋白，将维生素 K 依赖性蛋白的谷氨酸残基羧化为 γ-羧基谷氨酸，并对其进行活性修饰。维生素 K 依赖性蛋白的底物具有结合酶的前肽，以二氧化碳、二氧化物和还原的维生素 K 作为共同底物。维生素 K 依赖性蛋白影响许多生理过程，包括凝血、预防血管钙化和炎症。该基因的变异已被报道与假性氧化镁弹性障碍伴凝血因子联合缺陷有关。由该基因可变剪接产生的多种转录本已被报道。

（李世雨　陈晓宁）

参 考 文 献

[1] Li Q, Grange D K, Armstrong N L, et al. Mutations in the GGCX and ABCC6 genes in a family with pseudoxanthoma elasticum-like phenotypes. J Invest Derm, 2009, 129: 553-563.

89 　家族性房颤 11 型
（familial atrial fibrillation 11; OMIM 614049）

（1）概述

心房颤动（以下简称"房颤"）是最常见的持续性心律失常，超过

200 万美国人受累，在美国其总体患病率为 0.89%。其患病率随着年龄的增长迅速增加，40~60 岁增加至 2.3%，而 65 岁以上则为 5.9%。该病最严重的并发症是血栓栓塞性脑卒中。家族性房颤 11 型是由 *GJA5* 基因突变导致的常染色体显性遗传病。家族性房颤具有遗传异质性。

Gundlund 等在 2016 年发表的一项研究表明家族性和非家族性房颤患者的长期死亡风险和血栓栓塞并发症相似[1]。

（2）受累部位病变汇总

受累部位	主要表现
神经系统	心源性栓塞导致脑梗死
心脏	房颤

（3）基因及致病机制

GJA5 基因，编码缝隙连接蛋白 α5，位于 1 号染色体长臂 2 区 1 带 2 亚带（1q21.2），基因组坐标为（GRCh38）:1:147758162-147759238，基因全长 1 077bp，包含 1 个外显子，编码 358 个氨基酸。

GJA5 基因是连接蛋白基因家族的成员。其编码的蛋白是缝隙连接蛋白的一个组成部分，由细胞间通道阵列组成，为低分子量物质在细胞间的扩散提供了一条途径。该基因的突变可能与房颤有关。

（李世雨　陈晓宁）

参 考 文 献

[1] Gundlund A, Olesen J B, Staerk L, et al. Outcomes associated with familial versus nonfamilial atrial fibrillation: a matched nationwide cohort study. J Am Heart Assoc, 2016, 5（11）.

90　法布里病
（Fabry disease, OMIM 301500）

（1）概述

法布里病又称为弥漫性体血管角质瘤或糖鞘脂类沉积症，为 X 连锁隐性遗传先天性糖鞘磷脂代谢异常病，由 *GLA* 基因突变致病。男性半合子呈完全表现型，女性杂合子表现轻微或无症状。本病为 α-半乳糖苷酶 A（GLA）缺乏引起糖鞘脂代谢障碍，致使酰基鞘氨酸己糖苷在组织中积聚而发病。本病最常见于白种人，也可见于黄种人，而西班牙人、葡萄牙人及黑种人的发病率只有 1/4 万，几乎所有患者都为正常核型。本病男性发病及病情较女性重；发病年龄为儿童后期至青少年早期，存活年龄为 50 岁左右，女性携带者可存活至 70 岁。可有多系统受累表现[1]。

（2）受累部位病变汇总

受累部位	主要表现
神经系统	短暂性脑缺血发作、脑卒中、癫痫发作；末端感觉异常、四肢疼痛
眼	角膜、晶状体混浊，涡状角膜营养不良（女性携带者）
心脏	心绞痛、左心室肥大、左心室壁肥厚、高血压、心肌梗死、瓣膜病、充血性心力衰竭
肺	轻度阻塞性肺疾病
胃肠道	腹痛、腹泻、恶心、呕吐、里急后重
肾	肾衰竭、等渗尿、肾小球硬化、肾小球和肾小管上皮细胞空泡化
皮肤	少汗、血管角化瘤
肌肉	肌肉痉挛、肌束震颤
血液系统	贫血、含有载脂细胞的骨髓

（3）基因及致病机制

GLA 基因，位于 X 染色体长臂 2 区 2 带 1 亚带（Xq22.1），基因组坐标为（GRCh38）:X:101397809-101407903，基因全长 10 095bp，包含 7 外显子，编码 429 个氨基酸。

GLA 基因编码从糖脂和糖蛋白水解末端 α-半乳糖基部分的同二聚糖蛋白。该蛋白主要水解神经酰胺三己糖苷，可催化蜜二糖水解为半乳糖和葡萄糖。*GLA* 基因中的多种突变影响了该酶的合成、加工和稳定性，从而引起法布里病。

（李世雨　江凌玲）

参 考 文 献

[1] Toyooka K. Fabry disease. Handb Clin Neurol, 2013, 115: 629-642.

91 Bernard-Soulier 综合征 A2 型
（Bernard-Soulier syndrome, type A2, autosomal dominant; OMIM 153670）

（1）概述

巨血小板综合征（又称 Bernard-Soulier 综合征）系罕见的常染色体显性或隐性遗传性出血性疾病，主要是由血小板膜缺陷[血小板膜涎酸减少、电泳活动度下降和膜糖蛋白Ⅰa（GPⅠa）及糖蛋白Ⅰb（GPⅠb）含量减少]所致。其特征为血小板减少、巨型血小板、出血时间延长和凝血酶原消耗不良。Bernard-Soulier 综合征的常染色体显性遗传形式是由编码 GPⅠbα 的 *GP1BA* 基因杂合突变引起的。1948 年，Benard 和 Soulier 首先报道 2 名来自近亲婚配家庭的患儿有严重的出血症状，尤以黏膜出血为重，研究发现两者有不同程度的血小板下降和巨大血小板，故本病又称"Bernard-Soulier 综合征"。一项研究表明，血小板黏附基因受体变异可能与原发性脑出血相关[1]。

（2）受累部位病变汇总

受累部位	主要表现
鼻	鼻出血
口	牙龈出血
牙	拔牙术后出血时间延长
脾	轻度脾大
生殖系统	经期延长
皮肤	瘀点、瘀斑
血液系统	巨大血小板、无症状出血倾向（瘀斑、鼻出血、黏膜出血）、溶血性贫血、口形红细胞、无中性粒细胞包涵体

（3）基因及致病机制

GP1BA 基因，位于 17 号染色体短臂 1 区 3 带 2 亚带（17p13.2），基因组坐标为（GRCh38）:17:4932605-4934563，基因全长 1 959bp，包含 1 个外显子，编码 652 个氨基酸。

GP1BA 基因编码 α 亚基。GPⅠb 是由二聚体、α 链和 β 链组成的血

小板表面膜糖蛋白，其通过二硫键连接。GpⅠb 作为血管性血友病因子（VWF）的受体。完整的受体复合物包括 α 和 β 亚基与血小板糖蛋白Ⅸ和血小板糖蛋白Ⅴ的非共价缔合。GPⅠb-Ⅸ-Ⅴ复合物与 VWF 的结合有助于血管损伤后初始血小板黏附到血管内皮下，进而引发血小板活化增强、血栓形成和止血。该基因突变导致 Bernard-Soulier 综合征和血小板型血管性血友病。

（张　星　陈晓宁）

参 考 文 献

[1] Iniesta J, Corral J, González-Conejero R, et al. Polymorphisms of platelet adhesive receptors: do they play a role in primary intracerebral hemorrhage?. Cerebrovasc Dis, 2003, 15（1-2）: 51-55.

92　血小板异常型出血性疾病 11 型
（bleeding disorder, platelet-type 11, BDPLT11; OMIM 614201）

（1）概述

血小板异常型出血性疾病 11 型是一种常染色体隐性遗传的轻至中度出血性疾病，由于血小板活化和胶原纤维聚集功能异常所致。2009 年，杜蒙特等在一个轻度血小板异常型出血性疾病 11 型的 10 岁女孩中，发现了 2 种 *GP6* 基因杂合突变。同年，Hermans 等在一个自童年起就有轻微出血性疾病的女性病例中也发现了 2 种 *GP6* 基因杂合突变。研究发现 *GP6* 基因变异与血小板过度聚集相关[1]。

（2）受累部位病变汇总

受累部位	主要表现
鼻	鼻出血
皮肤	瘀斑或易于形成瘀斑
血液系统	轻度出血、月经过多、术后出血、血小板形态正常、出血时间延长、血小板活化及胶原蛋白聚集缺陷、血小板黏附功能异常

（3）基因及致病机制

GP6 基因,位于 19 号染色体长臂 1 区 3 带 4 亚带 2 次亚带(19q13.42),基因组坐标为（GRCh38）:19:55014082- 55038236，基因全长 24 155bp,包含 8 个外显子，编码 620 个氨基酸。

GP6 基因编码免疫球蛋白超家族的血小板膜糖蛋白。该蛋白是胶原的受体，并且在胶原诱导的血小板聚集和血栓形成中起关键作用，另外其与Fc 受体 γ 链形成复合物，可在胶原结合时启动血小板活化信号。该基因突变导致血小板异常型出血性疾病 11 型。可变剪接的转录本变体可编码多种蛋白异形体。

（张　星　操振华）

参 考 文 献

[1] Kubisz P, Ivanková J, Škereňová M, et al. The prevalence of the platelet glycoprotein Ⅵ polymorphisms in patients with sticky platelet syndrome and ischemic stroke. Hematology, 2012, 17(6): 355-362.

93　大脑淀粉样血管病（*GSN* 相关型）
（amyloidosis, Finnish type; OMIM 105120）

（1）概述

大脑淀粉样血管病又称芬兰型淀粉样变性、家族性淀粉样多神经病，是常染色体显性遗传性神经系统疾病，其致病基因为 *GSN*，主要是由于凝溶胶蛋白位点突变导致的疾病。该病多于成年早期发病，病变累及角膜、皮肤和脑神经[1]。该病以视觉病变为主，视敏感度下降，角膜处发现基质晶格线及沉淀的Ⅱ型角膜晶格萎缩。临床常出现干眼综合征[2]，主要表现为眼部不适、神经系统疾病和皮肤问题[3]。

（2）受累部位病变汇总

受累部位	主要表现
神经系统	面神经麻痹、脑出血
眼	视力下降、眼睛干燥
皮肤及附属器	皮肤松弛、弹性消失、紫癜、细小皲裂、皮肤瘙痒、脱发

（3）基因及致病机制

GSN 基因，位于 9 号染色体长臂 3 区 3 带 2 亚带（9q33.2），基因组坐标为（GRCh38）:9:121301972-121332603，基因全长 30 632bp，包含 16 个外显子，编码 731 个氨基酸。

由 *GSN* 基因编码的蛋白质与肌动蛋白单体和长丝的"正"末端结合以防止单体交换。其编码的钙调节蛋白在肌动蛋白丝的组装和拆卸过程中起作用。该基因的缺陷是芬兰型家族性淀粉样变性（FAF）的原因。

（张豪杰　王　晖　杨思思）

参 考 文 献

[1] Meretoja J. Familial systemic paramyloidosis with lattice dystrophy of the cornea, progressive cranial neuropathy, skin changes and various internal symptoms: a previously unrecognized heritable syndrome. Ann Clin Res, 1969, 1: 314 -324.

[2] Rosenberg M E, Tervo T M, Gallar J, et al. Corneal morphology and sensitivity in lattice dystrophy type Ⅱ(familial amyloidosis, Finnish type). Invest Ophthalmol Vis Sci, 2001, 42(3): 634-641.

[3] Asahina A, Yokoyama T, Ueda M, et al. Hereditary gelsolin amyloidosis: a new Japanese case with cutis laxa as a diagnostic clue. Acta Derm Venereol, 2011, 91(2): 201-203.

94　烟雾病 6 型
（moyamoya disease 6 with achalasia, MYMY6; OMIM 615750）

（1）概述

烟雾病 6 型（MYMY6）是一种常染色体隐性遗传性疾病，主要表现为在婴儿期或儿童早期出现的严重贲门失弛缓症。大多数患者可发展为缺血性脑卒中，影像学证实此脑卒中与烟雾病或颅内血管病变相关。研究表明烟雾病儿童主要表现为缺血事件，而成人可表现为出血及缺血事件[1,2]。

（2）受累部位病变汇总

受累部位	主要表现
神经系统	偏瘫、癫痫
消化系统	贲门失弛缓症、吞咽困难
泌尿生殖系统	勃起功能障碍
皮肤	网状青斑、雷诺现象
心脑血管系统	烟雾病、颅内动脉狭窄、缺血性脑卒中、高血压、雷诺现象

（3）基因及致病机制

GUCY1A3 基因，位于 4 号染色体长臂 3 区 2 带 1 亚带（4q32.1），基因组坐标为（GRCh38）:4:155696868-155730231，基因全长 33 364bp，包含 8 个外显子，编码 690 个氨基酸。

可溶性鸟苷酸环化酶是催化 GTP 转化为 3'，5'-环 GMP 和焦磷酸的异二聚体蛋白。由该基因编码的蛋白质是该复合物的 α 亚基，并且与 β 亚基相互作用形成由一氧化氮激活的鸟苷酸环化酶。

（张 星 操振华）

参 考 文 献

[1] Hervé D, Philippi A, Belbouab R, et al. Loss of α1β1 soluble guanylate cyclase, the major nitric oxide receptor, leads to moyamoya and achalasia. Am J Hum Genet, 2014, 94(3): 385-394.

[2] Guey S, Tournier-Lasserve E, Hervé D, et al. Moyamoya disease and syndromes: from genetics to clinical management. Appl Clin Genet, 2015, 8: 49-68.

95　镰状细胞贫血
（ sickle cell anemia; OMIM 603903 ）

（1）概述

镰状细胞贫血是与急性发作和进行性器官损伤相关的多系统疾病。为常染色体隐性遗传病。血红蛋白聚合，导致红细胞僵硬和血管闭塞，是该病病理生理学的核心，但已经确立了慢性贫血、溶血和血管病变的重要性，镰状细胞贫血的最常见原因是 HbS 突变体[1]。镰状细胞贫血是血红蛋白镰状突变体 *HBB* 突变的结果。

（2）受累部位病变汇总

受累部位	主要表现
血管	血管病变、微循环闭塞、肺动脉高压、低血压
肺	急性胸部综合征
脾	功能性贫血
肾脏	肾衰竭
四肢	血管性关节坏死
神经系统	脑卒中、血管闭塞

（3）基因致病机制

HBB 基因，位于 11 号染色体短臂 1 区 5 带 4 亚带（11p15.4），基因组坐标为（GRCh38）:11:5225598-5227021，基因全长 1 424bp，包含 3 个外显子，编码 147 个氨基酸。

α（HBA）和 β（HBB）基因座决定成人血红蛋白 Hb A 中 2 种多肽链的结构。正常成人血红蛋白四聚体由 2 个 α 链和 2 个 β 链组成。突变体 β 球蛋白引起镰状细胞贫血。缺乏 β 链导致 β-0-地中海贫血。可检测的 β 球蛋白减少量导致 β-地中海贫血。β-珠蛋白簇中的基因顺序为 5'-ε- γ -G- γ -A-δ-β-3'。

（张　浩）

参 考 文 献

[1] Rees D C, Williams T N, Gladwin M T. Sickle cell disease. Lancet, 2010, 376: 2018-2031.

96　伴皮质下梗死和白质脑病的常染色体隐性遗传性脑动脉病

（cerebral autosomal recessive arteriopathy/arteriopathy sclorosis with subcortical infarcts and leukoencephalopathy, CARASIL; OMIM 600142）

（1）概述

1999 年有研究者报道了一种类似伴皮质下梗死和白质脑病的常染

色体显性遗传性脑动脉病（CADASIL）的遗传性疾病——青年期起病伴秃发和腰背痛而无高血压的家族性动脉硬化性白质脑病，发现其发病呈常染色体隐性遗传方式，遂命名为 CARASIL 或 Maeda 综合征。其致病基因为 *HTRA1*，即丝氨酸蛋白酶 HTRA1（high-temperature requirement A serine peptidase 1）的编码基因。CARASIL 发病年龄较 CADASIL 早，为20～44 岁，平均临床病程 7.6 年，呈隐性遗传，男性多见，男女比例为 5.3：1[1]。半数患者有脑卒中发作。无脑卒中症状的患者表现为进行性脑功能损害，如智力障碍、假性延髓麻痹和锥体束征，并可出现精神症状，如欣快和情感依赖，头痛症状相对较少；其他临床特征包括膝关节退行性病变及各种各样的骨性结构异常[2]，如驼背、肘关节畸形、椎管内的韧带骨化，此外还有秃发等。

（2）受累部位病变汇总

受累部位	主要表现
神经系统	反复发作的小脑卒中、行走障碍、吞咽障碍、假性延髓麻痹、认知功能障碍及痴呆
毛发	20 岁左右出现脱发，男性明显
骨骼	20～40 岁出现腰椎椎间盘突出症、腰痛、脊柱后凸、椎管内韧带骨化、骨畸形
眼	视神经炎、视网膜血管病变、轻度视网膜动脉硬化、年龄相关性黄斑变性

（3）基因及致病机制

HTRA1 基因，位于 10 号染色体长臂 2 区 6 带 1 亚带 3 次亚带（10q26.13），基因组坐标为（GRCh38）:10: 122461653-122514359，基因全长 52 707 bp，包含 9 个外显子，编码 480 个氨基酸。

HTRA1 基因编码胰蛋白酶家族丝氨酸蛋白酶。该蛋白质是一种分泌型酶，据报道其可通过切割 IGF-结合蛋白来调节胰岛素样生长因子（IGFs）的活性。同时该蛋白被认为是细胞生长的调节剂。该基因启动子区域的变异是 7 型老年性黄斑变性易感性的原因。该基因突变与 CARASIL 和 CADASIL 2 相关。

（王　蕾　索　阅）

参 考 文 献

[1] Bersano A, Debette S, Zanier E R, et al. The genetics of small-vessel disease. Curr Med Chem, 2012, 19: 4124-4141.

[2] Federico A, Di Donato I, Bianchi S, et al. Hereditary cerebral small vessel diseases: a review. J Neurol Sci, 2012, 322: 25-30.

97 血小板异常型出血性疾病 16 型
（bleeding disorder, platelet-type 16, BDPLT16; OIMI 187800）

（1）概述

血小板异常型出血性疾病 16 型（BDPLT16）是一种血小板形态异常的、常染色体显性遗传性先天性巨血小板减少症，是一种血小板生成障碍性疾病。本病患者可没有或仅有轻度的出血倾向，有相关文献报道出血性疾病可致脑出血[1]。

（2）受累部位病变汇总

受累部位	主要表现
血液系统	巨血小板减少症、轻度的皮肤黏膜出血倾向、血小板形态异常、血小板功能异常、严重贫血

（3）基因及致病机制

ITGA2B 基因，位于 17 号染色体长臂 2 区 1 带 3 亚带 1 次亚带（17q21.31），基因组坐标为（GRCh38）:17:44372364-44389473，基因全长 17 110bp，包含 30 个外显子，编码 1039 个氨基酸。

ITGA2B 基因编码整合素 α 链蛋白家族的成员。编码的前蛋白原经水解产生通过二硫键连接形成 αⅡb/β3 整联蛋白细胞黏附受体亚单位的轻链和重链。该受体通过介导血小板聚集在凝血系统中起关键作用。该基因的突变与血小板型出血性疾病 16 型有关，其特征在于血小板聚集失败，包括 Glanzmann 血栓症。

（张 星 张 浩）

参 考 文 献

[1] González-Duarte A, García-Ramos G S, Valdés-Ferrer S I, et al. Clinical description of intracranial hemorrhage associated with bleeding disorders. J Stroke Cerebrovasc Dis, 2008, 17(4): 204-207.

98　血小板无力症（*ITGA2B*基因隐性遗传）
（Glanzmann thrombasthenia, GT; OIMI 273800）

（1）概述

血小板无力症（GT）是一种以血小板聚集缺陷，以及血块退缩能力减低或缺乏为特点的一种常染色体隐性遗传的出血性疾病，主要是由GPⅡb或GPⅢa基因突变所致的血小板表面纤维蛋白原受体GPⅡb/Ⅲa数量或质量缺陷而致病。该病主要是由于*ITGA2B*基因或编码GPⅢa的*ITGB3*基因发生纯合或复合杂合突变。国外一篇文献报道了1例血小板无力症相关的硬膜外血肿[1]。文献报道血小板无力症可致鼻出血、牙龈出血、皮肤出血、消化道出血、血肿、颅内出血、血尿、内脏出血等[2, 3]。

（2）受累部位病变汇总

受累部位	主要表现
中枢神经系统	脑出血
皮肤	易青紫、紫癜
头面部	鼻出血、牙龈出血
消化系统	消化道出血
生殖系统	月经过多
血液系统	巨血小板减少症、轻度的皮肤黏膜出血倾向、血小板形态异常、血小板功能异常、严重贫血

（3）基因及致病机制

*ITGA2B*基因，位于17号染色体长臂2区1带3亚带1次亚带（17q21.31），基因组坐标为（GRCh38）:17:44372364-44389473，基因全长17 110bp，包含30个外显子，编码1039个氨基酸。

*ITGA2B*基因编码整合素α链蛋白家族的成员。编码的前蛋白原经蛋白水解产生通过二硫键连接形成αⅡb/β3整联蛋白细胞黏附受体亚单位的轻链和重链。该受体通过介导血小板聚集在凝血系统中起关键作用。

该基因的突变与血小板型出血性疾病有关,其特征在于血小板聚集失败,包括 Glanzmann 血栓症。

(张 星 张 浩)

参 考 文 献

[1] Yamahata H, Hirahara K, Tomosugi T, et al. Acute epidural hematoma in a patient with Glanzmann's thrombasthenia: case report. Neurol Med Chir(Tokyo), 2010, 50(10): 928-930.

[2] Zenciroglu A, Bas A Y, Demirel N, et al. Glanzmann thrombasthenia in a neonate.Indian Pediatr, 2007, 44(1): 40-42。

[3] Wilcox D A, Olsen J C, Ishizawa L, et al. Megakaryocyte-targeted synthesis of the integrin beta(3)-subunit results in the phenotypic correction of Glanzmann thrombasthenia. Blood, 2000, 95(12): 3645-3651.

99　血小板无力症（*ITGB3*基因隐性遗传）
（Glanzmann thrombasthenia, GT; OMIM 273800）

（1）概述

血小板无力症（GT）是一种以血小板聚集缺陷，以及血块退缩能力减低或缺乏为特点的一种常染色体隐性遗传的出血性疾病，主要是由于 GP II b 或 GP III a 基因突变所致的血小板表面纤维蛋白原受体 GP II b/III a 数量或质量的缺陷而致病。该病主要是由 *ITGB3* 基因突变引起。国外一篇文献报道了 1 例血小板无力症相关的硬膜外血肿[1]。文献报道血小板无力症可致鼻出血、牙龈出血、皮肤出血、消化道出血、血肿、颅内出血、血尿、内脏出血等[2, 3]。

（2）受累部位病变汇总

受累部位	主要表现
中枢神经系统	脑出血
皮肤	易青紫、紫癜
头面部	鼻出血、牙龈出血
消化系统	消化道出血

续表

受累部位	主要表现
生殖系统	月经过多
血液系统	巨血小板减少症、轻度的皮肤黏膜出血倾向、血小板形态异常、血小板功能异常、严重贫血

（3）基因及致病机制

ITGB3 基因，位于 17 号染色体长臂 2 区 1 带 3 亚带 2 次亚带（17q21.32），基因组坐标为（GRCh38）:17:47253897-47328364，基因全长 74 468bp，包含 15 个外显子，编码 41 个氨基酸。

ITGB3 基因编码糖蛋白Ⅲa（GPⅢa），血小板膜黏附蛋白受体复合物 GPⅡb/Ⅲa 的 β 亚基。*ITGB3* 编码的蛋白是整合素 β3 链。整合素是由 α 链和 β 链组成的整合细胞表面蛋白。给定的链可能与多个亚单位结合，产生不同的整合素。整合素 β3 与血小板中的 αⅡb 链一起被发现。已知整联蛋白参与细胞黏附及细胞表面介导的信号转导。

（张　星　张　浩）

参 考 文 献

[1] Yamahata H, Hirahara K, Tomosugi T, et al. Acute epidural hematoma in a patient with Glanzmann's thrombasthenia: case report. Neurol Med Chir(Tokyo), 2010, 50(10): 928-930.

[2] Zenciroglu A, Bas A Y, Demirel N, et al. Glanzmann thrombasthenia in a neonate. Indian Pediatr, 2007, 44(1): 40-42.

[3] Wilcox D A, Olsen J C, Ishizawa L, et al. Megakaryocyte-targeted synthesis of the integrin beta(3)-subunit results in the phenotypic correction of Glanzmann thrombasthenia. Blood, 2000, 95(12): 3645-3651.

100　Alagille 综合征
（Alagille syndrome 1, Watson-Alagille syndrome, ALGS1; OMIM 118450）

（1）概述

Alagille 综合征又称动脉–肝脏发育不良综合征，是具有表型特征的慢性胆汁淤积的最常见原因，是一种累及多系统的常染色体显性遗传性疾病[1]。该综合征在 1969 年由 Alagille 等首次报道[2]，致病基因为 *JAG1*[3]。受累部位包括肝脏、心脏、骨骼、眼睛和颜面等。国外报道该病的发病率约为 1/7 万。主要临床表现为肝脏明显肿大、肝内胆管发育不全、周围肺动脉狭窄、典型的面部特征及脊柱前弓分裂。该病根据典型症状及肝活检才能确诊。多数患儿的父母之一可有 Alagille 综合征的以上表现，其中以角膜后胚胎环和心脏杂音最为常见，也有表现为婴儿期短暂的胆汁郁积、蝶状椎骨等[4,5]。异常的心脏情况可导致心源性脑血管病。

（2）受累部位病变汇总

受累部位	主要表现
肝脏	多数在婴儿早期可见黄疸、瘙痒、胆汁郁积、胆汁郁积性慢性肝病、高结合胆红素血症、肝大
心脏	心脏杂音、法洛四联症、室间隔缺损、房间隔缺损等
骨骼	蝶状椎骨、指（趾）骨缩短、远端尺骨和桡骨缩短、毗连椎骨融合、第十二肋缺如、椎体中央透亮、代谢性骨病等
颜面部	角膜后胚胎环（56%～95%）、青光眼、角膜巩膜发育不全；前额突出、眼球深陷伴眼距中度增宽、尖下颌、鞍形鼻并前端肥大等
其他	肾脏、胰腺、气管或支气管、空肠、回肠和脑血管等异常

（3）基因及致病机制

JAG1 基因，位于 20 号染色体短臂 1 区 2 带 2 亚带（20p12.2），基因组坐标为（GRCh38）:20:10639498-10673530，基因全长 34 033bp，包含 26 个外显子，编码 1218 个氨基酸。

JAG1 基因编码的锯齿状 1 蛋白是果蝇锯齿状蛋白质的人类同系物。人类锯齿状 1 蛋白是受体缺口 1 的配体，后者是果蝇锯齿状受体缺口的人类同源物。锯齿状 1 蛋白的突变导致 Alagille 综合征。

（张豪杰　江凌玲）

参 考 文 献

[1] lliam W F, Bezerra J A, Jansen P, et al. Intrahepatic cholestasis: Summary of all American Assocoation for the study of liver diseases single topic conference. Hepatology, 2005, 42(1): 222-235.

[2] Alagille D, Borde J, Habib E C, et al.Surgical attempts in atresia of the intrahepatic

bile ducts with permeable extrahepatic bile duct. Study of 14 cases in children. Arch Fr Pediatr, 1969, 26(1): 51-71.

[3] Senfield N S, Kelley M J, Jansen P S, et al. Arteriohepafic dysplasia: radiologic features of a new syndrome. Am J Roent-genol, 1980, 135(6): 1217-1223.

[4] WANG Jian-she. Alagille syndrome. Chinese Journal of Practical Pediatrics, 2008, 23(1): 3-6.

[5] Alagille D, Estrada A, Hadchouel M, et al. Syndromic paucity of interlobular bile ducts(Alagille syndrome or arteriohepatic dysplasia): review of 80 cases. J Pediatr, 1987, 110(2): 195-200.

101　血小板增多症 3 型
（thrombocythemia-3, THCYT3; OMIM 614521）

（1）概述

血小板增多症 3 型是一种由 *JAK2* 基因突变导致的常染色体显性遗传性血液病，其特点为血小板生成增加并导致循环系统中血小板数量的增多。血小板增多症与栓塞事件相关，如脑血管事件或心肌梗死[1]。Mead 等[1]报道了一个通过常染色体显性遗传血小板增多症的 3 代家庭。先证者于 53 岁表现出缺血性脑血管事件，同时伴有长期的血小板增多。另有 5 位家庭成员发现存在血小板增多，其中 1 位在 46 岁时患有心肌梗死，1 位在 65 岁时罹患心肌梗死，1 位在 72 岁时发生缺血性脑血管事件。骨髓活检显示巨核细胞增生且无纤维化。而骨髓增殖性肿瘤与血小板增多症密切相关，体细胞如 JAK-2 V617F 突变最常见，并可明显提高脑血管病的发生风险[2]。

（2）受累部位病变汇总

受累部位	主要表现
心脑血管系统	脑梗死、心肌梗死
血液	血小板增多症、骨髓中巨核细胞增多

（3）基因及致病机制

JAK2 基因，位于 9 号染色体短臂 2 区 4 带 1 亚带（9p24.1），基因组坐标为（GRCh38）:9:5021988-5126791，基因全长 104 804bp，包含

23 个外显子，编码 1132 个氨基酸。

　　JAK2 基因产物是参与细胞因子受体信号通路特定子集的蛋白酪氨酸激酶。已经发现该酶与催乳素受体有关，并且是对 γ 干扰素的反应所必需的。

（隋云鹏　操振华）

参 考 文 献

[1] Mead A J. Germline JAK2 mutation in a family with hereditary thrombocytosis. N Engl J Med, 2012, 366(10): 967-969.

[2] Artoni A P, Bucciarelli, I Martinelli. Cerebral thrombosis and myeloproliferative neoplasms. Curr Neurol Neurosci Rep, 2014, 14(11): 496.

102　家族性肥厚型心肌病 17 型
（cardiomyopathy, hypertrophic, 17; OMIM 613873）

（1）概述

　　家族性肥厚型心肌病 17 型是由 *JPH2* 基因杂合突变所致常染色体显性遗传病。家族性肥厚型心肌病在早期阶段可能产生收缩期杂音及收缩期心肌疾病，随着病情进展可能导致心律失常、心室流出道梗阻、充血性心力衰竭及心源性猝死。2007 年，日本学者研究了 4 例肥厚型心肌病（CMH）先证者。超声心动图显示左心室、室间隔肥厚，MRI 显示左心室心尖部动脉瘤，心肌活检显示肌细胞肥大、心肌纤维化，符合肥厚型心肌病的诊断，经分析候选基因 *JPH2*，鉴定了 3 个不同的错义突变[1]。

（2）受累部位病变汇总

受累部位	主要表现
心脏	心律失常、心肌肥厚、流出道梗阻、心肌纤维化、心源性猝死

（3）基因及致病机制

　　JPH2 基因，位于 20 号染色体长臂 1 区 3 带 1 亚带 2 次亚带（20q13.12），

基因组坐标为（GRCh38）:20:44114796-44186705，基因全长 71 910bp，包含 5 个外显子，编码 696 个氨基酸。

血浆膜与内质网/肌质网之间的连接复合体是所有可兴奋细胞的共同特征，其介导细胞表面与细胞内离子通道间的信号转导。JPH2 基因编码的蛋白质是连接复合物的组成部分，由一种横跨内质网/肌质网膜和其他细胞质域的 C 端疏水段组成，表现为对等离子体膜的特殊亲和力。该基因是亲联蛋白基因家族的一员，已经发现该位置存在可变剪接，并有研究者报道了两种编码不同亚型的转录本[2]。

（戴丽叶　江凌玲）

参 考 文 献

[1] Matsushita Y, Furukawa T, Kasanuki H, et al. Mutation of junctophilin type 2 associated with hypertrophic cardiomyopathy. J Hum Genet. 2007, 52(6):543-548.

[2] Takeshima H, Komazaki S, Nishi M, et al. Junctophilins: a novel family of junctional membrane complex proteins. Molec Cell, 2000, 6: 11-22.

103　家族性心律失常伴右心室发育不良/心肌病 12 型
（arrhythmogenic right ventricular dysplasia 12, ARVD/C12; OMIM 611528）

（1）概述

家族性心律失常伴右心室发育不良/心肌病 12 型是由缝隙斑珠蛋白编码基因 JUP 杂合突变引起的常染色体显性遗传性疾病。2007 年 Asimaki 等[1]报道了一个德国家系中父亲和 3 个儿子患有心律失常伴右心室发育不良/心肌病。先证者 39 岁时发生晕厥。在一次持续性室性心动过速发作后，先证者入院诊治，心电图提示 QRS 时限延长，T 波倒置，右心室心前导联晚电位。血管造影提示中度右心室扩张和局部室壁运动异常，而左心室未受累。在心脏电生理检查中可诱发出左束支阻滞的波形及持续性多形性室性心动过速。心肌活检可见右心室心肌纤维脂化和片状炎性浸润。这些表型可得出心律失常伴右心室发育不良/心肌病的诊断。一项利用蛋白相互作用网络分析方法对卒中后基因表达相关的研究发现，*JUP* 基因与卒中后细胞凋亡及损伤修复过程密切相关，其编码蛋白可作为卒中的生物学标志物[2]。

（2）受累部位病变汇总

受累部位	主要表现
心血管系统	右心室心肌病、右心室纤维脂质化、室性心律失常、晕厥
皮肤	正常（无掌跖角化症）
毛发	正常（无羊毛样毛发）

（3）基因及致病机制

JUP 基因，位于 17 号染色体长臂 2 区 1 带 2 亚带（17q21.2），基因组坐标为（GRCh38）:17:41755744-41771854，基因全长 16 111bp，包含 13 个外显子，编码 745 个氨基酸。

JUP 基因编码一个主要的细胞质蛋白，是目前已知仅有的细胞桥粒和缝隙连接膜下斑块的常见组分。该蛋白形成一种不同于钙黏素和桥粒钙黏素的复合物，属于连环素家族，含有一种独特的结构域。该基因的突变与 Naxos 病相关，该基因存在可变剪接，但其所有转录本尚未明确[3]。

（索　阅　江凌玲）

参 考 文 献

[1] Asimaki A, Syrris P, Wichter T, et al. A novel dominant mutation in plakoglobin causes arrhythmogenic right ventricular cardiomyopathy. Am J Hum Genet, 2007, 81: 964-973.

[2] Wong Y H, Wu C C, Lai H Y, et al. Identification of network-based biomarkers of cardioembolic stroke using a systems biology approach with time series data. BMC Syst Biol, 2015, 9,(Suppl 6):S4.

[3] Franke W W, Goldschmidt M D, Zimbelmann R, et al. Molecular cloning and amino acid sequence of human plakoglobin, the common junctional plaque protein. Proc Nat Acad Sci, 1989, 86: 4027-4031.

104　家族性房颤 7 型
（atrial fibrillation, familial, 7, ATFB7; OMIM 612240）

（1）概述

家族性房颤 7 型为 *KCNA5* 基因突变导致的常染色体显性遗传性疾病。房颤是最常见的持续的心律失常，有超过 200 万的美国人受其影响，在美国其总患病率为 0.89%。随着年龄的增长，该病患病率亦快速上升，40~60 岁为 2.3%，65 岁以上为 5.9%。该病最严重的并发症为栓塞性脑卒中[1]。Olson 等报道了 1 例 55 岁的自儿时起即有周期发作性心悸并于 35 岁被诊断为单纯性房颤的女性先证者。房颤随时间恶化，逐渐增至一天多次发作。药物治疗及射频消融等对心律控制不佳，并需要植入起搏器。家族史阳性，包括先证者的 2 个兄弟及 1 个最大的侄子，被诊断为早发型房颤。在 2 个年轻同胞、3 个其孩子及最年轻的侄子身上发现伴有发作性心悸[2]。相关数据表明，房颤会改变脑血管的血流动力学，从而增加发生脑血管事件的概率[3]。

（2）受累部位病变汇总

受累部位	主要表现
心血管系统	心悸、房颤发作性或持续性，PR 间期延长、不完全性右束支传导阻滞、QTc 间期延长

（3）基因及致病机制

KCNA5 基因，编码电压依赖型钾通道亚家族 A 成员，位于 12 号染色体短臂 1 区 3 带 3 亚带 2 次亚带（12p13.32），基因组坐标为（GRCh38）：12:5044148-5045989，基因全长 1 842 bp，包含 1 个外显子，编码 613 个氨基酸。

无论是从结构还是功能来评价，钾通道都是一组最为复杂的电压门控通道。钾通道蛋白功能包括调控神经递质释放、心律、胰岛素分泌、神经元兴奋性、平滑肌收缩和细胞体积。4 种果蝇的序列相关性钾离子通道基因 *shaker*、*shaw*、*shab* 和 *shal* 已被定位，并且在人基因组中均有同源基因。

　　KCNA5 基因编码钾离子通道成员，包括 6 个跨膜结构域，在第 4 跨膜结构域有 *shaker* 型重复。该基因无内含子，与 12 号染色体的 *KCNA1*、*KCNA6* 成簇排列。该基因缺陷是家族性房颤 7 型的致病原因[1]。

（江凌玲　隋云鹏）

参 考 文 献

[1] Brugada R. Identification of a genetic locus for familial atrial fibrillation. N Engl J Med, 1997, 336(13): 905-911.

[2] Olson T M. Kv1.5 channelopathy due to KCNA5 loss-of-function mutation causes human atrial fibrillation. Hum Mol Genet, 2006, 15(14): 2185-2191.

[3] Scarsoglio S. Alteration of cerebrovascular haemodynamic patterns due to atrial fibrillation: an in silico investigation. J R Soc Interface, 2017, 14(129).

105　家族性房颤 4 型
（atrial fibrillation, familial, 4, ATFB4; OMIM 611493）

（1）概述

　　家族性房颤 4 型为 *KCNE2* 基因杂合突变导致常染色体显性遗传病。房颤是最常见的持续性心律失常，有超过 200 万的美国人有房颤，在美国其总患病率为 0.89%。随着年龄的增长，患病率亦快速上升，40～60 岁为 2.3%，65 岁以上为 5.9%。该病最严重的并发症为栓塞性脑卒中[1]。在一项囊括 28 个不相关的具有房颤的中国汉族家庭的研究中，Yang 等[2]在 2 个先证者身上发现 1 个 *KCNE2* 基因上 27 号密码子的精氨酸–半胱氨酸的改变。突变在所有 2 个亲族中受影响的成员身上都有表现，在 462 例身体健康的华人身上并无显示。*KCNE2* R27C 突变在 KCNQ1-KCNE2 通道上具有功能获得性作用。近期的研究表明，来源不明的栓塞性脑卒中常由亚临床房颤引起，可通过长时程的心电监测确诊[3]。

（2）受累部位病变汇总

受累部位	主要表现
心血管系统	心悸、房颤发作性或持续性
神经系统	栓塞性脑卒中

（3）基因及致病机制

KCNE2 基因，编码钾电压门控通道亚家族 E 调节亚基 2，位于 21 号染色体长臂 2 区 2 带 1 亚带 1 次亚带（21q22.11），基因组坐标为（GRCh38）:21:34370479-34370850，基因全长 372bp，包含 1 个外显子，编码 123 个氨基酸。

在功能和结构方面，钾电压门控通道代表最复杂的电压门控离子通道。其具有多种功能包括调控神经递质释放、心律、胰岛素分泌、神经兴奋性、上皮电解质运输、平滑肌收缩和细胞体积。该基因编码钾通道、电压门控通道、ISK 相关亚家族的成员。该成员为 *KCNH2* 基因产物，是由成孔蛋白组装的膜亚单位。该基因在心脏和肌肉中表达，基因突变与心律失常有关。

（隋云鹏）

参 考 文 献

[1] Brugada R, Tapscott T, Czemuszewicz G Z, et al. Identification of a genetic locus for familial atrial fibrillation. N Engl J Med, 1997, 336(13): 905-911.

[2] Yang Y, Xia M, Jin Q, et al. Identification of a KCNE2 gain-of-function mutation in patients with familial atrial fibrillation. Am J Hum Genet, 2004, 75(5): 899-905.

[3] Kamel H, Healey J S. Cardioembolic stroke. Circu Res, 2017, 120(3): 514-526.

106　家族性房颤 9 型
（ atrial fibrillation, familial, 9; OMIM 613980 ）

（1）概述

家族性房颤 9 型是一种常染色体显性遗传病，是由 *KCNJ2* 突变引起，同时也是一种累及多系统的离子通道病。该综合征的主要临床特点为室性心律失常、持续性房颤。总患病率为 0.89%。患病率随年龄增长迅速，40～60 岁为 2.3%，65 岁时为 5.9%。最为严重的并发症是血栓栓塞[1]。

（2）受累部位病变汇总

受累部位	主要表现
心脏	室性心律失常、持续性房颤

（3）基因及致病机制

KCNJ2 基因，位于 17 号染色体长臂 2 区 4 带 3 亚带（17q24.3），基因组坐标为（GRCh38）:17:70175040-70176323，基因全长 1284bp，包含 1 个外显子，编码 427 个氨基酸。

KCNJ2 基因编码的蛋白质是整合的膜蛋白和内向整流钾通道。钾通道存在于大多数哺乳动物细胞中，参与广泛的生理反应。其编码的蛋白质具有允许钾流入细胞而不是从细胞流出的优势，与动作电位的形成和神经元及肌肉组织的兴奋性相关。该基因的突变与 Andersen 综合征有关，其特征为周期性瘫痪、心律失常和畸形。

（江凌玲　戴丽叶）

参 考 文 献

[1] Brugada R, Tapscott T, Czernuszewicz G Z, et al. Identification of a genetic locus for familial atrial fibrillation. New Eng J Med, 1997, 336: 905-911.

107　家族性房颤 3 型
（atrial fibrillation, familial 3, ATFB3; OMIM 607554）

（1）概述

房颤是最常见的持续性心律失常，影响超过 200 万美国人，在美国总发病率为 0.89%。该病患病率随年龄的增长迅速增加，40～60 岁为 2.3%，65 岁以上为 5.9%。其最严重的并发症是血栓栓塞性脑卒中[1]。家族性房颤 3 型（ATFB3）是由 *KCNQ1* 基因杂合突变引起的常染色体显性遗传病。

（2）受累部位病变汇总

受累部位	主要表现
神经系统	血栓栓塞性脑卒中
心脏	房颤、心跳过速、不规则心律

（3）基因及致病机制

KCNQ1 基因，位于 11 号染色体短臂 1 区 5 带 4 亚带至 5 亚带（11p15.4—p15.5），基因组坐标为（GRCh38）:11:2445099-2848003。基因全长 402 905bp，包含 16 个外显子，编码 676 个氨基酸。

KCNQ1 基因编码心脏动作电位复极阶段所需的电压门控钾通道。该蛋白质可以与另外两种钾通道蛋白 KCNE1 和 KCNE3 形成异源多聚体。该基因的突变与遗传性长 QT 综合征 1（ 也称为罗莫诺病综合征)、Jervell 和 Lange-Nielsen 综合征及家族性房颤有关。该基因表现出组织特异性印记，在某些组织中优先表达母体等位基因，而在其他组织中具有双重表达功能。该基因位于与 Beckwith-Wiedemann 综合征（BWS）相关的其他印记基因的第 11 染色体区域中。

（周怡茉　江凌玲）

参 考 文 献

[1] Brugada R, Tapscott T, Czernuszewicz G Z, et al. Identification of a genetic locus for familial atrial fibrillation. New Eng J Med, 1997, 336: 905-911.

108　脑海绵状血管畸形 1 型
（ cerebral cavernous malformation 1, CCM1; OMIM 116860 ）

（1）概述

脑海绵状血管畸形（CCM）是相对罕见的血管畸形，其可以发生在中枢神经系统的任何部分，皮质血管瘤和皮质动静脉畸形是有区别的，CCM 是静脉的，有时血管造影看不见，因此它们也被归为造影沉默病灶。毛细血管瘤最开始与这种血管瘤未归为一类，异常增殖病灶包括局部毛细血管内皮异常生长，出生后血管瘤会在短时间内迅速增长，相比之下血管畸形出生后即可存在，单个生长，不会退化，表现为正常的毛细血管内皮生长速度[1]。脑海绵样血管畸形可导致蛛网膜下腔出血（SAH）[2]及脑出血（ICH）[3]，进而引起突发性头痛、局灶性神经功能缺损及意识障碍等。脑海绵样血管畸形 1 型是由 *KRIT1* 基因突变引起的常染色体显性遗传病。

（2）受累部位病变汇总

受累部位	主要表现
神经系统	颅内矢状窦薄壁血管异常、癫痫、头痛、颅内钙化、颅内出血、注意力缺失、血管造影难以发现病灶
眼	视网膜血管变异
肝脏	肝血管变异
软组织	软组织血管变异

（3）基因及致病机制

KRIT1 基因，位于 7 号染色体长臂 2 区 1 带 2 亚带（7q21.2）。基因组坐标为（GRCh38）:7:92200736-92242135，基因全长 41 400bp，包含 16 个外显子，编码 736 个氨基酸。

KRIT1 基因编码含有 4 个锚蛋白重复序列、4.1/ezrin/radixin/ moesin（FERM）结构域和多个 NPXY 序列的蛋白质。其编码的蛋白质定位于细胞核和细胞质中。该蛋白可结合整联蛋白细胞质结构域相关蛋白-1α（ICAP1α），并在 β_1 整合素介导的细胞增殖中发挥关键作用；与连接蛋白和 RAS 相关蛋白 1A（Rap1A）相关联，需要编码该蛋白以维持内皮细胞连接的完整性；它也是微管相关蛋白，可能在微管靶向中发挥作用。该基因突变导致脑海绵状血管畸形。

（隋云鹏　江凌玲）

参 考 文 献

[1] Akers A L, Johnson E, Steinberg G K, et al. Biallelic somatic and germline mutations in cerebral cavernous malformations(CCMs): evidence for a two-hit mechanism of CCM pathogenesis. Hum Mol Genet, 2009, 18(5): 919-930.

[2] Song J P, Ni W, Gu Y X, et al. Epidemiological features of nontraumatic spontaneous subarachnoid hemorrhage in China: a nationwide hospital-based multicenter study. Chin Med J(Engl), 2017, 130(7): 776-781.

[3] Ellis J A, Barrow D L. Supratentorial cavernous malformations. Handb Clin Neurol, 2017, 143: 283-289.

109　Danon 病

（Danon disease; OMIM 300257）

（1）概述

Danon 病是一种伴 X 染色体显性遗传的空泡心肌病和肌病，由编码溶酶体相关膜蛋白-2 的基因 *LAMP2* 突变导致。Danon 疾病主要累及心肌，也可出现骨骼肌受累和精神发育迟滞。肌肉中糖原贮积和溶酶体异常导致的 Danon 病属于糖原贮积症 II 型的一个具有"正常酸性麦芽糖酶"的变种[1]。其后因发现并非所有 Danon 病的患者均有糖原贮积，因此不再考虑其属于糖原贮积症[2]。2005 年 Sugie 等[3]将 Danon 病归为自噬体空泡性肌病。目前仍缺乏确切的流行病学资料。临床表现主要有精神发育迟滞、扩张型心肌病和近端肌无力。此病患者可患心源性栓塞性卒中或短暂性脑缺血发作[4]。

（2）受累部位病变汇总

受累部位	主要表现
中枢神经系统	精神发育迟滞（70%）、认知障碍（轻度）、发育迟缓
眼	男性患者发生中度中央视敏度降低、女性携带者具有正常或近正常视敏度，女性携带者裂隙灯下可见薄片状白色浑浊、出现周围性视网膜胡椒粉样色素斑点、视网膜电流图往往无特殊、患者近全周围性视网膜色素缺失
心血管系统	肥厚型心肌病、扩张型心肌病、心脏扩大、心律失常、预激综合征、运动功能减退、收缩功能异常；活检提示心肌细胞肥大、具有不规则核形、肌原纤维和溶酶体中糖原贮积，心肌细胞包含有变性的线粒体、糖原、微粒碎片的液泡胞质，心肌纤维化、心肌坏死、严重减少或缺失 LAMP2 蛋白
骨骼	高弓足（不常见）
肌肉、软组织	近端肌无力（见于 85% 的患者）、弥漫性肌肉萎缩、运动不耐受、运动后肌痉挛，肌电图可见肌源性损害，肌活检可见肌质 PAS 染色阳性颗粒、成肌细胞和溶酶体中的糖原聚集、液泡具有吞噬作用、液泡膜的肌纤维膜免疫染色为阳性、严重减少或缺失 LAMP2 蛋白、补体 C5b-9 膜复合物染色液泡阳性而肌纤维膜阴性、正常的 α 糖原酶和麦芽糖酶活性
其他	血清肌酸激酶增高

（3）基因及致病机制

LAMP2 基因，位于 X 染色体长臂 2 区 4 带（Xq24），基因组坐标为（GRCh38）:X:120428484-120469169，基因全长 40 686bp，包含 9 个外显子，编码 411 个氨基酸。

LAMP2 基因编码的蛋白质是膜糖蛋白家族成员，为选择蛋白提供碳水化合物配体，可能在癌细胞转移中起作用，还作用于溶酶体的保护、维持和黏附过程。该基因的可变剪接会导致编码不同蛋白的转录本[5]。

（索　阅　张　宁）

参 考 文 献

[1] Danon M J, Oh S J, DiMauro S, et al. Lysosomal glycogen storage disease with normal acid maltase. Neurology, 1981, 31: 51-57.

[2] Nishino I, Fu J, Tanji K, et al. Primary LAMP-2 deficiency causes X-linked vacuolar cardiomyopathy and myopathy(Danon disease). Nature, 2000, 406: 906-910.

[3] Sugie K, Noguchi S, Kozuka Y, et al. Autophagic vacuoles with sarcolemmal features delineate Danon disease and related myopathies. J Neuropath Exp Neurol, 2005, 64: 513-522.

[4] Spinazzi M, Fanin M, Melacini P, et al. Cardioembolic stroke in Danon disease. Clin Genet, 2008, 73:388-390.

[5] Fukuda M, Viitala J, Matteson J, et al. Cloning of the cDNAs encoding human lysosomal membrane glycoproteins, h-lamp-1 and h-lamp-2: comparison of their deduced amino acid sequences. J Biol Chem, 1988, 263: 18920-18928.

110　家族性高胆固醇血症（*LDLR* 基因）
（hypercholesterolemia, familial; OMIM 143890）

（1）概述

家族性高胆固醇血症（*LDLR* 基因）是一种常染色体显性遗传性疾病，其特征在于结合低密度脂蛋白的血清胆固醇升高，可促进胆固醇在皮肤（黄色瘤）、肌腱（黄瘤）和冠状动脉（动脉粥样硬化）中沉积。该疾病表现为 2 种临床形式：纯合子和杂合子。纯合子患者临床症状更严重，发病年龄更早，通常在 20 岁之前。其中，家族性高胆固醇血症是由低密度

脂蛋白受体基因 *LDLR* 杂合突变引起。既往文献表明，家族性高胆固醇血症并不能直接引起缺血性卒中风险的增加。家族性高胆固醇血症患者的高卒中风险往往与既往缺血性心脏疾病相关，而非较高的 LDL 水平[1]。

（2）受累部位病变汇总

受累部位	主要表现
眼	角膜弧、非动脉炎性缺血性视神经病变
心脏血管系统	动脉粥样硬化斑块形成、主动脉壁增厚、局限性主动脉狭窄、冠状动脉粥样硬化性心脏病等
皮肤	黄色瘤

（3）基因及致病机制

LDLR 基因，位于 19 号染色体短臂 1 区 3 带 2 亚带（19p13.2），基因组坐标为（GRCh38）:19:11089549-11131316，基因全长 41 768bp，包含 18 个外显子，编码 860 个氨基酸。

低密度脂蛋白受体（LDLR）基因家族由涉及受体介导的特异性配体内吞的细胞表面蛋白组成。低密度脂蛋白通常在细胞膜上结合，并进入细胞，最终在溶酶体中蛋白质被降解。该基因突变导致常染色体显性家族性高胆固醇血症。

（周怡茉　江凌玲）

参 考 文 献

[1] Beheshti S, Madsen CM, Varbo A, et al. Relationship of Familial Hypercholesterolemia and High LDL Cholesterol to Ischemic Stroke: The Copenhagen General Population Study. Circulation. 2018.

111　甲基丙二酸尿症和高胱氨酸尿症 cb1F 型

（ methylmalonic aciduria and homocystinuria, cb1F type; OMIM 277380 ）

（1）概述

甲基丙二酸尿症和高胱氨酸尿症 cb1F 型是一种钴胺素（cb1；维生

素 B$_{12}$）代谢障碍的遗传异质性疾病。该缺陷造成辅酶腺苷钴胺素（AdoCb1）和甲钴胺（MeCb1）水平下降，从而导致甲基丙二酸单酰辅酶 A 变位酶和甲基四氢叶酸、同型半胱氨酸甲基转移酶及蛋氨酸合成酶的活性降低。其中 cb1F 类型是由 *LMBRD1* 基因纯合突变或杂合突变引起的。甲基丙二酸尿症可有多系统损害：神经系统损害，表现为张力减退、嗜睡、发育迟缓、共济失调、视神经萎缩等；血液系统异常，多为巨幼细胞性贫血、全血细胞减少症、中性粒细胞减少、血小板减少症等，还可以有循环、泌尿等其他系统受累。Cb1F 缺陷者在出生后 2 周出现口腔炎、肌张力低下和面部畸形，部分有血细胞形态异常[1-3]。有报道此类患者出生第 2 日因脑室出血而出现抽搐[4]。

（2）受累部位病变汇总

受累部位	主要表现
神经系统	张力减退、嗜睡、发育迟缓、共济失调
头颈部	小头畸形
五官	低位耳、小耳朵、内眦赘皮、眼距缩短、舌炎、上唇薄
血液系统	巨幼红细胞性贫血、全血细胞减少症、中性粒细胞减少、血小板减少症
皮肤	网状皮肤色素异常、皮疹
其他	甲基丙二酸血症、甲基丙二酸尿症、高胱氨酸血症、高胱氨酸尿症、胱硫醚血症、胱硫醚尿、腺苷钴胺减少、甲钴胺减少、甲基丙二酸单酰辅酶 A 变位酶活性降低、蛋氨酸合成酶活性下降、成纤维细胞中游离氰钴胺素增加

（3）基因及致病机制

LMBRD1 基因，位于 6 号染色体长臂 1 区 3 带（6q13），基因组坐标为（GRCh38）:6:69676158-69796881，基因全长 120 724bp，包含 16 个外显子，编码 540 个氨基酸。

LMBRD1 基因编码参与钴胺素运输和代谢的溶酶体膜蛋白。这种蛋白质也与乙型肝炎抗原相互作用，可能是乙型肝炎病毒核膜穿梭所必需的。该基因突变与维生素 B$_{12}$ 代谢障碍相关。

（刘 欣 高 瑞）

参 考 文 献

[1] Rosenblatt D S, Hosack A, Matiaszuk N V, et al. Defect in vitamin B$_{12}$ release from

lysosomes: newly described inborn error of vitamin B$_{12}$ metabolism. Science, 1985, 228: 1319-1321.

[2] Rosenblatt D S, Laframboise R, Pichette J, et al. New disorder of vitamin B$_{12}$ metabolism(cobalamin F)presenting as methylmalonic aciduria. Pediatrics, 1986, 78: 51-54.

[3] Shih V E, Axel S M, Tewksbury J C, et al. Defective lysosomal release of vitamin B$_{12}$(cb1F): a hereditary cobalamin metabolic disorder associated with sudden death. Am J Med Genet, 1989, 33: 555-563.

[4] Gailus S, Suormala T, Malerczyk-Aktas AG, et al. A novel mutation in lmbrd1 causes the cblf defect of vitamin b(12)metabolism in a turkish patient. J Inherit Metab Dis, 2010, 33:17-24.

112　下颌骨肢端发育异常伴 A 型脂营养不良
（ mandibuloacral dysplasia with type A lipodystrophy, MADA; OMIM 248370 ）

（1）概述

下颌骨肢端发育异常伴 A 型脂营养不良（MADA）是一种脂代谢异常相关的常染色体隐性疾病，由 *LMNA* 基因突变导致。1971 年 Young 等首次对 2 名青少年患者的病情进行描述[1]，2002 年 Novelli 等将其致病基因定位于 1 号染色体[2]。该病多于儿童期发病，其特征是生长发育迟缓、颅骨异常、下颌发育不全、骨骼异常，伴有远端趾骨和锁骨的渐进性骨溶解，以及皮肤色素沉着。既往研究中，长期（1~30 年不等）随访 18 例因 *LMNA* 基因突变所致 Emery-Dreifuss 肌营养不良症患者，其中 4 例发生了卒中[3]。

（2）受累部位病变汇总

受累部位	主要表现
头面部	下颌骨发育不全、突眼、夹捏鼻、尖鼻、喙状鼻、弓状腭、舌乳头缺乏、牙拥挤、缺牙、牙齿发育不全
骨骼系统	关节挛缩、僵硬，颅缝延迟闭合，缝间骨、锁骨发育不全，锁骨、四肢远端指骨肢端骨质溶解
皮肤及附属器	皮肤色素沉着、脱发、稀疏无光泽头发
肌肉、软组织	局部脂肪代谢障碍，面部、颈部及躯干脂肪组织正常，四肢皮下脂肪组织缺失，软组织、肌腱钙化
内分泌系统	2 型糖尿病、糖耐量受损、高脂血症、高胰岛素血症

（3）基因及致病机制

LMNA 基因，位于 1 号染色体长臂 2 区 2 带（1q22），基因组坐标为（GRCh38）:1:156114919-156139106，基因全长 24 188bp，包含 12 个外显子，编码 664 个氨基酸。

LMNA 基因编码核纤层蛋白（lamin）A 和 C。核纤层蛋白是核层的结构蛋白组分。核层由位于内核膜旁蛋白质的二维基质组成，在进化中是高度保守的。核纤层蛋白参与核稳定性、染色质结构和基因表达。该基因的突变可导致如下几种疾病：Emery-Dreifuss 肌营养不良症、家族性部分脂肪营养不良、肢体肌营养不良症、扩张型心肌病、Charcot-Marie-Tooth 病和 Hutchinson-Gilford progeria 综合征。

（王苹莉　江凌玲）

参 考 文 献

[1] Young L W, Radebaugh J F, Rubin P, et al. New syndrome manifested by mandibular hypoplasia, acroosteolysis, stiff joints and cutaneous atrophy (mandib- uloacral dysplasia)in two unrelated boys. Birth Defects Orig Artic Ser, 1971, 7(7): 291-297.

[2] Novelli G, Muchir A, Sangiuolo F, et al. Mandibuloacral dysplasia is caused by a mutation in LMNA-encoding lamin A/C. Am J Hum Genet, 2002, 71(2): 426-431.

[3] Boriani G, Gallina M, Merlini L, et al. Clinical relevance of atrial fibrillation/flutter, stroke, pacemaker implant, and heart failure in emery-dreifuss muscular dystrophy: A long-term longitudinal study. Stroke, 2003, 34:901-908.

113　家族性胸主动脉瘤 10 型

（aortic aneurysm, familial thoracic 10; OMIM 617168）

（1）概述

家族性胸主动脉瘤 10 型是由赖氨酰氧化酶基因（*LOX*）杂合突变引起的常染色体显性遗传性疾病。2016 年 Guo 等[1]报道了 6 个常染色体显性遗传模式胸主动脉瘤家系，这些家系中的患者伴或不伴夹层。胸主动脉瘤发生于主动脉根部或为梭形动脉瘤。未报道患者有降主动脉瘤。临床症状和辅助检查所见还包括二尖瓣型主动脉瓣，在胸主动脉动脉瘤修复术后出现马方综合征表现，病理可见动脉局部弹力纤维缺失、平滑肌细胞缺失。2012 年一项 *LOX* 基因多态性位点分型研究发现 G437A 的多态性可能是缺血性卒中新的危险因素[2]。

（2）受累部位病变汇总

受累部位	主要表现
中枢神经系统	硬脑膜扩张（某些患者可见）
眼	近视（罕见）
口	高腭弓（某些患者可见）、牙齿拥挤
心脏	二尖瓣型主动脉瓣、二尖瓣脱垂（罕见）、冠状动脉粥样硬化性心脏病（罕见）
血管	主动脉弓动脉瘤、累及主动脉根部、升主动脉的梭形动脉瘤、动脉/主动脉动脉瘤夹层或破裂（在某些患者中）、主动脉弓动脉瘤（罕见）、腹主动脉动脉瘤（罕见）、肝动脉动脉瘤（罕见）、下肢静脉曲张（罕见）
骨骼系统	腹疝脊柱侧凸（某些患者可见）、关节活动度增大（某些患者可见）、
皮肤	肢体细长症、身材高大（某些患者可见）皮肤条纹（某些患者可见）、漏斗胸（某些患者可见）
毛发	掉发

（3）基因及致病机制

LOX 基因，位于 5 号染色体长臂 2 区 3 带 1 亚带（5q23.1），基因组坐标为（GRCh38）:5:122066743-122077985，基因全长 11 243bp，包含 7 个外显子，编码 417 个氨基酸。

LOX 基因编码赖氨酰氧化酶蛋白质家族成员，选择性剪接产生多种转录本变体，其中至少一种编码前体蛋白，其可由水解过程产生调节前肽和成熟酶。该酶的铜依赖性胺氧化酶活性在胶原蛋白和弹性蛋白的交联中起作用，而该前肽可能在肿瘤抑制中起作用。另外，这个基因的缺陷与胸主动脉瘤和夹层的易感性有关[3]。

（索　阅　张　宁）

参 考 文 献

[1] Guo D, Regalado E S, Gong L, et al. LOX mutations predispose to thoracic aortic aneurysms and dissections. Circ Res, 2016, 118: 928-934.

[2] Zhang H F, Zhao K J, Xu Y, et al. Lysyl oxidase polymorphisms and ischemic stroke—a case control study. Mol Biol Rep, 2012, 39:9391-9397.

[3] Hamalainen E R, Jones T A, Sheer D, et al. Molecular cloning of human lysyl oxidase and assignment of the gene to chromosome 5q23.3-31.2. Genomics, 1991, 11: 508-516.

114　肝脂酶缺乏症
（hepatic lipase deficiency; OMIM 614025）

（1）概述

肝脂酶（HL）缺乏症以异常的高三酰甘油、低和高密度脂蛋白及 β-迁移极低密度脂蛋白异常为临床特点。1982 年报道 32 名患者（两者为兄弟）仅有正常人 2%的 HL 活性。其中一人在 43 岁时出现心绞痛且具有发疹性黄瘤和掌上黄瘤[1]。Little 和 Connelly[2]及 Carlson 等[3]在 1986年均报道了 HL 缺陷。在一个家庭中开展的关于 HL 的限制性片段长度多态性的早期研究提示 HL 缺陷并不与 HL 结构位点的突变有关[4]。Auwerx 等[5]在 1990 年描述了一个患有家族性肝三酰甘油酶缺陷的大家庭，同时该家庭存在脂蛋白脂酶（LPL）减少，这与 LPL 缺陷的杂合状态相似。先证者因高三酰甘油血症及乳糜微粒血症被发现。通过限制酶处理对这些研究对象的 DNA 基因组进行分析，结果显示 HTGL 基因或 LPL 基因的结构并无大的异常。这可能与这些基因在不同染色体的不同位点（分别在 15 号染色体和 8 号染色体），以及个体为双重杂合子有关。肝脂酶的单基因突变显示了明显升高的脑血管病患病率[6]。

（2）受累部位病变汇总

受累部位	主要表现
心血管系统	心绞痛
皮肤	皮肤发疹性黄瘤、掌黄瘤
其他	肝脂酶缺陷、高三酰甘油、低和高密度脂蛋白异常、β-迁移极低密度脂蛋白异常

（3）基因及发病机制

LPL 基因，位于 8 号染色体短臂 2 区 1 带 3 亚带（8p21.3），基因组坐标为（GRCh38）:8:19939441-19965310，基因全长 25 870bp，包含 10 个外显子，编码 475 个氨基酸。

LPL 编码脂蛋白脂肪酶，其在心脏、肌肉和脂肪组织中表达。LPL 作为同型二聚体，具有三酰甘油水解酶和配体/桥连因子对受体介导的脂蛋白摄取的双重功能。导致 LPL 缺乏的严重突变可致高脂蛋白血症Ⅰ型，而 LPL 中极小的突变则与多数脂蛋白的代谢紊乱相关。

（隋云鹏　张　浩）

参 考 文 献

[1] Breckenridge W C. Lipoprotein abnormalities associated with a familial deficiency of hepatic lipase. Atherosclerosis, 1982, 45(2): 161-179.

[2] Little J A, Connelly P W. Familial hepatic lipase deficiency. Adv Exp Med Biol, 1986, 201: 253-260.

[3] Carlson, L A, Holmquist L, Nilsson-Ehle P. Deficiency of hepatic lipase activity in post-heparin plasma in familial hyper-alpha-triglyceridemia. Acta Med Scand, 1986, 219(5): 435-447.

[4] Sparkes R S. Human genes involved in lipolysis of plasma lipoproteins: mapping of loci for lipoprotein lipase to 8p22 and hepatic lipase to 15q21. Genomics, 1987, 1(2): 138-144.

[5] Auwerx J H, Babirak S P, Hokanson J E. et al. Coexistence of abnormalities of hepatic lipase and lipoprotein lipase in a large family. Am J Hum Genet, 1990, 46(3): 470-477.

[6] Zambon A. Common hepatic lipase gene promoter variant predicts the degree of neointima formation after carotid endarterectomy: impact of plaque composition and lipoprotein phenotype. Atherosclerosis, 2006, 185(1): 121-126.

115　高脂蛋白血症Ⅰ型
（hyperlipoproteinemia, type Ⅰ； OMIM 238600）

（1）概述

高脂蛋白血症Ⅰ型（外源性高三酰甘油血症、家族性脂肪诱发脂血症、高乳糜微粒血症）是由 *LPL* 基因突变导致的一种常染色体隐性遗传疾病，由脂蛋白脂酶或脂酶作用蛋白 Apo Ⅱ 功能障碍所致，导致乳糜微粒和 VLDL 将三酰甘油从血中清除功能下降。高脂蛋白血症 Ⅰ 型是由脂蛋白脂酶基因 *LPL* 纯合或杂合突变引起。高脂蛋白血症在男性多见，与吸烟、酗酒、房颤等一样，均为脑卒中及首次脑卒中的危险因素[1]。

（2）受累部位病变汇总

受累部位	主要表型
眼睛	视网膜色素血症
皮肤	破坏性黄瘤、黄疸
血管	动脉粥样硬化
肝、胆、脾、胰	胰腺炎、肝脾大、胆管狭窄

（3）基因及致病机制

LPL 基因，位于 8 号染色体短臂 2 区 1 带 3 亚带（8p21.3），基因组坐标为（GRCh38）:8:19939441-19965310，基因全长 25 870bp，包含 10 个外显子，编码 475 个氨基酸。

LPL 编码脂蛋白脂酶，其在心脏、肌肉和脂肪组织中表达。LPL 作为同型二聚体，具有三酰甘油水解酶和配体/桥连因子对受体介导的脂蛋白摄取的双重功能。导致 LPL 缺乏的严重突变可致高脂蛋白血症 Ⅰ 型，而 LPL 中极小的突变则与多数脂蛋白的代谢紊乱相关。

（隋云鹏　张　浩）

参 考 文 献

[1] Duricić S, Zikić T R, Zikić M. Risk factors of the first stroke. Med Pregl, 2015, 68(1-2): 17-21.

116　冠状动脉疾病 2 型
（Coronary artery disease, autosomal dominant, 2; OMIM 610947）

（1）概述

冠状动脉疾病 2 型是由 *LRP6* 基因突变引起的常染色体显性遗传病，

表现为心肌梗死和代谢综合征相关危险因素。2007 年 Mani 等[1]发现在筛查冠状动脉疾病时有一个家系具有早发性冠状动脉疾病的倾向，并具有多种冠心病危险因素。冠状动脉造影发现三支血管严重狭窄，其后因意外骨折发现患者有严重骨质疏松。2015 年一项研究发现在高加索人种组成的队列中 LRP6 基因多态性与卒中风险相关[2]。

（2）受累部位病变汇总

受累部位	主要表现
心脏	心绞痛、心肌梗死、心源性猝死
血管	冠状动脉病、早发、高血压
骨骼系统	骨质疏松
代谢系统	高血糖、高血脂、高胆固醇、低密度脂蛋白增高、高密度脂蛋白降低、胆结石
内分泌系统	糖耐量受损、糖尿病

（3）基因及致病机制

LRP6 基因，位于 12 号染色体短臂 1 区 3 带 2 亚带（12p13.2），基因组坐标为（GRCh38）:12:12121126-12266735，基因全长 145 610bp，包含 23 个外显子，编码 1613 个氨基酸。

LRP6 基因编码低密度脂蛋白（LDL）受体基因家族的成员。LDL 受体是跨膜细胞表面蛋白，涉及受体介导的脂蛋白和蛋白质配体内吞作用。该基因编码的蛋白质作为受体单独起作用，或者与卷曲受体一起作为 Wnt 的共同受体，从而引起典型的 Wnt/β-catenin 信号级联反应。通过与 Wnt/β-catenin 信号级联的相互作用，该基因在调节细胞分化、增殖和迁移及许多癌症类型的发展中发挥作用。该蛋白质经历了依赖于 γ-分泌酶的 RIP（受调节的膜内蛋白水解）处理，但是确切的切割位点尚未明确[3]。

（索　阅　张　宁）

参　考　文　献

[1] Mani A, Radhakrishnan J, Wang H, et al. LRP6 mutation in a family with early coronary disease and metabolic risk factors. Science, 2007, 315: 1278-1282.

[2] Harriott A M, Heckman M G, Rayaprolu S, et al. Low density lipoprotein receptor related protein 1 and 6 gene variants and ischaemic stroke risk. Eur J Neurol, 2015, 22:1235-1241.

[3] Kokubu C, Heinzmann U, Kokubu T, et al. Skeletal defects in ringelschwanz mutant mice reveal that Lrp6 is required for proper somitogenesis and osteogenesis. Development, 2004, 131: 5469-5480.

117　家族性胸主动脉瘤 9 型
（aortic aneurysm, familial thoracic 9; OMIM 616166）

（1）概述

家族性胸主动脉瘤 9 型是由 *MFAP5* 基因突变导致的常染色体显性遗传病。患者常表现为房颤、主动脉夹层并发脑血管病 [1]。

（2）受累部位病变总汇

受累部位	主要表现
口	高腭弓（少见）
心血管系统	房颤、二尖瓣脱垂、主动脉根部扩张、主动脉瘤、主动脉夹层
胸部	漏斗胸或鸽子胸
骨骼系统	细长指

（3）基因及致病机制

MFAP5 基因，位于 12 号染色体短臂 1 区 3 带 3 亚带 1 次亚带（12p13.31），基因组坐标为（GRCh38）:12:8648091-8662104，基因全长 14 014bp，包含 9 个外显子，编码 173 个氨基酸。

MFAP5 基因编码一种分子量为 25kDa 的微纤维相关的糖蛋白，其是细胞外基质的微纤维组分。该蛋白通过 αVβ3 整联蛋白促进细胞黏附于微纤维。小鼠中该基因的缺陷会导致中性粒细胞减少。可变剪接产生多个转录本变体，导致最终的蛋白产物具有不同的亚型。

（杨思思　隋云鹏）

参 考 文 献

[1] Barbier M, Gross M S, Aubart M, et al. MFAP5 loss-of-function mutations underscore the involvement of matrix alteration in the pathogenesis of familial thoracic aortic aneurysms and dissections. Am J Hum Genet, 2014, 95(6): 736-743.

118 甲基丙二酸血症和高胱氨酸血症

（methylmalonic acidemia and homocysteinemia; OMIM 277400）

（1）概述

甲基丙二酸血症（MMA）是一种常见的有机酸血症，属于常染色体隐性遗传病，主要是由于甲基丙二酰辅酶 A 变位酶（MCM）或其辅酶腺苷钴胺素（维生素 B_{12}）缺陷所致。甲基丙二酸尿症和高胱氨酸尿症是甲基丙二酸血症中钴胺素代谢缺陷的一种类型，包括 cb1C、cb1D 和 cb1X 3 种亚型，这 3 种亚型均可导致腺苷钴胺素和甲基钴胺素合成不足，引起相应的甲硫氨酸合成酶和甲基丙二酰 CoA 变位酶活性降低，从而使体内甲基丙二酸及同型半胱氨酸蓄积，造成神经、血液、肝脏、肾脏和皮肤等多系统损伤。其中以 cb1C 型最为常见[1]。甲基丙二酸血症合并同型半胱氨酸血症的临床特征以神经系统症状为主，尤其是脑损伤，大多位于双侧苍白球。部分患儿伴巨幼红细胞性贫血、粒细胞及血小板减少[2]，严重时出现骨髓抑制。部分患儿伴肝肾损伤、肾小管酸中毒、间质性肾炎、慢性肾衰竭等肾脏疾病，有时伴有溶血性尿毒症综合征及代谢性酸中毒[3,4]。

（2）受累部位病变汇总

受累部位	主要表现
神经系统	精神萎靡、嗜睡、易激惹、惊厥、运动功能障碍、肌张力低、共济失调、视神经萎缩等
肾脏	血尿、蛋白尿、间质性肾炎、肾小管酸中毒、肾性高血压、肾衰竭
血液系统	巨幼细胞性贫血、粒细胞及血小板减少，严重时有骨髓抑制
心脏	扩张型心肌病
其他	免疫功能低下、肝损害、发育落后

（3）基因及致病机制

MMACHC 基因，位于 1 号染色体短臂 3 区 4 带 1 亚带（1p34.1），基因组坐标为（GRCh38）:1:45500333-45509215，基因全长 8883bp，包含 4 个外显子，编码 282 个氨基酸。*MMACHC* 基因所编码蛋白的确切功能尚不清楚，然而其蛋白 C-末端区域与一种参与钴胺素（维生素 B_{12}）

摄取过程中能量传导的细菌蛋白 TonB 结构相似。因此，推测该蛋白可能参与钴胺素（维生素 B_{12}）的结合及胞内运输作用。*MMACHC* 基因突变与甲基丙二酸尿症和高胱氨酸尿症 cbIC 型相关。

    HCFC1 基因位，于 X 号染色体长臂 2 区 8 带（Xq28），基因组坐标为（GRCh38）:X:153949347-153970840，基因全长 21 494 bp，包含 26 个外显子，编码 2035 个氨基酸。该基因是宿主细胞因子家族的成员，其编码蛋白有 5 个 Kelch 重复序列，为纤连蛋白类似的基序，以及 6 个 HCF 重复序列。这 6 个 HCF 序列都包含高度特异性的切割信号，任何一个都可以被蛋白裂解，从而形成 N-末端链和相应的 C-末端链。该蛋白质的最终形式由非共价结合的 N-和 C-末端链组成。蛋白质参与单纯疱疹病毒感染期间细胞周期的控制和转录调控。编码不同蛋白质异形体的选择性剪接变体已经被发现，然而，并不是所有的变体都被完全表征。

（刘　欣　安冬艳　高　瑞）

参 考 文 献

[1] Thiele J, Van Raamsdonk J M. Gene discovery in methylmalonic aciduria and homocystinuria. Clin Genet, 2006, 69: 402-403.

[2] 张尧, 宋金青, 刘平, 等. 甲基丙二酸尿症合并同型半胱氨酸血症 57 例临床分析. 中华儿科杂志, 2007, 45: 513-517.

[3] Morath M A, Okun J G, Müller I B, et al. Neurodegeneration and chronic renal failure in methylmalonic aciduria-A pathophysiological approach. J Inherit Metab Dis, 2008, 31: 35-43.

[4] 王斐, 韩连书. 甲基丙二酸血症诊治研究进展. 临床儿科杂志, 2008, 26: 724-727.

119　先天性糖基化病 I f 型
（congenital disorders of glycosylation I f, CDG1F; OMIM 609180）

（1）概述

    先天性糖基化病（CDG）即糖蛋白在生物合成方面存在代谢缺陷，常常导致精神运动性阻滞，CDG 的不同形式通过改变血清铁蛋白的 IEF

模式而被认识^[1]。先天性糖基化病Ⅰf型是由 *MPDU1* 基因突变导致的常染色体隐性遗传病。由于患者凝血功能障碍，常导致脑血管病。

（2）受累部位病变汇总

受累部位	主要表现
神经系统	严重的精神发育迟缓、肌张力障碍、共济失调、构音障碍、癫痫
头部	头扁小
眼	眼球震颤、斜视、视网膜异常、视乳头苍白、视神经萎缩
消化系统	胃肠不适、食欲下降
骨骼系统	异位骨化
皮肤及附属器	皮肤干燥、呈鳞状，角化过度、红皮病
血液系统	凝血功能障碍

（3）基因及致病机制

MPDU1 基因，编码内质网膜蛋白，该基因位于 17 号染色体短臂 1 区 3 带 1 亚带（17p13.1），基因组坐标为（GRCh38）:17:7583863-7587551，基因全长 3 689bp，包含 7 个外显子，编码 247 个氨基酸。

MPDU1 基因编码一种内质网膜蛋白。该蛋白是使用甘露糖供体甘露糖-P-双链酚在合成脂质连接的寡糖和糖基磷脂酰肌醇中所需的。该基因的突变导致先天性糖基化病Ⅰf型。可变剪接产生多种转录物变体。

（隋云鹏　孙　萍）

参 考 文 献

[1] Kranz C, Denecke J, Lehrman M A, et al. A mutation in the human MPDU1 gene causes congenital disorder of glycosylation type Ⅰf(CDG-Ⅰf). J Clin Invest, 2001, 108(11): 1613-1619.

120　血小板增多症 2 型
（thrombocythemia 2, THCYT2; OMIM 601977）

（1）概述

血小板增多症 2（THCYT2）是由 *MPL* 基因突变引起的常染色体显

性遗传病。该病可表现为先天性巨核细胞增多症，为一种罕见的综合征，多在婴幼儿时期发病。Ding 等[1] 2004 年报道了日本 3 代共 8 名 THCYT2 患者，血液检查结果提示血小板计数大于 600×10^9/L。骨髓穿刺结果提示巨核细胞增多，其余未见明显异常。该病可累及神经系统，表现为小脑蚓部发育不全、小脑蚓部与第四脑室交通[2]。

（2）受累部位病变汇总

受累部位	主要表现
神经系统	小脑蚓部发育不全、小脑蚓部与第四脑室交通
血液系统	巨核细胞增多、血小板增多

（3）基因及致病机制

MPL 基因，位于 1 号染色体短臂 3 区 4 带 2 亚带（1p34.2），基因组坐标为（GRCh38）:1:43337849-43352772，基因全长 14 924 bp，包含 12 个外显子，编码 635 个氨基酸。

1990 年，从不同谱系永生化骨髓造血细胞的鼠骨髓增生性白血病病毒中鉴定出致癌基因 *v-mpl*。1992 年，人类同源物 *c-mpl* 被克隆出。序列数据显示 *c-mpl* 编码的蛋白与造血受体超家族成员同源。*c-mpl* 反义寡脱氧核苷酸的存在抑制了巨核细胞集落形成。*c-mpl* 的配体血小板生成素，在 1994 年被克隆。血小板生成素被证明是巨核细胞生成和血小板形成的主要调节剂。由 *c-mpl* 基因编码的蛋白 CD110，是由 635 个氨基酸组成的跨膜结构域，具有 2 个胞外细胞因子受体结构域和 2 个细胞内细胞因子受体盒基序。TPO-R 缺陷小鼠出现严重血小板减少，说明 CD110 和血小板生成素在巨核细胞和血小板形成中的重要作用。与血小板生成素结合后，CD110 被二聚化，JAK 家族的非受体酪氨酸激酶及 STAT 家族、MAPK 家族、衔接蛋白 Shc 和受体本身都成为酪氨酸磷酸化的蛋白。

（刘　欣　陈晓宁）

参 考 文 献

[1] Ding J, Komatsu H, Wakita A, et al Familial essential thrombocythemia associated

with a dominant-positive activating mutation of the c-MPL gene, which encodes for the receptor for thrombopoietin. Blood, 2004, 103: 4198-4200.

[2] Kenji I, Eiichi I, Mariko E, et al. Identification of mutations in the c-mpl gene in congenital amegakaryocytic thrombocytopenia. PANS, 1999, 96: 3132-3136.

121　烟雾病 4 型
（moyamoya disease 4 with short stature, hypergonadotropic hypogonadism, and facial dysmorphism, MYMY4; OMIM 300845）

（1）概述

烟雾病 4 型是由 X 染色体上 *MTCP1* 基因或 *BRCC3* 基因大片段的缺失所致，以烟雾血管病、身材矮小、高激素性性腺功能减退和面部畸形为特征性表现。其他可变特征包括扩张型心肌病、头发过早变灰和早发性白内障。烟雾病是一种进行性脑血管障碍，其特征在于颈内动脉和主要分支的狭窄或闭塞，导致脑底部的小侧支血管（moyamoya 血管）的发展。受影响的个体可能由于脑卒中样发作而发展为急性神经系统事件[1, 2]。

（2）受累部位病变汇总

受累部位	主要表现
神经系统	急性神经功能缺损、脑梗死、脑出血、癫痫发作（较不常见）
头面部	面中部过长、下巴后缩、耳朵位置低
眼睛	早发性白内障（1 型）、上睑下垂
鼻	宽鼻
心血管系统	扩张型心肌病（多变异）、左心室扩大（多变异）、烟雾病、脑血管疾病
生殖系统	睾丸体积减小、无精子症
骨骼	短而宽的手指
头发	头发过早变灰
其他	发育迟缓（1 个家系）、身材矮小

（3）基因及致病机制

MTCP1 基因，位于 X 染色体长臂 2 区 8 带（Xq28），基因组坐标为（GRCh38）:X:155065490-155066010，基因全长 521bp，包含 3 个外显子，编码 107 个氨基酸。该基因通过参与与成熟 T 细胞增殖相关的易位而被鉴定。该区域具有复杂的基因结构，5'外显子剪接到两组不同的 3'外显子，可编码两种不同的蛋白质，并具有共同的启动子。

BRCC3 基因，位于 X 号染色体长臂 2 区 8 带（Xq28），基因组坐标为（GRCh38）:X:155071528-155120150，基因全长 48 623bp，包含 9 个外显子，编码 247 个氨基酸。该基因编码含有 BRCA1-BRCA2 的复合物（BRCC）的亚基，是 E_3 泛素连接酶。这种复合物具有 DNA 损伤反应作用，在 DNA 损伤反应中负责 BRCA1 在 DNA 断裂位点的稳定积累。该基因的缺失可导致血管生成异常，并与脑血管病综合征相关。该基因具有多个转录本。在 5 号染色体上存在相关的假基因。

（安冬艳　　戴丽叶）

参 考 文 献

[1] Herve D, Touraine P, Verloes A, et al. A hereditary moyamoya syndrome with multisystemic manifestations. Neurology, 2010, 75(3): 259-264.

[2] Miskinyte S, Butler M G, Herve D, et al. Loss of BRCC3 deubiquitinating enzyme leads to abnormal angiogenesis and is associated with syndromic moyamoya. Ameri J Hum Genet, 2011, 88(6): 718-728.

122　MTHFR 缺乏型高胱氨酸尿症
（homocystinuria due to MTHFR deficiency; OMIM 236250）

（1）概述

甲基四氢叶酸还原酶（MTHFR）缺乏型高胱氨酸尿症是一种常染色体隐性遗传的同型胱氨酸尿症，由 *MTHFR* 基因突变引起。1972 年 Freeman 等[1]首次描述了一位 15 岁黑种人女性病例，1994 年 Goyette 等[2]将致病基因定位于 1p36 号染色体。该病发病年龄可从新生儿到成年，2/3

的患者是女性，临床上可出现脑卒中症状[3]。

（2）受累部位病变汇总

受累部位	主要表现
神经系统	脑卒中、精神障碍、步态异常、感觉异常、癫痫
头颅	小头畸形
肌肉	肌无力
其他	骨髓穿刺图可见不同时期巨幼细胞增生、巨幼细胞性贫血和/或全血细胞减少、血蛋氨酸偏低或正常、高胱氨酸血症、高胱氨酸尿症

（3）基因及致病机制

MTHFR 基因，位于 1 号染色体短臂 3 区 6 带 2 亚带 2 次亚带（1p36.22），基因组坐标为（GRCh38）:1:11790680-11803116，基因全长 12 437bp，包含 11 个外显子，编码 656 个氨基酸。

MTHFR 基因编码的蛋白质可催化 5，10-亚甲基四氢叶酸转化为 5-甲基四氢叶酸，5-甲基四氢叶酸为同型半胱氨酸重新甲基化的底物。*MTHFR* 基因的遗传变异易导致闭塞性血管疾病、神经管缺陷、结肠癌和急性白血病，并与亚甲基四氢叶酸还原酶缺乏相关。

（王苹莉　张　浩）

参 考 文 献

[1] Freeman J M, Finkelstein J D, Mudd S H, et al. Homocystinuria presenting as reversible 'schizophrenia': a new defect in methionine metabolism with reduced methylene-tetrahydrofolate-reductase activity. Pediat Res, 1972, 6: 423.

[2] Goyette P, Sumner J S, Milos R, et al. Human methylenetetrahydrofolate reductase: isolation of cDNA, mapping and mutation identification. Nat Genet, 1994, 7(2): 195-200.

[3] Visy J M, Le C P, Chadefaux B, et al. Homocystinuria due to 5, 10-methylenetet rahydrofolate reductase deficiency revealed by stroke in adult siblings. Neurology, 1991, 41(8): 1313-1315.

123 高胱氨酸尿症伴巨幼红细胞贫血 cb1E 型
（homocystinuria-megaloblastic anemia, cb1E type, HMAE; OMIM 236270）

（1）概述

高胱氨酸尿症伴巨幼红细胞贫血是一种罕见的常染色体隐性先天代谢缺陷性遗传病，这种疾病是由蛋氨酸合成酶缺陷或活性降低，导致维生素 B_{12} 依赖的将同型半胱氨酸转化为蛋氨酸途径异常所致。此病临床表现多样，主要有精神运动发育迟滞、肌张力低下、巨幼红细胞贫血、高胱氨酸尿症和低甲硫胺酸血症，以上所有症状都通过维生素 B_{12} 的补充而缓解。小儿的常见临床表现为喂养困难、小头畸形、精神运动发育迟滞、震颤、步态不稳[1]、意识障碍，严重的可导致肾衰竭[2]。基于对成纤维细胞的研究，可将此病分为两型：高胱氨酸尿症伴巨幼红细胞贫血 cb1E 型，致病基因为 *MTRR*；高胱氨酸尿症伴巨幼红细胞贫血 cb1G 型，致病基因为 *MTR*。有研究发现，高胱胺酸尿症可表现为脑卒中及巨幼细胞贫血[3]。

（2）受累部位病变汇总

受累部位	主要表现
神经系统	精神运动发育迟滞、失张力发作、癫痫、步态异常、脑萎缩
眼	眼球震颤、失明
肌肉	肌张力低
血液系统	巨幼红细胞贫血
其他	发育停滞

（3）基因及致病机制

MTRR 基因，编码 5-甲基四氢叶酸同型半胱氨酸甲基转移酶还原酶，位于 5 号染色体短臂 1 区 5 带 3 亚带 1 次亚带（5p15.31），基因组坐标为（GRCh38）：5:7870795-7900058，基因全长 29 264 bp，包含 14 个外显子，编码 698 个氨基酸。

MTRR 基因编码电子转移酶中铁氧还原蛋白 NADP（＋）还原酶家族成员。这种蛋白质的功能是在蛋氨酸合成酶的作用下合成功能蛋氨酸。由于蛋氨酸合成需要叶酸供体的甲基转移，所以该编码酶的活性对叶酸代谢和细胞甲基化是非常重要的。该基因的突变可导致 cb1E 型半胱氨酸尿症伴巨幼红细胞贫血。

（张　星　陈晓宁）

参 考 文 献

[1] Wilson A, Leclerc D, Saberi F, et al. Functionally null mutations in patients with the cblG-variant form of methionine synthase deficiency. Am J Hum Genet, 1998, 63: 409-414.

[2] Labrune P, Zittoun J, Duvaltier I, et al. Haemolytic uraemic syndrome and pulmonary hypertension in a patient with methionine synthase deficiency. Europ J Pediat, 1999, 158: 734-739.

[3] Bhardwaj P, Sharma R, Sharma M. Homocystinuria: A rare condition presenting as stroke and megaloblastic anemia. J Pediatr Neurosci, 2010, 5(2): 129-131.

124　无β脂蛋白血症
（abetalipoproteinemia, ABL; OMIM 200100）

（1）概述

无β脂蛋白血症是由于 *MTP* 基因突变导致的常染色体隐性遗传病。它主要是由于低胆固醇或脂溶性维生素吸收障碍所致的视网膜变异、神经病变和凝血功能障碍,继发脑血管病,肝脏脂肪变性也是共同存在的。该疾病的根源是错误地包装和分泌载脂蛋白 B 颗粒[1-3]。

（2）受累部位病变汇总

受累部位	主要表现
神经系统	共济失调、脱髓鞘改变
眼	眼底视网膜病变
消化系统	胃肠部脂肪吸收障碍
血液系统	细胞不规则、棘细胞增多症

（3）基因及致病机制

MTP 基因, 位于 4 号染色体长臂 2 区 3 带（4q23）, 基因组坐标为（GRCh38）:4:99574910-99622848, 基因全长 47 939bp, 包含 18 个外显子, 编码 894 个氨基酸。

MTP 编码异二聚体微粒体三酰甘油转运蛋白的大亚基。蛋白二硫键异构酶（PDI）完成异二聚体微粒体三酰甘油转运蛋白, 已被证明在脂蛋白组装中发挥中心作用。*MTP* 突变可引起无β脂蛋白血症。

Narcisi 等在 1995 年确定了所有个体的两个等位基因中 *MTP* 基因的突变。预测每个突变体等位基因在 C-末端编码具有可变数目的异常氨基酸的 *MTP* 的截短形式。遗传工程改造形式的 *MTP* 在 COS-1 细胞中的表达表明，*MTP* 的 C-末端部分是三酰甘油转移活性所必需的。

（隋云鹏　孙　萍）

参 考 文 献

[1] Benayoun L, Granot E, Rizel L, et al. Abetalipoproteinemia in Israel: evidence for a founder mutation in the Ashkenazi Jewish population and a contiguous gene deletion in an Arab patient. Mol Genet Metab, 2007, 90(4): 453-457.

[2] Welty F K. Hypobetalipoproteinemia and abetalipoproteinemia. Curr Opin Lipidol, 2014, 25(3): 161-168.

[3] Hsiao P J, MY Lee, YT Wang, et al. MTTP-297H polymorphism reduced serum cholesterol but increased risk of non-alcoholic fatty liver disease-a cross-sectional study. BMC Med Genet, 2015, 16: 93.

125　甲基丙二酰-CoA 变位酶缺乏引起的甲基丙二酸尿症

（methylmalonic aciduria, mut（0）type; OMIM 251000）

（1）概述

甲基丙二酸尿症是甲基丙二酸盐和钴胺素（cbl；维生素 B_{12}）代谢的基因异质性疾病。在 *MUT* 基因突变引起部分，mut（-）或完全 mut（0）酶缺乏的患者中可发现孤立的甲基丙二酸尿症，这种类型对 B_{12} 治疗没有反应。在 *MUT* 辅酶腺苷钴胺素（AdoCbl）合成缺陷的患者中还存在各种形式的孤立的甲基丙二酸尿症，并根据互补群分类为：cblA，由染色体 4q31 上 *MMAA* 基因突变引起；cblB，由染色体 12q24 上 *MMAB* 基因突变引起。在互补群 cblC、cblD 和 cblF 中可同时存在甲基丙二酸尿症和高胱氨酸尿症。Testai 等[1]在 2010 年发表的综述中阐述了包括甲基丙二酸尿症、异戊酸尿症、丙酸尿症等在内的支链有机酸尿症，其临床表现涉及神经、消化、心血管、代谢等多个系统，并提到有报道在异位酸尿症、丙酸尿症和甲基丙二酸尿症患者中出现小脑出血，以及丙酸尿症和甲基丙二酸尿症患者中具有对称的基底核区缺血性卒中等少见临床表现。

（2）受累部位病变汇总

受累部位	主要表现
神经系统	嗜睡、肌张力减低、昏迷、苍白球严重受累、髓鞘形成延迟、小脑出血（罕见）基底核缺血性卒中（罕见）
心血管系统	心肌病
腹部	肝大、胰腺炎、反复发作的呕吐
泌尿生殖系统	间质性肾炎、慢性肾衰竭
代谢系统	脱水、新生儿或婴儿代谢性酮症酸中毒
血液系统	白细胞减少症、血小板减少症

（3）基因及致病机制

MUT 基因，位于 6 号染色体短臂 1 区 2 带 3 亚带（6p12.3），基因组坐标为（GRCh38）:6:49431728-49459466，基因全长 27 739bp，包含 12 个外显子，编码 750 个氨基酸。

MUT 基因编码线粒体酶甲基丙二酰辅酶 A 变位酶。在人类中，该基因的产物是维生素 B_{12} 依赖性酶，其催化甲基丙二酰辅酶 A 异构化为琥珀酰辅酶 A，而在其他物种中，该酶可能具有不同的功能。该基因突变可能导致各种类型的甲基丙二酸尿症[2]。

（李世雨　张　宁）

参 考 文 献

[1] Testai F D, Gorelick P B. Inherited metabolic disorders and stroke part 2: Homocystinuria, organic acidurias, and urea cycle disorders. Arch Neurol, 2010, 67: 148-153.

[2] Jansen R, Kalousek F, Fenton WA, et al. Cloning of full-length methylmalonyl-CoA mutase from a cDNA library using the polymerase chain reaction. Genomics, 1989, 4: 198-205.

126　家族性肥厚型心肌病 4 型
（ cardiomyopathy, hypertrophic, 4, CMH4;
OMIM 115197 ）

（ 1 ）概述

早期阶段的遗传性心室肥大表现为收缩期前奔马律和心室肥大的心电图改变。进行性心室流出阻塞可引起心律失常、心悸、充血性心力衰竭和猝死。家族性肥厚型心肌病 4 型（CMH4）是由 *MYBPC3* 基因突变引起的常染色体显性遗传病。既往研究发现 *MYBPC3* 基因引起的肥厚型心肌病、扩张型心肌病患者有短暂性脑缺血发作和卒中表型[1]。

（ 2 ）受累部位病变汇总

受累部位	主要表现
心脏	不对称隔膜肥大、主动脉瓣狭窄、肥厚型心肌病、心悸、心律失常、充血性心力衰竭

（ 3 ）基因及致病机制

MYBPC3 基因，位于 11 号染色体短臂 1 区 1 带 2 亚带（11p11.2），基因组坐标为（GRCh38）:11:47331871-47352647，基因全长 20 777bp，包含 34 个外显子，编码 1274 个氨基酸。

MYBPC3 编码肌球蛋白结合蛋白 C 的心脏同种型。肌球蛋白结合蛋白 C 是在横纹肌中的 A 带的跨桥承载区（C 区）中发现的肌球蛋白相关蛋白。肌球蛋白结合蛋白 C 的心脏同种型在心脏肌肉中表达。通过 cAMP 依赖性蛋白激酶（PKA）对肾上腺素能刺激后，体内心脏同种型的调节性磷酸化可能与心脏收缩的调节有关。*MYBPC3* 的突变是家族性肥厚型心肌病的原因之一。

（周怡茉　江凌玲）

参 考 文 献

[1] Ehlermann P, Weichenhan D, Zehelein J, et al. Adverse events in families with hypertrophic or dilated cardiomyopathy and mutations in the mybpc3 gene. BMC Med Genet, 2008, 9:95.

127 常染色体隐性肌球蛋白存储性肌病
（myopathy, myosin storage, autosomal recessive, MSMB; OMIM 255160）

（1）概述

肌球蛋白储存性肌病（MSMB），也称为透明体肌病，是先天性肌病，其特征在于Ⅰ型肌纤维中透明性亚低分子体中 ATP 酶和抗体阳性肌球蛋白的积累。其临床特征是可变的，不同的患者显示近端、肩胛骨或全身无力，呈进行性或非进展性过程。肌球蛋白存储性肌病是由 *MYH7* 基因中的纯合突变引起的常染色体隐性遗传病。心脏异常可导致心源性脑血管病。

（2）受累病变部位汇总

受累部位	主要表现
面部	肌病相、高腭弓
心脏	肥厚型心肌病、扩张型心肌病、心力衰竭
脊柱	脊柱侧弯
肌肉、软组织	肩胛无力

（3）基因及致病机制

MYH7 基因，位于 14 号染色体长臂 1 区 1 带 2 亚带（14q11.2），基因组坐标为（GRCh38）:14:23412854-23433732，基因全长 20 879bp，包含 38 个外显子，编码 1935 个氨基酸。

MYH7 基因编码心肌肌球蛋白的 β（或慢速）重链亚基。肌肉肌球蛋白是含有 2 个重链亚基、2 个轻链亚基和 2 个调节轻链亚基的六聚体蛋白，主要表达于正常人脑室，也在富含慢肌Ⅰ型肌纤维的骨骼肌组织中表达。这种蛋白质和心肌肌球蛋白 α（或快速）重链亚基的相对丰度变化与心肌收缩速度相关。其表达在甲状腺激素消耗和血流动力学过载中也发生改变。该基因突变与家族性肥厚型心肌病、肌球蛋白储存肌病、扩张型心肌病和老年早发性远端肌病有关。

（周怡茉　江凌玲）

128 Sebastian 综合征
（Sebastian syndrome, SBS; OMIM 605249）

（1）概述

Sebastian 综合征（SBS）是由于 *MYH9* 基因突变导致的常染色体显性遗传病。*MYH9* 基因突变导致 SBS，但是有不同超微结构的异常白细胞出现[1]。有报道称 Sebastian 综合征患者，在血小板过低的情况下发生脑出血或脑梗死，此情况较为罕见[2]。

（2）受累部位病变汇总

受累部位	主要表现
血液系统	鼻出血、术后大出血、血小板减少症、巨大血小板

（3）基因及致病机制

MYH9 基因，位于 22 号染色体长臂 1 区 2 带 3 亚带（22q12.3），基因组坐标为（GRCh38）:22:36282668- 36349236，基因全长 66 569bp，包含 40 个外显子，编码 1960 个氨基酸。

MYH9 基因编码常规非肌肉肌球蛋白。其编码的蛋白质是肌球蛋白 II A 重链，其包含 IQ 结构域和肌球蛋白头样结构域，涉及几种重要功能，包括细胞分裂、细胞运动和细胞形状的维持。该基因的缺陷与非综合征性感觉神经性耳聋常染色体显性 17 型、爱泼斯坦综合征、伴有大血小板减少症的阿尔波特综合征、Sebastian 综合征、Fechtner 综合征和伴有进行性感觉神经性耳聋的大血小板减少症有关。

（隋云鹏 孙 萍）

参 考 文 献

[1] Seri M, Pecci A, Di B F, et al. MYH9-related disease: May-Hegglin anomaly, Sebastian syndrome, Fechtner syndrome, and Epstein syndrome are not distinct entities but represent a variable expression of a single illness. Medicine(Baltimore), 2003, 82(3): 203-215.

[2] Nishiyama Y, Akaishi J, Katsumata T, et al. Cerebral infarction in a patient with

macrothrombocytopenia with leukocyte inclusions(MTCP, May-Hegglin anomaly/
Sebastian syndrome). J Nippon Med Sch, 2008, 75(4): 228-232.

129　家族性胸主动脉瘤 4 型
（familial thoracicaortic aneurysm 4; OMIM 132900）

（1）概述

家族性胸主动瘤 4 型是由肌球重链蛋白 11 基因 *MYH11* 突变所致的
常染色体显性遗传病。患者表现为突然胸部或背部刀割样或撕裂样持续
性剧烈疼痛，有皮肤苍白、出汗等休克征象，但血压仍高于正常。累及
锁骨下动脉、颈总动脉和髂股动脉者可出现局部血管杂音。少部分累及
脑血管的患者出现脑卒中[1, 2]。

（2）受累部位病变汇总

受累部位	主要表现
胸主动脉	突发胸痛、休克，动脉瘤
神经系统	脑卒中

（3）基因及致病机制

MYH11 基因,位于 16 号染色体短臂 1 区 3 带 1 亚带 1 次亚带（16p13.11），
基因组坐标为（GRCh38）:16: 15703991- 15838252，基因全长 134 262bp，
包含 40 个外显子，编码 1972 个氨基酸。

MYH11 基因编码的平滑肌肌球蛋白，属于肌球蛋白重链家族。该基
因的产物是六聚体蛋白中的一个亚基，该六聚体蛋白由 2 个重链亚基和
2 对不同的轻链亚基组成。它的功能为收缩蛋白，通过水解 ATP 将化学
能转换机械能。该基因的可变剪接可产生不同的蛋白亚型，表达也不相
同，根据肌细胞成熟过程调节表达比例。

（张　晶　戴丽叶）

参 考 文 献

[1] Pannu H, Tran-Fadulu V, Papke C L, et al. MYH11 mutations result in a distinct

vascular pathology driven by insulin-like growth factor 1 and angiotensin Ⅱ. Hum Molec Genet, 2007, 16:2453-2462.

[2] Khau Van Kien P, Wolf J E, Mathieu F, et al. Familial thoracic aortic aneurysm/ dissection with patent ductus arteriosus:genetic arguments for a particular pathophysiological entity. Europ J Hum Genet, 2004, 12:173-180.

130　家族性肥厚型心肌病 10 型
（cardiomyopathy, hypertrophic, 10; OMIM 608758）

（1）概述

肥厚型心肌病具有遗传异质性，目前已发现几十种基因突变位点，导致不同类型的家族性肥厚型心肌病。其中，家族性肥厚型心肌病 10 型（CMH10）是由 *MYL2* 基因突变引起的。主要累及心脏和呼吸、肌肉、神经等多个系统。Claes 等[1]对其基因型-表型相关性进行研究，尤其是 *MYL2* 基因突变和危险因素对左心室肥厚重塑的影响，结果提示高血压、肥胖等危险因素显著加速了肥厚型心肌病的发展。

（2）受累部位病变汇总

受累部位	主要表现
神经系统	头晕
心脏	胸部疼痛、心悸、左心室壁增厚、不对称的室间隔肥厚、二尖瓣的收缩前部运动、心脏乳头肌肥大、左心室腔和近端腔之间的显著压力梯度，心电图表现：左心室肥大模式、Q 波延长、Q 波超过 1/3 的 R 波深度、明显 T 波倒置的复极异常、室上性心动过速、心室颤动，心源性猝死
呼吸系统	呼吸困难
肌肉、软组织	活检观察到的肌病、粗糙的红色纤维图案、线粒体细胞色素氧化酶阳性线粒体累积

（3）基因及致病机制

MYL2 基因，位于 12 号染色体长臂 2 区 4 带 1 亚带 1 次亚带（12q 24.11），基因组坐标为（GRCh38）:12:110911077-110920529，基因全长 9453bp，包含 7 个外显子，编码 166 个氨基酸。

MYL2 基因编码与心肌肌球蛋白 β（或慢）重链相关的调控轻链。Ca^{2+} 触发调控轻链的磷酸化，从而引发收缩。该基因的突变与左心室型

肥厚型心肌病有关[2]。

（李世雨　张　宁）

参 考 文 献

[1] Claes G R, van Tienen F H, Lindsey P, et al. Hypertrophic remodelling in cardiac regulatory myosin light chain(MYL2)founder mutation carriers. Eur Heart J, 2015, 37: 1815-1822.

[2] Poetter K, Jiang H, Hassanzadeh S, et al. Mutations in either the essential or regulatory light chains of myosin are associated with a rare myopathy in human heart and skeletal muscle. Nat Genet, 1996, 13: 63-69.

131　家族性肥厚型心肌病 8 型
（ **cardiomyopathy, hypertrophic, 8; OMIM 608751** ）

（1）概述

　　肥厚型心肌病具有遗传异质性，目前已发现几十种基因突变位点，导致不同类型的家族性肥厚型心肌病。其中，家族性肥厚型心肌病 8 型（CMH8）是由 *MYL3* 基因中的纯合或杂合突变引起。纯合子患者发病早、症状重，主要累及心血管、呼吸、肌肉等多个系统。Choi 等[1]于 2010 年描述存在不同基因突变的肥厚型心肌病患者的长期预后，其中肌球蛋白轻链 3 基因（ *MYL3* ）突变与晚发 HCM 相关，预后相对较差；发生心脏猝死 1 例，心房颤动 2 例。

（2）受累部位病变汇总

受累部位	主要表现
心血管系统	心悸、心脏乳头肌肥大、左心室室壁增厚、二尖瓣前移、双侧扩大；心电图：左心室肥大、左心房扩大、轻度 T 波倒置、心室颤动、左心室舒张末期压力升高、心搏骤停、心源性猝死；活检：广泛的肌细胞混乱、肌细胞肥大、间质纤维化；血管：肺动脉高压、充血性心力衰竭
呼吸系统	劳力性呼吸困难、夜间阵发性呼吸困难
肌肉、软组织	骨骼肌活检中的肌病改变、破碎红纤维、肌膜下细胞色素氧化酶阳性线粒体累积

（3）基因及致病机制

MYL3 基因，位于 3 号染色体短臂 2 区 1 带 3 亚带 1 次亚带（3p21.31），基因组坐标为（GRCh38）:3:46858244-46863390，基因全长 5147bp，包含 6 个外显子，编码 195 个氨基酸。

MYL3 基因编码肌球蛋白轻链 3，这是一条碱溶性轻链，在文献中也称为心室同种亚型和慢骨骼肌亚型。*MYL3* 基因突变已被确定为左心室型肥厚型心肌病的原因[2]。

（李世雨）

参 考 文 献

[1] Choi JO, Yu CW, Chun Nah J,et al. Long-term outcome of 4 Korean families with hypertrophic cardiomyopathy caused by 4 different mutations. Clin Cardiol, 2010, 33: 430-8.

[2] Cohen-Haguenauer O, Barton PJR, Van Cong N, et al. Chromosomal assignment of two myosin alkali light-chain genes encoding the ventricular/slow skeletal muscle isoform and the atrial/fetal muscle isoform(MYL3, MYL4). Hum Genet, 1989, 81: 278-282.

132　家族性胸主动脉瘤 7 型
（aortic aneurysm, familial thoracic 7, AAT7; OMIM 613780）

（1）概述

家族性胸主动脉瘤 7 型是由 *MYLK* 基因突变导致的常染色体显性遗传性疾病。主动脉瘤或夹层（TAAD）是以常染色体为主导的遗传性疾病，已经检测到家族性 TAAD 是基因多样性和 4 个位点变异所致，该位点已被证实是 SMC 肌球蛋白重链基因[1]。临床表现的主动脉夹层及主动脉瘤可出现缺血性或出血性脑血管病。

（2）受累部位病变汇总

受累部位	主要表现
心血管	主动脉夹层、主动脉瘤

（3）基因及致病机制

MYLK 基因，位于 3 号染色体长臂 2 区 1 带 1 亚带（3q21.1），基因组坐标为（GRCh38）:3:123614105-123793841，基因全长 179 737bp，包含 31 个外显子，编码 1914 个氨基酸。

MYLK 基因是免疫球蛋白基因超家族的成员，编码依赖钙/钙调蛋白的肌球蛋白轻链激酶。该激酶可磷酸化肌球蛋白调节轻链以促进肌球蛋白与肌动蛋白相互作用而产生收缩运动。该基因可编码平滑肌和非平滑肌两种亚型。此外，在 3′区域的内含子区域，使用一个单独的启动子，该基因可以编码一种和肌球蛋白 C-末端序列一致的小端粒蛋白，其在平滑肌中独立表达，用于稳定未磷酸化的肌球蛋白微丝。*MYLK* 的假基因位于 3 号染色体的短臂。已经鉴定了 4 种可以产生依赖钙/钙调蛋白的酶的转录本，以及 2 种可以产生端粒酶的转录本。还鉴定了其他一些变体，但尚未鉴定全长转录本。

（杨思思　隋云鹏）

参 考 文 献

[1] Pannu H, Tran-Fadulu V, Papke C L, et al. MYH11 mutations result in a distinct vascular pathology driven by insulin-like growth factor 1 and angiotensin Ⅱ. Hum Mol Genet, 2007, 16（20）: 2453-2462.

133　家族性肥厚型心肌病 16 型
（ cardiomyopathy, hypertrophic, 16; OMIM 613838 ）

（1）概述

家族性肥厚型心肌病 16 型（CMH16）是由 *MYOZ2* 基因杂合突变引起的常染色体显性遗传性疾病，由 Osio 等[1]通过研究一个 3 代黑种人家族对基因进行测序得出。可见心肌结构异常及房颤继发心源性栓塞病例。

（2）受累部位病变汇总

受累部位	主要表现
心血管系统	左心室肥大、复极异常、不对称的室间隔肥大、房颤、室性心动过速、左束支传导阻滞

（3）基因及致病机制

MYOZ2 基因，位于 4 号染色体长臂 2 区 6 带（4q26），基因组坐标为（GRCh38）:4:119136526-119186200，基因全长 49 675bp，包含 5 个外显子，编码 264 个氨基酸。

MYOZ2 基因编码的蛋白质属于结合钙调磷酸酶的肌节蛋白家族，钙调磷酸酶是参与不同细胞类型中钙依赖性信号转导的磷酸酶。这些家族成员将钙调磷酸酶固定在心脏和骨骼肌细胞的肌节 z 线上的 α-辅肌动蛋白，因而它们对于钙调磷酸酶信号转导十分重要。该基因突变导致家族性肥厚型心肌病 16 型[2]。

（李世雨　张　宁）

参 考 文 献

[1] Osio A, Tan , Chen S N,et al. Myozenin 2 is a novel gene for human hypertrophic cardiomyopathy. Circ Res, 2007, 100: 766-8.

[2] Frey N, Richardson J A, Olson E N. Calsarcins, a novel family of sarcomeric calcineurin-binding proteins. Proc Nat Acad Sci, 2000, 97: 14632-14637.

134　Watson 综合征
（Watson syndrome; OMIM 193520）

（1）概述

Watson 综合征是一种常染色体显性遗传性疾病，其特征为肺动脉狭窄、牛奶-咖啡斑、智力下降和身材矮小。大多数受累个体有大头畸形和 Lisch 结节，约 1/3 受累者有神经纤维瘤。Watson 综合征由 *NF1* 基因杂合突变引起。Terry 等[1]研究发现，与一般人群相比，该基因突变患者缺血性卒中和脑出血风险均显著增加，无论成人和儿童，其中，这种风险对出血性卒中最为显著。

（2）受累部位病变汇总

受累部位	主要表现
神经系统	智力低下
心血管	肺动脉瓣狭窄
皮肤	牛奶–咖啡斑、神经纤维瘤、腋窝雀斑
眼睛	Lisch 结节
其他	身材矮小

（3）基因及致病机制

NF1 基因，位于 7 号染色体长臂 1 区 1 带 2 亚带（17q11.2），基因组坐标为（GRCh38）:17:31095310-31374155，基因全长 278 846 bp，包含 57 个外显子，编码 2818 个氨基酸。

NF1 基因产物对 ras 信号转导途径起负调节作用。该基因突变与 1 型神经纤维瘤病、青少年骨髓单核细胞白血病和 Watson 综合征有关。对该基因的 mRNA 进行编辑（CGA>UGA→Arg1306Term），导致翻译提前终止。此基因也存在着编码不同亚型的剪接转录本变体[2]。

（李世雨　张　宁）

参 考 文 献

[1] Terry A R, Jordan J T, Schwamm L,et al. Increased Risk of Cerebrovascular Disease Among Patients With Neurofibromatosis Type 1: Population-Based Approach. Stroke, 2015, 47: 60-65.

[2] Trovo-Marqui A B, Tajara E H. Neurofibromin: a general outlook. Clin Genet, 2006, 70: 1-13.

135　伴或不伴房室传导阻滞的房间隔缺损 7 型
（atrial septal defect 7 with or without atrioventricular conduction defects, ASD7; OMIM 108900）

（1）概述

伴或不伴房室传导阻滞的房间隔缺损 7 型是由 *NKX2-5* 基因突变导致

的常染色体显性遗传病。房间隔缺损孔口型几乎总是散发的，伴随着多个遗传因素，有报道一个家族4代都有孔口型房间隔缺损伴房室传导阻滞：5例被证实和2例有可能，10个家庭被证实有房间隔缺损孔口型[1]。房间隔缺损常伴有心律失常[2]。既往有研究者在100例伴有卵圆孔未闭的卒中患者中发现了*NKX2-5*基因突变[3]。

（2）受累部位病变汇总

受累部位	主要表现
心脏	房间隔缺损常见型，房间隔缺损少见小孔型，房室传导阻滞、房颤，部分患者会出现室中隔缺损，少见法洛四联症，部分患者出现左心室肥厚、PR间期延长，少见瓣膜下主动脉瓣狭窄、二尖瓣双孔
血管	肺动脉畸形

（3）基因及致病机制

*NKX2-5*基因，位于5号染色体长臂3区5带1亚带（5q35.1），基因组坐标为（GRCh38）:5:173232569-173235083，基因全长2515bp，包含2个外显子，编码324个氨基酸。

*NKX2-5*基因编码含同源框的转录因子。这种转录因子在心脏形成和发育中起作用。该基因突变引起伴或不伴房室传导阻滞的房间隔缺损及法洛四联症，均为心脏畸形疾病。

（隋云鹏　孙　萍）

参 考 文 献

[1] Bosi G, Sensi A, Calzolari E, et al. Familial atrial septal defect with prolonged atrioventricular conduction. Am J Med Genet, 1992, 43(3): 641.

[2] Contractor T, Mandapati R. Arrhythmias in patients with atrial defects. Card Electrophysiol Clin, 2017, 9(2): 235-244.

[3] Belvis R, Tizzano E F, Marti-Fabregas J, et al. Mutations in the nkx2-5 gene in patients with stroke and patent foramen ovale. Clin Neurol Neurosurg, 2009, 111:574-578.

136 伴皮质下梗死和白质脑病的常染色体显性遗传性脑动脉病

(cerebral arteriopathy, autosomal dominant, with subcortical infarcts and leukoencephalopathy, CADASIL; OMIM 125310)

（1）概述

CADASIL 是常染色体显性遗传合并皮质下梗死和白质脑病，是一种遗传性小动脉疾病，由 *NOTCH3* 基因突变引起[1]。本病最常见的临床表现是偏头痛和短暂性脑缺血发作（TIA）或脑卒中，通常发生在 40～50 岁[2, 3]。患者在 35～55 岁开始出现偏头痛伴有反复发作的皮质下短暂性脑缺血发作或脑卒中，伴情绪情感障碍。随着病情的发展可出现皮质下痴呆、假性延髓麻痹和尿失禁等。其中缺血性脑卒中和 TIA 是最常见的临床表现，见于 85% 的有症状患者。发生缺血性脑卒中的年龄为 30～70 岁，平均年龄约为 46 岁。缺血性脑卒中通常发生在没有血管危险因素的患者中。2/3 的患者表现为典型的腔隙综合征，而累及整个大脑半球的脑卒中很少见。反复发作的伴或不伴临床症状的脑卒中往往会导致认知能力下降和明显的皮质下痴呆，起病可突然发生也可能呈慢性进行性发展的病程。

（2）受累部位病变汇总

受累部位	主要表现
神经系统	反复发作的皮质下梗死和白质脑病、假性延髓麻痹、皮质下痴呆、偏头痛、精神情绪障碍
眼	视神经梗死造成的急性视力减退（罕见）、非动脉炎性前部缺血性视神经病变、异常视网膜电图、异常视觉诱发电位
膀胱	尿失禁
皮肤	静脉曲张

（3）基因及致病机制

NOTCH3 基因，编码跨膜受体蛋白受体-3，位于 19 号染色体短臂 1

区 3 带 1 亚带 2 次亚带（19p13.12），基因组坐标为（GRCh38）:19: 15160662-15200905，基因全长 40 244bp，包含 33 个外显子，编码 2321 个氨基酸。

CADASIL 相关的 *NOTCH3* 基因突变分布在其 34 个表皮生长因子样重复区（EGFRs），这些重复区共同组成 NOTCH3 受体的胞外域，这些突变可造成表皮生长因子样重复区获得或丢失一个半胱氨酸残基。

（江凌玲　索　阅）

参 考 文 献

[1] Joutel A, Corpechot C, Ducros A, et al. Notch3 mutations in CADASIL, a hereditary adult-onset condition causing stroke and dementia. Nature, 1996, 383(6602): 707-710.

[2] Chabriat H, Vahedi K, Iba-Zizen M T, et al. Clinical spectrum of CADASIL: a study of 7 families. Cerebral autosomal dominant arteriopathy with subcortical infarcts and leukoencephalopathy. Lancet, 1995, 346(8980): 934-939.

[3] Jump James, William D, Berger Timothy G, et al. Andrews' Diseases of the Skin: clinical Dermatology. Saunders Elsevier, 2000, 545.

137　家族性房颤 6 型
（familial atrial fibrillation 6, ATFB6; OMIM 612201）

（1）概述

家族性房颤 6 型（ATFB6）是一种常染色体显性遗传性家族性心房颤动，是由 *NPPA* 基因突变引起。2008 年，Hodgson-Zingman 等[1]首次在一个 3 代高加索家庭中描述，并将致病基因定位于 1 号染色体。患者平均诊断年龄为 40 岁。心房颤动作为最常见的心律失常使脑卒中的发生概率增加了 4 倍[2]。

（2）受累部位病变汇总

受累部位	主要表现
心脏	心房颤动、左心房扩大、左心室扩大

（3）基因及致病机制

NPPA 基因，编码钠尿肽前体，位于 1 号染色体短臂 3 区 6 带 2 亚带 2 次亚带（1p36.22），基因组坐标为（GRCh38）:1:11846009-11847684，基因全长 1676bp，包含 3 个外显子，编码 151 个氨基酸。

钠尿肽前体（包含一个信号肽）属于利钠肽家族。利钠肽涉及体内细胞外液和电解质的平衡。ATFB6 相关的 *NPPA* 基因移码突变，造成编码产物 ANP 的 C-末端延长了 12 个氨基酸，使血液中心钠素水平明显增高，导致 ANP 激活了 cGMP 传导系统，缩短心房有效不应期，触发房颤。

（王苹莉　杨思思）

参 考 文 献

[1] Hodgson-Zingman D M, Karst M L, Zingman L V, et al. Atrial natriuretic peptide frameshift mutation in familial atrial fibrillation. N Engl J Med, 2008, 359(2): 158-165.

[2] Wolf P A, Abbott R D, Kannel W B. Atrial fibrillation: a major contributor to stroke in the elderly. The Framingham Study. Arch Intern Med, 1987, 147(9): 1561-1564.

138　家族性房颤 15 型
（familial atrial fibrillation 15, ATFB15; OMIM 615770）

（1）概述

家族性房颤 15 型（ATFB15）是一种常染色体隐性遗传性疾病，由 *NUP155* 基因突变引起。2004 年 Oberti 等[1]首次在乌拉圭家族中描述，并用连锁分析法将致病基因定位于 5 号染色体。目前只有一个家系的报道。房颤作为最常见的心律失常使脑卒中的发生概率增加了 4 倍[2]。

（2）受累部位病变汇总

受累部位	主要表现
心血管系统	房扑、房颤、室性快速型心律失常、心房扩大、心室扩大、射血分数下降
其他	胎儿期心律失常、新生儿猝死

（3）基因及致病机制

NUP155 基因，位于 5 号染色体短臂 1 区 3 带 2 亚带（5p13.2），基因组坐标为（GRCh38）:5:37291900-37370977，基因全长 79 078bp，包含 35 个外显子，编码 1391 个氨基酸。

核孔蛋白在核孔复合物的组装和功能发挥中起重要作用。核孔复合物调节大分子穿越核包膜（NE）的运动。*NUP155* 基因编码的蛋白在 NE 囊泡的融合和双 NE 的形成中起重要作用，可能参与心脏的生理活动，与房颤的发病机制有关。可变剪接形成该基因的多个转录本。*NUP155* 基因的假基因位于 6 号染色体。

（王苹莉　杨思思）

参 考 文 献

[1] Oberti C, Wang L, Li L, et al. Genome-wide linkage scan identifies a novel genetic locus on chromosome 5p13 for neonatal atrial fibrillation associated with sudden death and variable cardiomyopathy. Circulation, 2004, 110(25): 3753-3759.

[2] Wolf P A, Abbott R D, Kannel W B. Atrial fibrillation: a major contributor to stroke in the elderly. The Framingham Study. Arch Intern Med, 1987, 147(9): 1561-1564.

139　鸟氨酸氨甲酰转移酶缺乏症
（ornithine transcarbamylase deficiency; OMIM 311250）

（1）概述

鸟氨酸氨甲酰转移酶（OTC）缺乏症是引起高氨血症的 X 连锁遗传的先天性疾病。该疾病可以通过补充精氨酸和低蛋白质饮食治疗。尿素循环障碍的特征是高氨血症、脑病和呼吸性碱中毒三联征。涉及尿素循环生物合成中不同缺陷的 5 种疾病为 OTC 缺乏症、氨甲酰磷酸合成酶缺乏症、精氨基琥珀酸合成酶缺乏症或瓜氨酸血症、精氨基琥珀酸裂合酶缺乏症和精氨酸酶缺乏症。OTC 缺乏症是由 *OTC* 基因突变引起。2010 年，Testai 等[1] 提出包括 OTC 缺乏症在内的尿素循环障碍性疾病的患者中发生脑卒中者较为罕见。

（2）受累病变部位汇总

受累部位	主要表现
神经系统	嗜睡、特发性共济失调、癫痫、脑水肿、发育延迟、脑卒中、精神发育迟滞
消化系统	呕吐、蛋白不耐受

（3）基因及致病机制

OTC 基因，位于 X 染色体短臂 1 区 1 带 4 亚带（Xp11.4），基因组坐标为（GRCh38）:X:38352697-38421082，基因全长 68 386bp，包含 10 个外显子，编码 354 个氨基酸。

OTC 基因编码线粒体基质酶，这种酶的错义和移码突变导致鸟氨酸氨甲酰转移酶缺乏，导致高氨血症。由于该酶的基因与 Duchenne 肌营养不良相似，因此也可能在该病中发挥作用。

（周怡茉　江凌玲）

参 考 文 献

[1] Testai F D, Gorelick P B. Inherited metabolic disorders and stroke part 2: homocystinuria, organic acidurias, and urea cycle disorders. Arch Neurol, 2010, 67: 148-153.

140　小头、骨发育不良的先天性矮小症
（microcephalic osteodysplastic primordial dwarfism, MOPD; OMIM 210720）

（1）概述

MOPD 由 Majewski 和 Spranger 于 1976 年首次报道，是一种常染色体隐性遗传性疾病。MOPD Ⅱ 型，致病基因为 *PCNT*，其典型临床特征为出生前后均发育迟缓、身材矮小和小头畸形；MOPD Ⅱ 型患者亦可伴有脑血管异常[1]，如烟雾病、颅内动脉瘤或脑血管病风险增加。

（2）受累部位病变汇总

受累部位	主要表现
神经系统	大脑变形、大脑发育不良、脑萎缩、脑回缺失、胼胝体发育不全或缺失、小脑蚓部发育不良、髓鞘化延迟、智力低下、烟雾病、颅内动脉瘤

续表

受累部位	主要表现
骨骼、关节	小头畸形、斜坡状额骨、面部畸形、齿列异常、短肢、中手骨短缩、高窄骨盆或宽骨盆、小髂骨翼、股骨干骺端 V 形或三角形改变、髋内翻或髋外翻、关节挛缩或脱臼
皮肤、毛发	皮肤干燥或褶皱、头发眉毛稀疏或缺失
眼	眼球突出、角膜浑浊、视盘发育不良、视觉功能异常

（3）基因及致病机制

基因 *PCNT*，位于 21 号染色体长臂 2 区 2 带 3 亚带（21q22.3），基因组坐标为（GRCh38）:21:46324229-46445327。基因全长 121 099bp，包含 47 个外显子，编码 3336 个氨基酸。

基因 *PCNT* 编码的蛋白质与钙调蛋白结合并在中心体表达，是 PCM 的组成部分。蛋白质包含一系列卷曲螺旋结构域和高度保守的 PCM 靶向基序，称为 C-末端附近的 PACT 结构域。蛋白质与微管成核组分 γ-微管蛋白相互作用，并且对中心体、细胞骨架和细胞周期进程的正常功能可能有重要作用。该基因突变可导致 Seckel 综合征 IV 型和 II 型，小头、骨发育不良的先天性矮小症。

（刘　欣　张　浩）

参 考 文 献

[1] Bober M B, Khan N, Kaplan J, et al. Majewski osteodysplastic primordial dwarfism type II(MOPD II): expanding the vascular phenotype. Am J Med Genet, 2010, 152A: 960-965.

141　脑海绵状血管畸形 3 型
（cerebral cavernous malformations 3, CCM3; OMIM 603285）

（1）概述

脑海绵状血管畸形 3 型（CCM3）是一种常染色体显性遗传的中枢神经系统血管畸形，由 *PDCD10* 基因突变引起。1998 年，Craig 等[1]分析非西班牙裔白种人家族，将 CCM3 致病基因定位于 3 号染色体。该病多在 15 岁前出现症状，首发症状最常见于脑出血[2]，MRI 是最好的检测方法，血管造影一般不能发现异常。

（2）受累部位病变汇总

受累部位	主要表现
神经系统	颅内血管海绵状畸形、癫痫、头痛、颅内出血、局灶性神经功能缺损、颅内钙化
眼	视网膜血管畸形
肝	肝血管畸形
表皮组织	过度角化
软组织	软组织血管畸形

（3）基因及致病机制

PDCD10 基因，位于 3 号染色体长臂 2 区 6 带 1 亚带（3q26.1），基因组坐标为（GRCh38）:3:167684308-167720157，基因全长 35 850bp，包含 7 个编码外显子和 3 个 5′非编码外显子，编码 212 个氨基酸。

PDCD10 基因突变包括整个基因的缺失、DNA 片段的缺失、碱基对的缺失，影响到外显子的阅读或反常剪接，导致终止密码子出现，使翻译提前终止。*PDCD* 结构的改变影响与其他蛋白的结合能力，影响血管的生成和重建。

（王苹莉　陈晓宁）

参 考 文 献

[1] Craig H D, Gunel M, Cepeda O, et al. Multilocus linkage identifies two new loci for a mendelian form of stroke, cerebral cavernous malformation, at 7p15-13 and 3q25. 2-27. Hum Mol Genet, 1998, 7(12): 1851-1858.

[2] Denier C, Labauge P, Bergametti F, et al. Genotype-phenotype correlations in cerebral cavernous malformations patients. Ann Neurol, 2006, 60(5): 550-556.

142 高血压及短指（趾）综合征

（hypertension and brachydactyly syndrome, HTNB; OMIM 112410）

（1）概述

高血压及短指（趾）综合征（HTNB）是一种以短指（趾）和严重的高血压为特征的常染色体显性遗传性疾病，是由 *PDE3A* 基因杂合突变所致。HTNB 主要表现为短指（趾）E 型，严重的盐非依赖型、年龄依赖型高血压，成纤维细胞生长速度增快，延髓头–腹外侧的神经血管相互接触，血压的压力感受器调节功能发生改变等；如不及时治疗，患者常在 50 岁前因各种类型的卒中而死亡[1]。1996 年，Schuster 等对 Bilginturan 等在 1973 年描述的家族 HTNB 进行了研究，认为这种罕见的单一形式高血压的遗传基础的确定可能有助于阐明原发性高血压的多个因素[2, 3]。

（2）受累部位病变汇总

受累部位	主要表现
神经系统	延髓头–腹外侧的神经血管相互接触、压力感受器调节功能改变
心血管	严重的盐非依赖型高血压、压力感受器调节功能改变
骨骼	掌骨增厚、掌骨缩短、指（趾）骨增厚、指（趾）骨缩短、锥形骨骺、跖骨增厚、跖骨缩短、第五趾远端趾骨融合
其他	身材矮小

（3）基因及致病机制

PDE3A 基因，位于 12 号染色体短臂 1 区 2 带 2 亚带（12p12.2），基因组坐标为（GRCh38）:12:20369285-20680271，基因全长 310 987bp，包含 16 个外显子，编码 1141 个氨基酸。

PDE3A 基因编码的蛋白是受 cGMP-抑制的环核苷酸磷酸二酯酶（cGI-PDE）家族的成员。cGI-PDE 酶水解 cAMP 和 cGMP，并且通过调节细胞内环核苷酸信号的丰度和持续时间从而在许多细胞过程中起关键作用。该蛋白介导血小板聚集，并通过调节血管平滑肌的收缩和松弛在心血管功能中起重要作用。该蛋白的抑制剂可能有效治疗充血性心力

衰竭。该基因存在编码不同亚型的可变剪接转录本[2]。

（张　星　张　宁）

参 考 文 献

[1] Maass PG, Aydin A, Luft FC, et al. PDE3A mutations cause autosomal dominant hypertension with brachydactyly. 2015, 47: 647-53.

[2] Schuster H, Wienker, T F, Bahring S, et al. Severe autosomal dominant hypertension and brachydactyly in a unique Turkish kindred maps to human chromosome 12. Nat Genet, 1996, 13: 98-100.

[3] Bilginturan N, Zileli S, Karacadag S, et al. Hereditary brachydactyly associated with hypertension. J Med Genet, 1973, 10: 253-259.

143　伴或不伴激素抵抗的肢端骨发育不全 2 型
（acrodysostosis 2 with or without hormone resistance, Acrdys 2; OMIM 614613）

（1）概述

伴或不伴激素抵抗的肢端骨发育不全 2 型（Acrdys2）表现为骨骼发育不良，以身材矮小、严重的短指畸形、面部发育不良、鼻发育不良为特点。患者通常表现为骨化过早及肥胖。实验室研究发现部分患者具有多种激素抵抗，包括甲状旁腺激素、促甲状腺激素、降钙素、生长激素释放激素、促性腺激素，突变基因为 *PDE4D*，该病为常染色体显性遗传性疾病。Gretarsdottir 等[1]发现该基因与脑卒中强烈相关，特别是颈动脉和心脏发生的脑卒中，考虑与动脉粥样硬化有关。

（2）受累部位病变汇总

受累部位	主要表现
神经系统	脑卒中、认知功能障碍、语言发育迟缓
骨骼	鼻骨异常、短鼻、反复腕管综合征、锥形骨骺、下颌突出、手指及脚趾不规则缩短

（3）基因及致病机制

PDE4D 基因，编码磷酸二酯酶 4D，位于 5 号染色体长臂 1 区 1 带 2

亚带至 2 带 1 亚带（5q11.2—q12.1），基因组坐标为（GRCh38）:5: 58974664-59768509，基因全长 793 846bp，包含 15 个外显子，编码 745 个氨基酸。

PDE4D 基因编码的蛋白质具有 3′, 5′-cAMP 磷酸二酯酶活性，并降解 cAMP，cAMP 为多种细胞类型的信号转导分子。该基因使用不同的启动子产生编码功能性蛋白质的多个可变剪接的转录物变体。

（张豪杰　王　晖　王　蕾）

参 考 文 献

[1] Gretarsdottir S, Thorleifsson G, Reynisdottir S T, et al. The gene encoding phosphodiesterase 4D confers risk of ischemic stroke. Nat Genet, 2003, 35: 131-138.

144　糖原贮积症 ⅩⅣ型
（glycogen storage disease type ⅩⅣ, GSD14; OMIM 614921）

（1）概述

糖原贮积症 ⅩⅣ型（GSD14）是一种常染色体隐性遗传性疾病，由 PGM1 基因突变引起。2009 年，Stojkovic 等[1]首次对一名 35 岁男子的病情进行描述，并将致病基因定为 PGM1 基因。该病常见的临床表现是唇腭裂、间歇性低血糖、运动不耐受等，横纹肌溶解、扩张型心肌病、脑血栓形成等较少见[2]。

（2）受累部位病变汇总

受累部位	主要表现
神经系统	缺血性脑卒中
头面部	小颌畸形、皮尔罗宾症、腭裂、双叉腭垂
心血管系统	扩张型心肌病、心动过速
呼吸系统	呼吸困难
肝	肝病、慢性肝炎、肝脂肪变性、肝纤维化、肝脏糖原贮积
肌肉、软组织	运动不耐受、肌无力、易疲劳、肌肉糖原贮积、横纹肌溶解
内分泌及代谢系统	低促性腺激素性腺功能减退、青春期延迟、间歇性低血糖
其他	身材矮小、肝酶异常、血清肌酸激酶增高、PGM1 活性降低（低于正常值的 10%）、抗凝血酶Ⅲ减少、血清转铁蛋白失去 N-聚糖、单唾液酸和三唾液酸转铁蛋白增多

（3）基因及致病机制

PGM1 基因，位于 1 号染色体短臂 3 区 1 带 3 亚带（1p31.3），基因组坐标为（GRCh38）:1:63593489-63659675，基因全长 66 187bp，包含 11 个外显子，编码 562 个氨基酸。

PGM1 基因编码磷酸葡萄糖变位酶（PGM）的同工酶，属于磷酸己糖转化酶家族。PGM 有几种同工酶，其由不同的基因编码并催化葡萄糖的 1 位和 6 位之间的磷酸转移。在大多数细胞类型中，该 PGM 同工酶是主要的，约占总 PGM 活性的 90%。在红细胞中，PGM2 是主要的同工酶，该基因突变导致糖原贮积症 XIV 型。

（王苹莉　王　蕾）

参 考 文 献

[1] Stojkovic T, Vissing J, Petit F, et al. Muscle glycogenosis due to phosphoglucomutase 1 deficiency. N Engl J Med, 2009, 361 (4): 425-427.

[2] Timal S, Hoischen A, Lehle L, et al. Gene identification in the congenital disorders of glycosylation type I by whole-exome sequencing. Hum Mol Genet, 2012, 21 (19): 4151-4161.

145　Axenfeld-Rieger 综合征 1 型
（Axenfeld-Rieger syndrome, type 1; OMIM 180500）

（1）概述

Axenfeld-Rieger 综合征 1 型是一种罕见的眼前段发育异常的常染色体显性遗传病，由 *PITX2* 基因杂合突变引起。1920 年由 Axenfeld 首次描述，1987 年 Shiang 等[1]将其致病基因定位于 4 号染色体。该病发病率为 1/20 万，其主要临床症状为眼前段、头面部、脐和牙齿等发育异常，约 50%的患者会发展为青光眼[2]，部分患者还伴随垂体功能异常、中耳耳聋、心脏缺陷、尿道下裂、生长迟缓和智力低下等症状。

PITX2 基因与房颤敏感区紧邻，Gretarsdottir 等[3]对冰岛人群的研究发现，*PITX2* 基因与缺血性脑卒中心源性栓塞显著相关。

（2）受累部位病变汇总

受累部位	主要表现
头面部	上颌发育不全、短人中、突出的眶上嵴、宽鼻梁
眼	前房角发育不全、虹膜发育不良、青光眼、瞳孔异位、瞳孔变形、多瞳症、无虹膜、小角膜、球形角膜、斜视、Schwalbe 线突出（后胚胎环）
唇	薄上唇
齿	牙齿发育不全
腹部	脐缺陷
肛门	肛门闭锁、肛门狭窄
泌尿生殖系统	尿道下裂（男）
内分泌系统	生长激素缺乏

（3）基因及致病机制

PITX2 基因，位于 4 号染色体长臂 2 区 5 带（4q25），基因组坐标（GRCh38）:4:110618125-110622460，基因全长 4336bp，包含 3 个外显子，编码 324 个氨基酸。

PITX2 基因编码 bicoid 样同源异型盒转录因子家族的成员，基因突变包括错义突变、无义突变和剪接突变，以及小片段的插入、缺失和复制。大部分突变发生在其 DNA 元件识别和结合作用的 HD 结构域。

（王苹莉　张　浩）

参 考 文 献

[1] Shiang R, Bell G, Divelbiss J E, et al. Mapping of ADH3, EGF, and IL2 in a patient with Riegers-like phenotype and 4q23-q27 deletion. Am J Hum Genet, 1987, 41: A185.

[2] Fitch N, Kaback M. The Axenfeld syndrome and the Rieger syndrome. J Med Genet, 1978, 15 (1): 30-34.

[3] Gretarsdottir S, Thorleifsson G, Manolescu A, et al. Risk variants for atrial fibrillation on chromosome 4q25 associate with ischemic stroke. Ann Neurol, 2008, 64 (4): 402-409.

146 成人多囊肾 1 型
（polycystic kidney disease 1, PKD1; OMIM 173900）

（1）概述

成人多囊肾 1 型（PKD1）是最常见的单基因遗传性肾病，是由 *PKD1* 基因杂合突变引起的常染色体显性遗传病。1978 年，Shokeir[1] 首次在成人囊性肾病家系中描述。1990 年 Breuning 等将其致病基因 *PKD1* 定位于 16 号染色体[2]。该病患病率为 1/1000~1/400。其典型临床表现是肾囊肿、肝囊肿和颅内动脉瘤[3]。发病年龄通常在中年以后，急性和慢性疼痛及肾结石是常见的并发症，最严重的肾脏并发症是终末期肾病。

（2）受累部位病变汇总

受累部位	主要表现
神经系统	颅内动脉瘤
心脏	心脏瓣膜病
消化系统	肝囊肿、结肠憩室
泌尿生殖系统	多囊肾、肾衰竭

（3）基因及致病机制

PKD1 基因，位于 16 号染色体短臂 1 区 3 带 3 亚带（16p13.3），基因组坐标（GRCh38）:16:2089727-2135689，基因全长 45 963bp，包含 46 个外显子，编码 4303 个氨基酸。

PKD1 基因编码多囊蛋白-1，基因突变包括错义突变、无义突变、插入突变、缺失突变、剪接突变等，已发现的突变分布于整个基因，未发现突变热点，以 3′端的突变更为多见。*PKD1* 基因突变导致多囊蛋白-1 结构和功能发生改变，信号通路异常，引起细胞增殖和囊液积聚，形成多囊肾。

（王苹莉 江凌玲）

参 考 文 献

[1] Shokeir M H. Expression of "adult" polycystic renal disease in the fetus and newborn. Clin Genet, 1978, 14 (2): 61-72.

[2] Breuning M H, Snijdewint F G, Brunner H, et al. Map of 16 polymorphic loci on the short arm of chromosome 16 close to the polycystic kidney disease gene (PKD1). J Med Genet, 1990, 27 (10): 603-613.

[3] Ring T, Spiegelhalter D. Risk of intracranial aneurysm bleeding in autosomal-dominant polycystic kidney disease. Kidney Int, 2007, 72 (11): 1400-1402.

147　成人多囊肾 2 型
（polycystic kidney disease 2, PKD2; OMIM 613095）

（1）概述

常染色体显性多囊肾以肾囊肿、肝囊肿和颅内动脉瘤[1]为主要表现，急性和慢性疼痛及肾结石是常见并发症。该病最严重的肾脏并发症是终末期肾病，发生在约 60% 60 岁以上的患者中，其典型的发病年龄段为中年，但年龄可从婴儿期到 80 岁不等。成人多囊肾 2 型（PKD2）是由编码多囊蛋白-2 的 *PKD2* 基因杂合突变引起的常染色体遗传性疾病。

（2）受累部位病变汇总

受累部位	主要表现
神经系统	颅内动脉瘤、蛛网膜下腔出血
肝	肝脓肿
胃肠	结肠憩室
泌尿生殖系统	多囊肾、肾衰竭

（3）基因及致病机制

基因 *PKD2*，位于 4 号染色体长臂 2 区 2 带 1 亚带（4q22.1），基因组坐标为（GRCh38）:4:88007734- 88075694，基因全长 67 961bp，包含 15 个外显子，编码 968 个氨基酸。

基因 *PKD2* 编码多囊蛋白家族的成员，编码的蛋白质是多通道膜蛋白，其可作为钙可渗透的阳离子通道，并且参与肾上皮细胞中的钙转运和钙信号转导。这种蛋白质与多囊蛋白-1 相互作用，并且可能是涉及管状形态发生的共同信号级联中的伴侣。该基因的突变与常染色体显性成人多囊肾 2 型相关。

（周怡茉　张　浩）

参 考 文 献

[1] Levey A S, Pauker S G, Kassirer J P. Occult intracranial aneurysms in polycystic kidney disease: when is cerebral arteriography indicated?. New Eng J Med, 1983, 308: 986-994.

148　家族性心律失常伴右心室发育不良/心肌病 9 型
（ arrhythmogenic right ventricular dysplasia 9, ARVD9; OMIM 609040 ）

（1）概述

家族性心律失常伴右心室发育不良/心肌病 9 型（ARVD9）是一种常染色体显性遗传性心肌病，由 *PKP2* 基因杂合突变引起，该基因编码心脏桥粒的基本犰狳重复蛋白——plakophilin-2。其特征为右心室心肌进行性被纤维脂肪组织替代，多见于儿童或青壮年。临床常表现为右心室扩大、心律失常和猝死。2002 年，Lui 等[1]报道了一例 ARVD 女性患者在围生期出现心房颤动、房室传导阻滞及脑栓塞。

（2）受累部位病变汇总

受累部位	主要表现
心血管系统	右心室心肌病、右心室肌纤维脂肪代替、室性心律失常、室壁动脉瘤、心源性猝死、心悸、晕厥

（3）基因及致病机制

PKP2 基因，位于 12 号染色体短臂 1 区 1 带 2 亚带 1 次亚带（12p11.21），基因组坐标为（GRCh38）:12:32792424-32896731，基因全长 104 308bp，包含 13 个外显子，编码 837 个氨基酸。

PKP2 基因编码产物属于臂重复（犰狳）和血小板亲和蛋白基因家族。血小板亲和蛋白含有大量的犰狳重复序列，定位于细胞桥粒和细胞核，并参与连接钙黏蛋白与细胞骨架中的中间纤维。该蛋白可以调节 β-连环蛋白的信号转导活性。已经发现该基因编码两种蛋白质亚型的可变剪接转录本。与该基因座具有高度相似性的加工后的假基因已被定位于染色体 12p13 上[2]。

（张　星　张　宁）

参 考 文 献

[1] Lui C Y, Marcus F I, Sobonya R E. Arrhythmogenic right ventricular dysplasia. Cardiology, 2002, 97: 49-50.

[2] Bonne S, van Hengel J, van Roy F. Assignment of the plakophilin-2 gene (PKP2) and a plakophilin-2 pseudogene (PKP2P1) to human chromosome bands 12p11 and 12p13, respectively, by in situ hybridization. Cytogenet Cell Genet, 2000, 88: 286-287.

149　血小板激活因子乙酰水解酶缺乏症
（platelet-activating factor acetylhydrolase deficiency, PAFAD; OMIM 614278）

（1）概述

血小板激活因子乙酰水解酶缺乏症（PAFAD）是常染色体隐性遗传性疾病，与报道的日本儿童重度哮喘相关，由 *PLA2G7* 基因突变引起。1988年，由日本的 Miwa 等[1]首次描述。1996 年，Stafforini 等[2]将其致病基因定位于 *PLA2G7*。日本约 4%的人群缺乏血小板激活因子乙酰水解酶（PAFAH）活性，缺血性脑卒中的发生增加[3]。

（2）受累部位病变汇总

受累部位	主要表现
神经系统	缺血性脑卒中
呼吸系统	哮喘
心脏	冠状动脉粥样硬化性心脏病

（3）基因及致病机制

PLA2G7 基因，位于 6 号染色体短臂 1 区 2 带 3 亚带（6p12.3），基因组坐标为（GRCh38）:6: 46704560-46722891，基因全长 18 332bp，包含 11 个外显子，编码 441 个氨基酸。

PAFAD 相关的 *PLA2G7* 基因突变主要是 994G＞T 的突变引起 279位的氨基酸由缬氨酸变为苯丙氨酸（V279F），导致 PAFAH 活性下降。

（王苹莉　杨思思）

参 考 文 献

[1] Miwa M, Miyake T, Yamanaka T, et al. Characterization of serum platelet-activating factor (PAF) acetylhydrolase. Correlation between deficiency of serum PAF acetylhydrolase and respiratorysymptoms in asthmatic children. J Clin Invest, 1988, 82 (6): 1983-1991.

[2] Stafforini D M, Satoh K, Atkinson D L, et al. Platelet-activating factor acetylhydrolase deficiency. A missense mutation near the active site of an anti-inflammatory phospholipase. J Clin Invest, 1996, 97 (12): 2784-2791.

[3] Hiramoto M, Yoshida H, Imaizumi T, et al. A mutation in plasma platelet-activating factor acetylhydrolase (Val279-->Phe) isa genetic risk factor for stroke. Stroke, 1997, 28 (12): 2417-2420.

150 魁北克血小板异常症
（Quebec platelet disorder, QPD; OMIM 601709）

（1）概述

魁北克血小板异常症（QPD）是一种常染色体显性遗传性出血性疾病，由 *PLAU* 基因突变引起。1984 年，Tracy 等[1]首次在一个法语加拿大家庭将其描述为 Factor V Quebec 疾病，2009 年，Diamandis 等[2]将 QPD 致病基因定位于 10 号染色体。其临床表现主要是出血风险增加，可出现颅内出血或外周血管疾病[3]。QPD 在加拿大魁北克的患病率为 1/30 万。

（2）受累部位病变汇总

受累部位	主要表现
神经系统	颅内出血、出血性脑卒中
血液系统	中重度出血倾向（鼻出血、月经过多、关节积血、淤血）
其他	血小板计数在正常范围至轻度降低（$80×10^9/L \sim 150×10^9/L$）、出血时间正常至轻度延长、血小板含 PLAU 增多、血小板 α 颗粒蛋白退化、血小板对 ADP 的聚集反应降低、血小板对肾上腺素的聚集反应缺乏、α 颗粒内多聚素减少

（3）基因及致病机制

PLAU 基因，位于 10 号染色体长臂 2 区 2 带 2 亚带（10q22.2），基因组坐标为（GRCh38）:10: 73911556-73916565，基因全长 5010bp，包含 10 个外显子，编码 431 个氨基酸。

PLAU 基因编码尿激酶型纤溶酶原激活剂（uPA），QPD 相关的基因

突变是包括 *PLAU* 基因及其扩张区域的串联重复，导致 uPA 增加 50%。

（王苹莉　杨思思）

参 考 文 献

[1] Tracy P B, Giles A R, Mann K G, et al. Factor V (Quebec): a bleeding diathesis associated with a qualitative platelet Factor V deficiency. J Clin Invest, 1984, 74 (4): 1221-1228.

[2] Diamandis M, Paterson A D, Rommens J M, et al. Quebec platelet disorder is linked to the urokinase plasminogen activator gene (PLAU) and increases expression of the linked allele in megakaryocytes. Blood, 2009, 113 (7): 1543-1546.

[3] Hayward C P, Rivard G E. Quebec platelet disorder. Expert Rev Hematol, 2011, 4 (2): 137-141.

151　赖氨酰羟化酶缺乏症 3 型
（lysyl-hydroxylase 3 deficiency; OMIM 612394）

（1）概述

　　赖氨酰羟化酶缺乏症 3 型（也称骨骼脆弱挛缩、动脉破裂、耳聋综合征）是由 *PLOD3* 基因突变导致编码赖氨酸羟化酶-3 异常所致的隐性遗传病。2008 年，Salo 等[1]首次报道 1 例出生前出现宫内窘迫的胎儿，其出生后主要表现为异常面部特征、骨骼异常及动脉瘤的结缔组织病。当该患者生长至 20 岁左右时，可由于自发性动脉破裂或动脉瘤破裂出现颅内出血等，同时可合并其他系统的动脉瘤样扩张。

（2）受累部位病变汇总

受累部位	主要表现
神经系统	颅内动脉自发破裂导致颅内出血
面部轮廓	面部扁平、低位耳、浅眼眶、短朝天鼻及嘴角下垂
骨骼	马蹄内翻足、进展性脊柱侧弯、骨质疏松和严重的病理性骨折
眼	近视、白内障
耳	严重的双侧神经性耳聋
皮肤	手指和脚趾上易出现水疱且不易结痂及正常愈合、皮肤淤血

（3）基因及致病机制

PLOD3 基因，位于 7 号染色体长臂 2 区 2 带 1 亚带（7q22.1），基因组坐标为（GRCh38）:7:101206281-101217274，基因全长 10 994bp，包含 19 个外显子，编码 738 个氨基酸。

PLOD3 基因编码一种膜结合的同源二聚体蛋白酶，定位于粗面内质网腔内。该酶（辅助因子：铁和抗坏血酸）催化类胶原肽的赖氨酸残基的羟基化。产生的羟基赖氨酸基团是胶原中碳水化合物的附着位点，因此对分子间交联的稳定非常重要。

（杨思思　索　阅）

参 考 文 献

[1] Salo A M, Cox H, Farndon P, et al. A connective tissue disorder caused by mutations of the lysyl hydroxylase 3 gene. Am J Hum Genet, 2008, 83: 495-503.

152　先天性糖基化病
（congenital disorder of glycosylation, CDG）

（1）概述

先天性糖基化病（CDG）是一组由常染色体隐性遗传引起的糖蛋白合成缺陷导致的疾病，可引起一系列临床表现[1]。糖蛋白的蛋白糖基化修饰是一个极其复杂的过程，参与其中的酶种类繁多。绝大多数 CDG 患者有多种系统病变且均有不同程度的精神发育迟滞。迄今发现的 CDG 主要是由于人体内蛋白 *N*-糖基化途径缺陷引起的，不同酶的缺陷产生不同的 CDG 类型[2]。该病最早由比利时儿科医师 Jaeken 等[3]于 1980 年首次报道。迄今根据不同基因位点的变异、缺陷的酶、缺陷部位已报道有多种类型。

致病基因	病名	OMIM 号
PMM2	先天性糖基化病 I a 型	212065
DOLK	先天性糖基化病 I m 型	610768
ALG6	先天性糖基化病 I c 型	603147

续表

致病基因	病名	OMIM 号
ALG3	先天性糖基化病 Ⅰ d 型	601110
DPM1	先天性糖基化病 Ⅰ e 型	608799
MPDU1	先天性糖基化病 Ⅰ f 型	609180
ALG12	先天性糖基化病 Ⅰ g 型	607143
ALG8	先天性糖基化病 Ⅰ h 型	608104
ALG2	先天性糖基化病 Ⅰ i 型	607906
MGAT2	先天性糖基化病 Ⅱ a 型	212066
MOGS	先天性糖基化病 Ⅱ b 型	606056
SLC35C1	先天性糖基化病 Ⅱ c 型	266265
B4GALT1	先天性糖基化病 Ⅱ d 型	607091
COG7	先天性糖基化病 Ⅱ e 型	608779
SLC35A1	先天性糖基化病 Ⅱ f 型	603585
COG1	先天性糖基化病 Ⅱ g 型	611209
COG8	先天性糖基化病 Ⅱ h 型	611182
COG5	先天性糖基化病 Ⅱ i 型	613612
COG4	先天性糖基化病 Ⅱ j 型	613489
TMEM165	先天性糖基化病 Ⅱ k 型	614727
COG6	先天性糖基化病 Ⅱ l 型	614576
DPAGT1	先天性糖基化病 Ⅰ j 型	608093
ALG1	先天性糖基化病 Ⅰ k 型	608540
ALG9	先天性糖基化病 Ⅰ l 型	608776
RFT1	先天性糖基化病 Ⅰ n 型	612015
DPM3	先天性糖基化病 Ⅰ o 型	612937
ALG11	先天性糖基化病 Ⅰ p 型	613661
SRD5A3	先天性糖基化病 Ⅰ q 型	612379
DDOST	先天性糖基化病 Ⅰ r 型	614507
ALG13	先天性糖基化病 Ⅰ s 型	300884
DPM2	先天性糖基化病 Ⅰ u 型	615042

（2）受累部位病变汇总

受累部位	主要表现
皮肤	乳头内陷、异常脂肪堆积、橘皮样皮肤或鱼鳞样皮肤
眼	斜视、色素性视网膜炎、视神经萎缩、眼组织缺损、白内障
内分泌系统	生长滞后、性腺发育不良、青春期延迟或无、高胰岛素血症
骨骼	小头畸形、骨质疏松、挛缩性关节炎和外生骨疣
心脏	心肌病、心包积液和新生儿期心包炎
消化系统	周期性呕吐、慢性腹泻、失蛋白性肠病、肝脾大、肝炎样表现、肝硬化
泌尿系统	蛋白尿、先天性肾病综合征、微囊变和新生儿期近端肾小管病
其他	血栓形成、出血倾向和静脉炎

（3）基因及致病机制

PMM2 基因，位于 16 号染色体短臂 1 区 3 带 2 亚带（16p13.2），基因组坐标为（GRCh38）:16:8797883-8847825，基因全长 49 943bp，包含 8 个外显子，编码 246 个氨基酸。该基因编码的蛋白质催化甘露糖 6-磷酸异构化为甘露糖 1-磷酸酯，甘露糖 1-磷酸酯是合成双酚 A 寡糖所必需的 GDP-甘露糖的前体。已显示该基因突变可引起糖蛋白生物合成缺陷，其表现为糖蛋白缺乏型糖蛋白综合征 I 型。

DOLK 基因，位于 9 号染色体长臂 3 区 4 带 1 亚带 1 次亚带（9q34.11），基因组坐标为（GRCh38）:9:128945687-128947303，基因全长 1617bp，包含 1 个外显子，编码 538 个氨基酸。由该基因编码的蛋白质可催化 CTP 介导的二氢叶酸的磷酸化，并且参与多巴因磷酸甘露糖（Dol-P-Man）的合成。Dol-P-Man 是用于 *C*-和 *O*-甘露糖基化、*N*-和 *O*-连接糖基化的必需糖基载体脂质的蛋白质，并用于内质网中糖基磷脂酰肌醇锚的生物合成。该基因的突变与 dolichol 激酶缺乏相关。

ALG6 基因，编码 α-1，3-葡糖基转移酶，位于 1 号染色体短臂 3 区 1 带 3 亚带（1p31.3），基因组坐标为（GRCh38）:1:63370978-63437020，基因全长 66 043bp，包含 14 个外显子，编码 507 个氨基酸。该基因可编码 ALG6/ALG8 葡糖基转移酶家族的成员。其编码的蛋白质催化第一葡萄糖残基加入扩增中的连接糖基化的脂质连接的寡糖前体。该基因突变与先天性糖基化病 I c 型有关。

ALG3 基因，位于 3 号染色体长臂 2 区 7 带 1 亚带（3q27.1），基因组坐标为（GRCh38）:3:184242514-184248940，基因全长 6427bp，包含 9 个外显子，编码 438 个氨基酸。该基因是 ALG3 家族的成员。其所编码的蛋白质可催化 α-1,3-葡萄糖残基连接到 Man5GlcNAc2-PP-Dol 而形成多糖醇磷酸甘露糖。该基因的缺陷和先天性糖基化病 Ⅰd 型相关，此疾病的特征是异常 N-糖基化。

DPM1 基因，位于 20 号染色体长臂 1 区 3 带 1 亚带 3 次亚带（20q13.13），基因组坐标为（GRCh38）:20:50935132-50958523，基因全长 23 392bp，包含 9 个外显子，编码 260 个氨基酸。多巴因磷酸甘露糖（Dol-P-Man）用作内质网（ER）内腔侧甘露糖基残基的供体。缺乏 Dol-P-Man 导致 GPI 锚定蛋白的表面表达缺陷。Dol-P-Man 是通过酶从 GDP-甘露糖和二氢叶酸–磷酸酯在内质网 ER 胞质侧合成的。人的 DPM1 缺少羧基末端跨膜结构域和信号序列，并由 DPM2 调节。该基因的突变与先天性糖基化病 Ⅰe 型有关。可变剪接产生多种转录物变体。

MGAT2 基因，编码高甘醇酶，位于 14 号染色体长臂 2 区 1 带 3 亚带（14q21.3），基因组坐标为（GRCh38）:14:49621269-49622612，基因全长 1344bp，包含 1 个外显子，编码 447 个氨基酸。该基因的产物是一种高甘醇酶，其可催化将寡聚糖单糖转化为复合 N-聚糖的必需步骤。该酶具有典型的糖基转移酶结构域：短的 N-末端胞质结构域、疏水不可裂解的信号锚定结构域和 C-末端催化结构域。该基因的编码区不包括内含子。可能存在剪接的 5'UTR 的转录物变体，但其生物学有效性尚未确定。

MOGS 基因，位于 2 号染色体短臂 1 区 3 带 1 亚带（2p13.1），基因组坐标为（GRCh38）:2:74461275-74465247，基因全长 3 973bp，包含 4 个外显子，编码 837 个氨基酸。该基因编码 N-连接的寡糖加工途径中的第一个酶。该酶切割 Glc（3）-Man（9）-GlcNAc（2）寡糖前体的远端 α-1,2-葡萄糖残基。该蛋白质位于内质网的内腔。该基因的缺陷是先天性糖基化病 Ⅱb 型的病因。已经发现两个转录本变体可编码不同蛋白异形体。

SLC35C1 基因，位于 11 号染色体短臂 1 区 1 带 2 亚带（11p11.2），基因组坐标为（GRCh38）:11:45805802-45811335，基因全长 5534bp，

包含 2 个外显子，编码 364 个氨基酸。该基因编码在高尔基体中发现的 GDP-岩藻糖转运蛋白。该基因的突变导致先天性糖基化病 Ⅱc 型。已经发现了多个转录本变体编码不同的蛋白异形体。

B4GALT1 基因，位于 9 号染色体短臂 2 区 1 带 1 亚带（9p21.1），基因组坐标为（GRCh38）:9:33113454-33167169，基因全长 53 716bp，包含 6 个外显子，编码 398 个氨基酸。该基因是 7 个 β-1，4-半乳糖基转移酶（β4GalT）基因之一。它们编码 Ⅱ 型膜结合糖蛋白，并可能对供体底物 UDP-半乳糖具有排他性特异性。每个 β-1，4-半乳糖基转移酶在不同糖缀合物和糖结构的生物合成中具有显著功能。作为 Ⅱ 型膜蛋白，它们具有 N-末端疏水信号序列，可将蛋白质引导至高尔基体，并保留不分解状态以用作跨膜锚。通过序列相似性，β4GalT 形成四组：β4GalT1 和 β4GalT2、β4GalT3 和 β4GalT4、β4GalT5 和 β4GalT6 及 β4GalT7。该基因在 β4GalT 基因中是独特的，因为它编码参与糖缀合物和乳糖生物合成的酶。该基因的活性之一是将半乳糖加入到糖链糖蛋白链的单糖或非还原末端的 N-乙酰氨基葡萄糖残基中。其还与 α-乳白蛋白形成异二聚体可催化生成 UDP 和乳糖，这种作用仅限于哺乳期的乳腺组织。以上两种酶活性是由选择性剪接转录起始位点和翻译后加工产生。两个转录本仅在 5'末端不同，编码长度分别为 4.1kb 和 3.9kb。较长的转录本编码涉及糖缀合物生物合成的 Ⅱ 型膜结合的蛋白。较短的转录物编码被切割形成可溶性乳糖合成酶的蛋白质。

COG4 基因，位于 16 号染色体长臂 2 区 2 带 1 亚带（16q22.1），基因组坐标为（GRCh38）:16:70481010-70523543，基因全长 42 534bp，包含 19 外显子，编码 789 个氨基酸。该基因编码的蛋白质是涉及高尔基体结构和功能的寡聚蛋白复合物的组分。该基因的缺陷可能是先天性糖基化病 Ⅱj 型的病因。该基因具有多个转录本。

TMEM165 基因，位于 4 号染色体长臂 1 区 2 带（4q12），基因组坐标为（GRCh38）:4:55396190-55425452，基因全长 29 263bp，包含 6 个外显子，编码 324 个氨基酸。预测该基因可编码一种跨膜蛋白，该蛋白主要分布在成纤维细胞中，与细胞核周围的高尔基体分布类似。若该基因发生缺陷则导致常染色体隐性遗传性先天性糖基化病 Ⅱk 型。体外试验发现敲除该基因的 HEK 细胞唾液酸化作用减弱，表明该基因可能参

与高尔基体的糖基化作用。目前已经发现该基因的多个转录本。

COG6 基因，位于 13 号染色体长臂 1 区 4 带 1 亚带 1 次亚带（13q14.11），基因组坐标为（GRCh38）:13:39655727-39751093，基因全长 95 367bp，包含 19 个外显子，编码 657 个氨基酸。该基因编码保守的寡聚高尔基复合体的亚基，其是保持高尔基体的正常结构和活性所必需的。该基因编码的蛋白质与保守的低聚体高尔基复合体组分 5、7 和 8 组合成的亚复合体。可变剪接导致多种转录本变体。

DPAGT1 基因，编码糖基转移酶家族 4，该基因位于 11 号染色体长臂 2 区 3 带 3 亚带（11q23.3），基因组坐标为（GRCh38）:11:119096998-119101655，基因全长 4658bp，包含 9 个外显子，编码 408 个氨基酸。由该基因编码的蛋白质是催化用于糖蛋白生物合成的双链体连接的寡糖途径第一步的酶。该酶属于糖基转移酶家族 4。该蛋白质是内质网的整合膜蛋白。先天性糖基化病 Ⅰ j 型是由编码该酶的基因突变引起的。

ALG1 基因，编码壳二糖二磷酸长醇 β 甘露糖转移酶，该基因位于 16 号染色体短臂 1 区 3 带 3 亚带（16p13.3），基因组坐标为（GRCh38）:16:5071850-5084881，基因全长 13 032bp，包含 13 个外显子，编码 464 个氨基酸。该基因编码催化脂联寡糖生物合成第一步的甘露糖基化反应的酶。该基因突变与先天性糖基化病 Ⅰ k 型相关。

ALG11 基因，编码 Man3GlcNAc2-PP-二氢叶醇-α1, 2-甘露糖基转移酶，该基因位于 13 号染色体长臂 1 区 4 带 3 亚带（13q14.3），基因组坐标为（GRCh38）:13:52012419-52028590，基因全长 16 172bp，包含 4 个外显子，编码 492 个氨基酸。该基因编码一种 GDP-Man：Man3GlcNAc2-PP-二氢叶醇-α1, 2-甘露糖基转移酶，其位于内质网（ER）的胞质侧，并催化第四和第五个甘露糖残基从 GDP-甘露糖（GDP）-Man 转移至 Man3GlcNAc2-PP-二氢叶醇和 Man4GlcNAc2-PP-双氯酚，生成 Man5GlcNAc2-PP-双氯酚。该基因的突变与先天性糖基化病 Ⅰ p 型相关。该基因与 UTP14、U3 小核仁核糖核蛋白、同系物 C（酵母）基因重叠但不同。在第 19 号染色体上已经鉴定了 GDP-Man：Man3GlcNAc2-PP-二氢叶醇-α1, 2-甘露糖基转移酶的假基因。

SRD5A3 基因，位于 4 号染色体长臂 1 区 2 带（4q12），基因组坐标为（GRCh38）:4:55346337-55370091，基因全长 23 755bp，包含 5 个外

显子，编码 318 个氨基酸。由该基因编码的蛋白属于类固醇 5-α 还原酶家族和聚异戊二烯还原酶亚家族。它参与从睾酮中产生雄激素 5-α-二氢睾酮（DHT），并维持雄激素–雄激素受体活化途径。该蛋白质对于将多聚肾上腺素转化为二烯醇也是必需的，这是合成双酚基偶联单糖和用于蛋白质 N-连接糖基化的寡糖前体所必需的。该基因的突变与先天性糖基化病 I q 型相关。

DDOST 基因，位于 1 号染色体短臂 3 区 6 带 1 亚带 2 次亚带（1p36.12），基因组坐标为（GRCh38）:1:20652379-20661401，基因全长 9 023bp，包含 11 个外显子，编码 456 个氨基酸。该基因编码寡糖基转移酶复合物的组分，其催化高甘露糖寡糖转移到粗面内质网内腔中的新生多肽上的天冬酰胺残基。该基因的产物也参与晚期糖基化终末产物（AGEs）的加工，其与糖和蛋白质或脂质之间的非酶反应形成，以及老化和高血糖相关。

ALG13 基因，位于 X 号染色体长臂 2 区 3 带（Xq23），基因组坐标为（GRCh38）:X:111681219-111759999，基因全长 78 781bp，包含 27 个外显子，编码 1137 个氨基酸。该基因编码的蛋白是 UDP-*N*-乙酰葡糖胺转移酶的亚基。它与天冬酰胺连接的糖基化 14-同源物进行异源二聚化而形成功能性 UDP-GlcNAc 糖基转移酶，其在内质网 N-连接糖基化中的第二次糖化反应时加入高度保守的寡糖前体并产生催化作用。该基因具有多个转录本。

DPM2 基因，位于 9 号染色体长臂 3 区 4 带 1 亚带 1 次亚带（9q34.11），基因组坐标为（GRCh38）:9:127935722-127937820，基因全长 2 099bp，包含 4 个外显子，编码 84 个氨基酸。多巴因磷酸甘露糖（Dol-P-Man）用作内质网（ER）内腔侧甘露糖基残基的供体。缺乏多巴因磷酸甘露糖导致 GPI 锚定蛋白的表面表达缺陷。多巴因磷酸甘露糖通过多巴因磷酸甘露糖基转移酶在内质网的胞质侧由 GDP-甘露糖和二氢叶酸–磷酸合成。该蛋白在体内与 DPM1 结合，是 DPM1 的内质网定位和稳定表达所必需的，并且还增强了多巴因磷酸与 DPM1 的结合。

（王　晖　操振华　高　瑞　杨思思　王　蕾　张　晶　张　浩　程　丝）

参 考 文 献

[1] Schachter H. Congenital disorders involving defective N% glycosylation of proteins. Cell Mol Life Sci, 2001, 58 (8):1085-1104.

[2] 王晓波, 刘飞鹏. 先天性糖基化病的研究进展. 中国病理生理杂志, 2003, 19 (2): 284-288

[3] Jaeken J, Vanderschueren, Lodeweyckx M, et al. Familial psychomotor retardation with markedly fluctuating serum prolactin, FSH and GH levels, partial TBG deficiency, increased serum arysulfatase A and increased CSF protein:anew syndrome. U Pediatr Res, 1980, 14:179.

153　嘌呤核苷磷酸化酶缺乏
（purine nucleoside phosphorylase deficiency; OMIM 613179）

（1）概述

嘌呤核苷磷酸化酶缺乏是一种罕见的常染色体隐性免疫缺陷病，其特征主要在于 T 细胞功能下降，一些患者也有神经损伤[1]。嘌呤核苷磷酸化酶缺乏是由 *PNP* 基因突变引起的[2]。有报道，患有此病的 13 岁患儿的脑 MRI 显示右侧内囊缺血[3]。

（2）受累部位病变汇总

受累部位	主要表现
鼻	鼻窦炎
耳	中耳炎
血管	脑血管炎
肺	肺炎
脾	脾大
泌尿系统	尿路感染
神经系统	震颤、共济失调、高血压、痉挛性双瘫、四肢麻痹

（3）基因及致病机制

PNP 基因，编码嘌呤核苷磷酸化酶，该基因位于 14 号染色体长臂 1 区 1 带 2 亚带（14q11.2），基因组坐标为（GRCh38）:14:20469525-20476601,

基因全长 7077bp，包含 6 个外显子，编码 289 个氨基酸。

PNP 基因编码催化嘌呤核苷磷酸化的酶。该酶是三聚体，含有三个相同的亚基。基因突变可使核苷磷酸化酶缺陷而导致 T 细胞（细胞介导）免疫缺陷，但也可影响 B 细胞免疫和抗体应答。免疫缺陷患者也可能出现明显的神经系统疾病。

（陈晓宁　程　丝）

参 考 文 献

[1] Aust M R, Andrews L G, Barrett M J, et al. Molecular analysis of mutations in a patient with purine nucleoside phosphorylase deficiency. Am J Hum Genet, 1992, 51: 763-772.

[2] Tumini E, Porcellini E, Chiappelli M, et al. The G51S purine nucleoside phosphorylase polymorphism is associated with cognitive decline in Alzheimer's disease patients. Hum Psychopharmacol, 2007, 22 (2): 75-80.

[3] Tam D A Jr, Leshner R T. Stroke in purine nucleoside phosphorylase deficiency. Neurol, 1995, 12 (2):146-148.

154　下颌骨发育不全、耳聋、类早老和脂肪营养不良综合征
（mandibular hypoplasia, deafness, progeroid features, and lipodystrophy syndrome, MDPL; OMIM 615381）

（1）概述

下颌骨发育不全、耳聋、类早老和脂肪营养不良综合征是一类以下颌骨发育不全、耳聋、早衰和脂肪发育不良为特征的综合征，是由 *POLD1* 基因突变引起。该综合征是常染色体显性遗传性疾病，主要临床表现为皮下脂肪明显减少、特殊面容表现和代谢异常（包括胰岛素抵抗和糖尿病）。感觉神经性耳聋通常发生在患者 10 岁或 20 岁左右[1]。疾病后期患者可出现糖尿病后并发症，神经系统受累可出现糖尿病性周围神经病、缺血性脑血管病等。

（2）受累部位病变汇总

受累部位	主要表现
神经系统	糖尿病性周围神经病、缺血性脑血管病
头面部	下颌骨发育不全、特殊面容、神经感音性耳聋、突眼、塌鼻梁、小口、牙齿拥挤
胸部	女性乳房发育差
肝	肝硬化、肝大、肝功能异常
生殖系统	隐睾症
骨骼系统	骨质疏松、关节挛缩、驼背、脊柱侧凸
皮肤	硬皮病样皮肤改变、毛细血管扩张症、皮肤萎缩
肌肉及软组织	脂肪代谢异常、皮下脂肪减少、全身皮下脂肪减少、内脏脂肪增加
内分泌系统	胰岛素抵抗综合征、糖尿病、性功能不全
其他	高音调、高三酰甘油血症

（3）基因及致病机制

POLD1 基因，编码 DNA 聚合酶 δ 的催化亚基，该基因位于 19 号染色体长臂 1 区 3 带 3 亚带 3 次亚带（19q13.33），基因组坐标为（GRCh38）：19: 50398852-50417947，基因全长 19 096 bp，包含 26 个外显子，编码 1107 个氨基酸。

POLD1 基因编码的蛋白为一个分子量 125kDa 的 DNA 聚合酶 δ 的催化亚基。DNA 聚合酶 δ 具有聚合酶和 3'至 5'外切核酸酶活性，并在 DNA 复制和修复中起关键作用。曾有可变剪接的转录本变体的报道，并且该基因的假基因位于 6 号染色体的长臂上。

（刘 欣 操振华）

参 考 文 献

[1] Weedon M N, Ellard S, Prindle M J, et al. An in-frame deletion at the polymerase active site of POLD1 causes a multisystem disorder with lipodystrophy. Nat Genet, 2013, 45: 947-950.

155　Carney 综合征
（Carney complex, type 1, CNC1; OMIM 160980）

（1）概述

Carney 综合征（CNC）是以心脏、内分泌、皮肤和神经黏液瘤及皮肤黏膜的各种色素性病变为特征的常染色体显性遗传的多发性瘤形成综合征，可同时累及多个内分泌腺体，常伴发罕见的大细胞睾丸支持细胞瘤伴钙化和黑色素砂粒体性神经鞘瘤。CNC1 是 *PRKAR1A* 基因杂合突变所致。1973 年，Rees 等发现一名有着红头发白皮肤的青年人同时伴有多痣和左心房黏液瘤，从而发现了 CNC。2015 年，Aguiar de Sousa 等[1]发现一名没有 *PRKAR1A* 基因突变的 CNC 青年患者因心房黏液瘤导致了前循环缺血性卒中。

（2）受累部位病变汇总

受累部位	主要表现
心血管系统	心房黏液瘤、心室黏液瘤、充血性心力衰竭
瘤变	黏液样皮下肿瘤、原发性肾上腺皮质结节性增生、睾丸支持细胞瘤伴钙化、垂体腺瘤、乳腺导管纤维腺瘤、施万细胞瘤、黑色素砂粒体性神经鞘瘤、甲状腺癌、嗜铬细胞瘤
内分泌系统	色素性小结节性肾上腺发育不良、库欣病、肢端肥大症、甲状腺滤泡增生
眼	结膜和巩膜色素沉着、眼睑黏液瘤
皮肤、指甲和头发	大面积皮肤色素性病变、多痣、雀斑、面部或黏膜小痣、多发、红发

（3）基因及致病机制

PRKAR1A 基因，位于 17 号染色体长臂 2 区 4 带 2 亚带（17q24.2），基因组坐标为（GRCh38）:17:68515400-68530449，基因全长 15 050bp，包含 10 个外显子，编码 381 个氨基酸。

cAMP 是多种细胞功能的重要信号分子。cAMP 通过激活 cAMP 依赖性蛋白激酶发挥作用，该蛋白激酶通过不同靶蛋白的磷酸化来转导信号。无活性的激酶全酶是由两个调节亚基和两个催化亚基组成的四聚体。cAMP 导致无活性全酶分解为可与四个 cAMP 和两个自由单体催化亚基结合的调节亚基的二聚体。在人体已发现四种调节亚基和三种催化亚基。*PRKAR1A* 基因编码一个调节亚基。该蛋白是一种组织特异性灭活剂,可下调在肝细胞瘤 × 成纤维细胞杂合体中的七种肝脏基因的表达。该基因的突变导致 CNC。该基因可通过基因重排与 *RET* 原癌基因融合,形成甲状腺肿瘤特异性嵌合癌基因 *PTC2*。已发现该蛋白质的不常见的核定位序列(NLS),可能在复制因子 C(RFC40)的第二个亚基,作为核转运蛋白在 DNA 复制中发挥作用。已经发现该基因编码两种不同亚型的可变剪接转录本变体[2]。

（张　星　张　宁）

参 考 文 献

[1] Aguiar de Sousa D, Gouveia A I, Wessling A, et al. Sporadic Carney complex without PRKAR1A mutation in a young patient with ischemic stroke. J Stroke Cerebrovasc Dis, 2015, 24: e79-81.

[2] Bossis I, Stratakis C A. PRKAR1A: normal and abnormal functions. Endocrinology, 2004, 145: 5452-5458.

156　家族性胸主动脉瘤 8 型
（aortic aneurysm, familial thoracic 8, ATT8; OMIM 615436）

（1）概述

　　家族性主动脉瘤 8 型是一种由 *PRKG1* 基因突变引起的常染色体显性遗传性疾病。Tran-Fadul 等[1]描述了三个该类疾病的家系,家族中成员多在年轻时发病,出现 A 型或 B 型主动脉弓夹层,男性或女性均有发病。本病最常见的表现是年轻发病、早发现象,部分患者可出现主动脉弓夹层破裂而猝死,也有部分患者可伴有房间隔瘤,脱落可导致栓塞性脑卒中[2]。

（2）受累部位病变汇总

受累部位	主要表现
神经系统	栓塞性脑卒中
心脏	房间隔瘤
血管	胸主动脉瘤、胸主动脉夹层、主动脉弓位置扭转、冠状动脉瘤、冠状动脉夹层、脑小血管栓塞性疾病

（3）基因及致病机制

PRKG1 基因，位于 10 号染色体长臂 1 区 1 带 2 亚带至 2 区 1 带 1 亚带（ 10q11.2—q21.1 ），基因组坐标为（ GRCh38):10:50991379-52293900，基因全长 1 302 522bp，包含 18 个外显子，编码 671 个氨基酸。

哺乳动物拥有 3 种不同的 cGMP-依赖性蛋白激酶亚型（Ⅰα、Ⅰβ、Ⅱ）。这些 PRKG 亚型作为 NO/cGMP 信号通路的关键介质，是不同细胞类型中多种信号转导通路的重要组成部分。人类 *PRKG1* 基因通过可变剪接，编码可溶性的 PRKG Ⅰα、Ⅰβ 亚型。人类 4 号染色体上的 *PRKG2* 基因编码膜结合的Ⅱ型 PRKG。除了舒缓平滑肌张力、预防血小板聚合和调节细胞生长外，PRKG1 蛋白在调控心血管和神经系统功能方面起核心作用。该基因在所有类型的平滑肌、血小板、小脑浦肯野神经元细胞、海马神经元和外侧杏仁核中大量表达。Ⅰα 和 Ⅰβ 亚型具有相同的 cGMP 结合和催化结构域，但其亮氨酸/异亮氨酸拉链和自身抑制序列不同，因此二聚化底物和激酶活性不同。

（刘　欣　杨思思　程　丝）

参 考 文 献

[1] Tran-Fadulu V, Chen J H, Lemuth D, et al. Familial thoracic aortic aneurysms and dissections: three families with early-onset ascending and descending aortic dissections in women. Am J Med Genet, 2006, 140A: 1196-1202.

[2] Guo D, Regalado E, Casteel D E, et al. Recurrent gain-of-function mutation in PRKG1 causes thoracic aortic aneurysms and acute aortic dissections.Am J Hum Genet, 2013, 93: 398-404.

157 大脑淀粉样血管病（*PRNP*相关型）
（cerebral amyloid angiopathy, *PRNP*-related; OMIM 137440）

（1）概述

Gerstmann-Straussler 病（GSD）是罕见的遗传性朊病毒疾病，其特征在于记忆丧失、痴呆、共济失调和淀粉样斑块的病理沉积。其中大脑淀粉样血管病（*PRNP* 相关型）是一种常染色体显性遗传病。在 *PRNP* 基因中具有截短突变的患者中观察到，在脑血管壁内的 PRNP 免疫反应性淀粉样蛋白沉积。数据表明，缺少将蛋白质附着于质膜所需的糖基磷脂酰肌醇（GPI）锚定的 C-末端截短的 PRNP 蛋白可能容易形成导致脑血管淀粉样蛋白沉积的淀粉样蛋白原纤维[1]。Gerstmann-Straussler 病和大脑淀粉样血管病（*PRNP* 相关型），是朊病毒蛋白基因 *PRNP* 杂合突变引起的。

（2）受累部位病变汇总

受累部位	主要表现
神经系统	小脑共济失调、肢体共济失调、淀粉样斑块、痴呆症、帕金森病

（3）基因及致病机制

PRNP 基因，位于 20 号染色体短臂 1 区 3 带（20p13），基因组坐标为（GRCh38）:20:4699221-4699982，基因全长 762bp，包含 1 个外显子，编码 253 个氨基酸。

PRNP 基因编码的蛋白质是膜糖基磷脂酰肌醇锚定的糖蛋白，其倾向于聚集成棒状结构。编码的蛋白质包含 5 个串联八肽重复序列的高度不稳定的区域。重复区域及该基因其他部位的突变与 Creutzfeldt-Jakob 病、致命性家族性失眠症、Gerstmann-Straussler 病和库鲁病有关。

（王　晖　张　浩）

参 考 文 献

[1] Revesz T, Holton J L, Lashley T, et al. Genetics and molecular pathogenesis of sporadic and hereditary cerebral amyloid angiopathies. Acta Neuropath, 2009, 118: 115-130.

158　常染色体显性蛋白 C 缺乏性血栓形成倾向
（ **thrombophilia due to protein C deficiency, autosomal dominant, THPH3; OMIM 176860** ）

（1）概述

蛋白 C 缺乏的特征是复发性静脉血栓形成，但也有许多成年杂合子患者无症状，蛋白 C 含量减少的个体通常被认为具有 I 型缺陷，而具有正常数量的功能缺陷蛋白的个体被认为具有 II 型缺陷。THPH3 是 *PROC* 基因发生杂合突变所致。临床主要表现为无明显诱因反复出现血栓形成，血栓形成的发病率有随年龄增高的趋势，血栓性静脉炎、肋静脉或皮肤微血管栓塞出现皮肤坏死是该病特有的表现。1981 年，Griffin 等[1]报道了一名 22 岁高加索男性反复出现血栓性静脉炎合并肺栓塞，其 56 岁的父亲 24 岁时在轻微腿部损伤之后出现血栓性静脉炎和肺栓塞，43 岁时发生脑血管意外，45 岁时发生心肌梗死。其叔叔在 20 岁时开始出现血栓性静脉炎和复发性肺栓塞。其祖父在 45 岁时由于骑马摔伤而发生肺部浸润，因为腿部受伤而卧床不起，突然死亡。其曾祖父在 61 岁时死于脑血管意外。2000 年，Gruppo 等[2]发现蛋白 C 缺乏可能与儿童卒中相关。

（2）受累部位病变汇总

受累部位	主要表现
神经系统	脑血栓形成
心血管	浅表性血栓性静脉炎、深静脉血栓形成
呼吸	肺栓塞
皮肤	华法林相关的皮肤坏死

（3）基因及致病机制

  PROC 基因，位于 2 号染色体长臂 1 区 4 带 3 亚带（2q14.3），基因组坐标为（GRCh38）:2:127419943-127428946，基因全长 9004bp，包含 8 个外显子，编码 461 个氨基酸。

  PROC 基因编码维生素 K 依赖性血浆糖蛋白。该蛋白被凝血酶-血栓调节蛋白复合物切割成活化形式。这种活化形式含有丝氨酸蛋白酶结构域，并在凝血因子 V 和 VIII 的活化形式降解中起作用。该基因的突变与蛋白 C 缺乏、新生儿暴发性紫癜和复发性静脉血栓导致的血栓形成倾向有关[3]。

（张 星 张 宁）

参 考 文 献

[1] Griffin J H, Evatt B, Zimmerman T S, et al. Deficiency of protein C in congenital thrombotic disease. J Clini Invest, 1981, 68: 1370-1373.

[2] Gruppo R, Degrauw A, Fogelson H, et al. Protein C deficiency related to valproic acid therapy: a possible association with childhood stroke. J Pediatr, 2000, 137: 714-718.

[3] Clouse L H, Comp P C. The regulation of hemostasis: the protein C system. New Eng J Med, 1986, 314: 1298-1304.

159　常染色体显性蛋白 S 缺乏性血栓形成倾向
（autosomal dominant thrombophilia due to protein S deficiency, THPH5; OMIM 612336）

（1）概述

  常染色体显性蛋白 S 缺乏性血栓形成倾向是一种反复发作的静脉血栓形成性疾病，由 *PROS1* 基因突变所致的常染色体显性遗传病。该病是由 Bertina[1]在 1990 年根据实验室检查结果定义的，将蛋白 S 缺乏症划分为 3 个亚型：I 类指的是自由蛋白 S 和完全蛋白 S 均缺乏，蛋白 S 的活性降低；II 类指血浆中蛋白 S 水平正常，但蛋白 S 活性降低；III 类指自由蛋白 S 水平及活性降低，但完全蛋白 S 是正常的。约 40% 的蛋白 S 在人体血浆中是自由循环的，60% 左右的蛋白 S 是与 C4BPA 结合后在血液系统中循环的。该病最常见的表现是全身反复发作的严重静脉血栓形成，

脑静脉受累时可表现为脑静脉窦血栓形成，脑动脉受累时可表现为脑动脉闭塞和脑梗死[2]

（2）受累部位病变汇总

受累部位	主要表现
神经系统	脑静脉窦血栓形成
血管系统	复发性静脉血栓、肠系膜血管血栓形成、脑静脉系统血栓形成、动脉栓塞、血栓性浅静脉炎
呼吸系统	肺栓塞
皮肤	华法林相关性皮肤硬化
其他	蛋白 S 降低或缺乏

（3）基因及致病机制

PROS1 基因，位于 3 号染色体长臂 1 区 1 带 1 亚带（3q11.1），基因组坐标为（GRCh38）:3:93874245-93973749，基因全长 99 505bp，包含 15 个外显子，编码 676 个氨基酸。

PROS1 基因编码维生素 K 依赖性血浆蛋白,其作为抗凝血蛋白酶[活化蛋白 C（APC）]的辅因子起着抑制血液凝固的作用。在血浆中发现游离的、功能活性的形式，以及与 C4b 结合蛋白复合的无活性形式。该基因突变导致常染色体显性遗传性血栓形成。该基因座的无活性假基因位于 3 号染色体上的相邻区域。

（刘　欣　江凌玲　程　丝）

参 考 文 献

[1] Bertina, R M. Nomenclature proposal for protein S deficiency. XXXVI annual meeting of the scientific and standardization committee of the ISTH. Barcelona, Spain, 1990.

[2] Koller H, Stoll G, Sitzer M, et al. Deficiency of both protein C and protein S in a family with ischemic strokes in young adults. Neurology，1994，44: 1238-1240.

160 Z蛋白缺乏症
（protein Z deficiency; OMIM 614024）

（1）概述

Z蛋白通过与Z蛋白依赖性蛋白酶抑制剂形成复合物，从而作为下调凝血的辅助因子。有证据表明，Z蛋白可能促进凝血酶与磷脂表面结合，从而增强凝血。尽管早期报道提示Z蛋白缺乏与出血倾向有关，但多数研究报道Z蛋白水平降低与血栓形成有关，包括卒中、静脉血栓形成及产科并发症。Z蛋白缺乏症是由 PROZ 基因杂合突变所致。其主要表现为出血倾向、血栓形成倾向等。2016年，Maruyama 等[1]报道了一例与Z蛋白缺乏相关的烟雾病出现产后缺血性卒中的病例。有研究指出，Z蛋白水平异常升高和降低都与缺血性卒中相关。2017年，Zhang 等[2]的研究结果发现Z蛋白水平的变化是隐源性卒中的影响因素。

（2）受累部位病变汇总

受累部位	主要表现
神经系统	缺血性卒中
心血管系统	动脉血栓形成、静脉栓塞
血液系统	出血倾向、血栓形成倾向、深静脉血栓形成
其他	围生期并发症

（3）基因及致病机制

PROZ 基因，位于13号染色体长臂3区4带（13q34），基因组坐标为（GRCh38）:13:113158661-113172105，基因全长13 445bp，包含8个外显子，编码400个氨基酸。

PROZ 基因编码肝脏维生素 K 依赖性糖蛋白，该蛋白在肝脏中合成并分泌到血浆中，通过与Z蛋白依赖性蛋白酶抑制剂络合，直接抑制磷脂表面的 X 活化因子，进而调节凝血。该蛋白的缺陷与缺血性动脉疾病和流产的风险增加有关。该基因的突变是Z蛋白缺乏症的致病原因。可变剪接导致该基因存在多个转录本变体[3]。

（张 星 张 宁）

参 考 文 献

[1] Maruyama K, Akioka N, Kashiwazaki D, et al. Postpartum ischemic stroke in Moyamoya disease associated with protein Z deficiency-A case report. J Stroke Cerebrovasc Dis, 25: e158-160.

[2] Zhang L, Segal A Z, Leifer D, et al. Circulating protein Z concentration, PROZ variants, and unexplained cerebral infarction in young and middle-aged adults. Thrombo Haemosta, 2017, 117: 149-157.

[3] Broze GJ Jr. Protein Z-dependent regulation of coagulation. Thromb Haemost, 2001, 86: 8-13.

161　伴乳酸酸中毒及铁粒幼红细胞贫血肌病 1 型

（myopathy, lactic acidosis, and ideroblastic anemia type1, MLASA1; OMIM 600462, 613561）

（1）概述

伴乳酸酸中毒及铁粒幼红细胞贫血肌病是一种罕见的常染色体隐性遗传的线粒体呼吸链障碍疾病，其临床表现为进展性运动不耐受及铁粒幼红细胞贫血。目前已经发现 2 种基因突变，*PUS1* 导致 MLASA 1 型，*YARS2* 导致 MLASA 2 型[1, 2]。MLASA 1 型常于婴幼儿及青少年期起病，表现为精神运动发育迟滞、多动、恐慌、肌肉萎缩、眼肌无力、限制性呼吸功能障碍、进行性色素性视网膜病变、肌病面容及发育畸形[3, 4]。临床查体可见翼状肩胛、躯干脊柱前凸[3]。MLASA 2 型常婴幼儿期起病，可出现脸色苍白、嗜睡、生长发育停滞、肥厚型心肌病、渐进性运动不耐受、运动发育迟滞、吞咽困难、呼吸困难，智力发育可正常[4]。

（2）受累部位病变汇总

受累部位	主要表现
神经系统	精神发育迟滞、多动、恐慌
骨骼肌	肌无力、肌肉萎缩、吞咽困难、呼吸困难、运动不耐受
心脏	肥厚型心肌病
眼	色素性视网膜病变

（3）基因及致病机制

PUS1 基因，位于 12 号染色体长臂 2 区 4 带 3 亚带 3 次亚带（12q24.33），基因组坐标为（GRCh38）:12:131929723- 131943586，基因全长 13 864bp，包含 6 个外显子，编码 427 个氨基酸。

PUS1 基因编码拟尿苷合成酶，一旦将尿苷掺入 RNA 分子中即可将尿苷转化为假嘌呤。编码的酶可能在 tRNA 功能和稳定许多 RNA 的二级结构及三级结构中起重要作用。该基因的突变与线粒体肌病和铁粒幼红细胞贫血有关。可变剪接导致多个转录本变体。

（刘　欣　操振华）

参 考 文 献

[1] Patton J R, Bykhovskaya Y, Mengesha E, et al. Mitochondrial myopathy and sideroblastic anemia (MLASA): missense mutation in the pseudouridine synthase 1 (PUS1) gene is associated with the loss of tRNA pseudouridylation. J Biol Chem, 2005, 280: 19823-19828.

[2] Riley L G, Cooper S, Hickey P, et al. Mutation of the mitochondrial tyrosyl-tRNA synthetase gene, YARS2, causes myopathy, lactic acidosis, and sideroblastic anemia--MLASA syndrome. Am J Hum Genet, 2010, 87: 52-59.

[3] Fernandez-Vizarra E, Berardinelli A, Valente L, et al. Nonsense mutation in pseudouridylate synthase 1(PUS1) in two brothers affected by myopathy, lactic acidosis and sideroblastic anaemia (MLASA). J Med Genet, 2007, 44: 173-180.

[4] Zeharia A, Fischel-Ghodsian N, Casas K, et al. Mitochondrial myopathy, sideroblastic anemia, and lactic acidosis: an autosomal recessive syndrome in Persian Jews caused by a mutation in the PUS1 gene. J Child Neurol, 2005, 20: 449-452.

162　毛细血管-动静脉畸形综合征
（capillary malformation-arteriovenous malformation syndrome, CMAVM; OMIM 608354）

（1）概述

毛细血管-动静脉畸形是一种常见的皮肤血管异常，出生时即可存在，倾向于与个体一起生长，不会自发退化。毛细血管-动静脉畸形与毛细血管瘤不同，毛细血管瘤是出生后不久出现快速生长、缓慢回缩和内皮细胞过多的高度增殖性病变。毛细血管-动静脉畸形是由 *RASA1* 基因杂合突变引起的常染色体显性遗传性疾病，可于皮肤出现数量、大小不等的红斑、黄斑[1]。

（2）受累病变部位汇总

受累部位	主要表现
血管	动脉畸形、静脉瘘（颅内、脊柱、四肢）
皮肤	毛细血管畸形、黄斑

（3）基因及致病机制

RASA1 基因，位于 5 号染色体长臂 1 区 4 带 3 亚带（5q14.3），基因组坐标为（GRCh38）:5:87268452-87390883，基因全长 122 432bp，包含 25 个外显子，编码 1047 个氨基酸。

RASA1 基因编码的蛋白质位于细胞质中，并且是 GTP1 活化蛋白 GAP1 家族的一部分。基因产物刺激正常 RAS p21 的 GTP 酶活性，但不刺激其致癌物。作为 RAS 功能的抑制因子，该蛋白质增强了 RAS 蛋白内在 GTP 酶的活性，导致 RAS 的无效 GDP 结合形式，从而可以控制细胞增殖和分化。导致任一蛋白质结合位点变化的突变与基底细胞癌相关。突变也与伴有或不伴有动静脉畸形（AVM）和 Parkes Weber 综合征的遗传性毛细血管畸形（CM）有关。选择性剪接导致两种亚型，其中缺少 N-末端疏水区但保留相同活性的较短同种型似乎在胎盘而不是成体组织中大量表达。

（王 晖 张 浩）

参 考 文 献

[1] Eerola I, Boon L M, Mulliken J B, et al. Capillary malformation-arteriovenous malformation, a new clinical and genetic disorder caused by RASA1 mutations. Am J Hum Genet, 2003, 73: 1240-1249.

163 先天性糖基化病Ⅰn型

（congenital disorders of glycosylation Ⅰn, CDG1N; OMIM 612015）

（1）概述

先天性糖基化病Ⅰn型是一种遗传异质性的常染色体隐性遗传性疾病，由 *RFT1* 基因突变导致。该病是由天冬酰胺酶缺陷所引起的 *N*-合成多糖或寡糖蛋白合成异常所致。该病Ⅰ型主要是多黏醇酯合成的寡糖蛋白和新生蛋白缺陷。该病最主要的特征是血浆转铁蛋白异常[1]。常见的临床表现包括生长发育迟缓、贫血、癫痫、肝大及凝血功能异常[2]。

（2）受累部位病变汇总

受累部位	主要表现
神经系统	严重的精神运动发育迟滞、严重的智力障碍、癫痫、肌肉痉挛、共济失调、强直
头颈部	小头畸形、下颌畸形、神经性耳聋、视力下降、缺乏眼神交流、短颈
胸部	乳头内翻
骨骼	拇指内收、足外翻
血液系统	凝血功能异常
其他	身材矮小、发育迟缓

（3）基因及致病机制

RFT1 基因，位于 3 号染色体短臂 2 区 1 带 1 亚带（3p21.1），基因组坐标为（GRCh38）:3:53077781-53099453，基因全长 21 673bp，包含 3 个外显子，编码 8 个氨基酸。

RFT1 基因编码一种酶，其催化 Man（5）GlcNAc（2）-PP-Dol 中间体从蛋白质 *N*-糖基化途径中内质网膜的细胞质到内腔侧的易位。该基因的突变与先天性糖基化病Ⅰn型相关。

（刘　欣　操振华）

参 考 文 献

[1] Stibler H, Holzbach U, Kristiansson B. Isoforms and levels of transferrin, antithrombin, alpha-1-antitrypsin and thyroxine-binding globulin in 48 patients with carbohydrate-deficient glycoprotein syndrome type Ⅰ. Scand J Clin Lab Invest, 1998, 58: 55-62.

[2] Imtiaz F, Worthington V, Champion M, et al. Genotypes and phenotypes of patients in the UK with carbohydrate-deficient glycoprotein syndrome type 1. J Inherit Metab Dis, 2000, 23: 162-174.

164 艾卡迪综合征4型
（ Aicardi-Goutieres syndrome 4, AGS4; OMIM 610333 ）

（1）概述

艾卡迪综合征是一种具有临床异质性的常染色体隐性遗传病。该病通常于1岁之内起病，有7种临床分型。艾卡迪综合征4型（AGS4）是由编码核糖核酸酶H2的A亚基的 *RNASEH2A* 基因纯合突变或复合杂合突变引起。该综合征临床主要表现为神经系统损害，头颈部异常，宫内生长发育迟滞，肝、肺功能异常等[1]。

（2）受累部位病变汇总

受累部位	主要表现
神经系统	痉挛状态、阵挛发作、严重的精神运动发育迟滞，脑积水，脑室扩大，脑白质营养不良，大脑、小脑、脑干萎缩
头面部	小头畸形、低位耳、耳前旋、视觉忽视、钩状鼻
呼吸系统	新生儿期呼吸功能不全
消化系统	肝大、肝功能异常、脾大、喂养困难
其他	宫内生长发育迟滞

（3）基因及致病机制

RNASEH2A 基因，编码核糖核酸酶H2的A亚基，该基因位于19号染色体短臂1区3带1亚带3次亚带（19p13.13）；基因组坐标为（GRCh38）:19:12806674-12813466，基因全长6793bp，包含8个外显子，编码299个氨基酸。

由 *RNASEH2A* 基因编码的蛋白质是异源三聚体 II 型核糖核酸酶 H 酶（RNAseH2）的组分。RNAseH2 是哺乳动物细胞核糖核酸酶 H 活性的主要来源，在随后链 DNA 合成期间除去冈崎片段 RNA 引物，并从 DNA-DNA 双链体中切除单核糖核苷酸。该基因突变导致艾卡迪综合征 4 型。

（张豪杰　王　晖　王　蕾）

参 考 文 献

[1] Sanchis A，Cervero L, Bataller A, et al. Genetic syndromes mimic congenital infections. J Pediat, 2005, 146: 701-705.

165　艾卡迪综合征 2 型
（Aicardi-Goutieres syndrome 2, AGS2; OMIM 610181）

（1）概述

艾卡迪综合征 2 型是由 *RNASEH2B* 基因突变所致的常染色体隐性遗传病。该病是由 Ali 等[1]在 2006 年报道，来自 8 个家庭的 17 例患儿出现进展性神经功能退变性改变，出生时或婴儿时期出现脑病。这其中的 6 个家庭存在血缘关系。所有患儿首先在受累的基底核区出现颅内钙化，严重患者出现小头畸形。实验室检查提示脑脊液中出现 α 干扰素和淋巴细胞升高。

（2）受累部位病变汇总

受累部位	主要表现
神经系统	早期发育正常、进展性神经功能异常、肌强直、脑病、失张力、基底核区脑实质钙化、脑脊液干扰素和淋巴细胞升高
头部	小头畸形

（3）基因及致病机制

RNASEH2B 基因，位于 13 号染色体长臂 1 区 4 带 3 亚带（13q14.3），基因组坐标为（GRCh38）:13:50910077-50956474，基因全长 46 398 bp，

包含 11 个外显子，编码 312 个氨基酸。

RNA 酶 H2 由单个催化亚基（A）和两个非催化亚基（B 和 C）组成，并特异性降解 RNA：DNA 杂交体中的 RNA。由该基因编码的蛋白是 RNase H2 的非催化 B 亚基，被认为在 DNA 复制中起作用。已经发现了该基因的多个转录本，可编码不同蛋白亚型。该基因的缺陷是艾卡迪综合征 2 型的病因[2]。

（刘 欣　陈晓宁）

参 考 文 献

[1] Ali M, Highet L J, Lacombe D, et al. A second locus for Aicardi-Goutieres syndrome at chromosome 13q14-21. J Med Genet, 2006, 43: 444-450.
[2] Crow Y J, Leitch A, Hayward B E, et al. Mutations in genes encoding ribonuclease H2 subunits cause Aicardi-Goutieres syndrome and mimic congenital viral brain infection. Nat Genet, 2006, 38: 910-916.

166　艾卡迪综合征 3 型
（Aicardi-Goutieres syndrome 3, AGS3; OMIM 610329）

（1）概述

艾卡迪综合征 3 型是由 *RNASEH2C* 基因突变所致，是一种常染色体隐性遗传性疾病。该病的主要特征是出生第一年时出现脑病，接下来数年维持正常。患儿的典型表现是极度易激惹，间断出现不明原因的发热、冻疮、进展性小头畸形、肌强直，显著的精神运动发育迟滞。实验室检查多提示脑脊液淋巴细胞和 α 干扰素升高。脑结构影像显示白质异常，脑实质钙化及脑萎缩。大部分患儿在儿童期死亡[1]。

（2）受累部位病变汇总

受累部位	主要表现
神经系统	精神运动发育迟滞、脑病、腱反射亢进、髓鞘形成障碍、脑实质钙化、脑脊液 α 干扰素升高症、脑脊液淋巴细胞增高
头面部	小头畸形、视线不集中、眼震
皮肤	冻疮

（3）基因及致病机制

RNASEH2C 基因，编码核糖核酸酶 H 亚基，位于 11 号染色体长臂 1 区 3 带 1 亚带（11q13.1），基因组坐标为（GRCh38）:11:65719783-65720758，基因全长 976bp，包含 4 个外显子，编码 164 个氨基酸。

RNASEH2C 基因编码核糖核酸酶 H 亚基，特异性降解 RNA：DNA 杂交体中的 RNA。该基因突变导致艾卡迪综合征 3 型，这种疾病患者出现严重的神经功能障碍。在染色体 Y 上已经在性别决定区域 Y（SRY）基因附近找到了该基因的假基因。

（刘　欣　高　瑞）

参 考 文 献

[1] Vogt J, Agrawal S, Ibrahim Z, et al. Striking intrafamilial phenotypic variability in Aicardi-Goutieres syndrome associated with the recurrent Asian founder mutation in RNASEH2C. Am J Med Genet, 2013, 161A: 338-342.

167　家族性心律失常伴右心室发育不良/心肌病 2 型（ arrhythmogenic right ventricular dysplasia/cardiomyopathy 2, ARVD2; OMIM 600996 ）

（1）概述

家族性心律失常伴右心室发育不良（ARVD）的诊断依赖于心电图和血管造影。家族性心律失常伴右心室发育不良 2 型是由心脏兰诺定受体-2 基因 *RYR2* 杂合突变引起的常染色体显性遗传疾病。病理学发现，用脂肪和纤维替代心室肌，将首先累及右心室游离壁[1]。该病以常染色体显性方式遗传，外显率低，是少年猝死的主要遗传原因之一。当发育异常扩大时，其可能代表 Uhl 异常（"羊皮纸右心室"）。病例报道提示该基因突变可能与急性心血管事件有关[2]。

（2）受累部位病变汇总

受累部位	主要表现
心脏	心律失常伴右心室心肌病、室性心律失常、室性动脉瘤、晕厥、心搏骤停

（3）基因及致病机制

RYR2 基因，位于 1 号染色体长臂 4 区 3 带（1q43），基因组坐标为（GRCh38）:1:237042522-237832647，基因全长790 126bp，包含 105 个外显子，编码 4967 个氨基酸。

RYR2 基因编码心肌肌质网中的兰诺定受体。其编码的蛋白质是钙通道的组成部分之一，由兰诺定受体蛋白的四聚体和为心脏肌肉提供钙的 FK506 结合蛋白 1B 的四聚体组成。该基因的突变与应激诱导的多形性室性心动过速和心律失常伴右心室发育不良相关。

（王　晖　张　浩）

参 考 文 献

[1] Rampazzo A, Nava A, Erne P, et al. A new locus for arrhythmogenic right ventricular cardiomyopathy (ARVD2) maps to chromosome 1q42-q43. Hum Molec Genet, 1995, 4: 2151-2154.

[2] Krahn A D, Healey J S, Chauhan V, et al. Systematic assessment of patients with unexplained cardiac arrest: Cardiac Arrest Survivors With Preserved Ejection Fraction Registry (CASPER). Circulation, 2009, 120 (4): 278-285.

168　艾迪卡综合征 5 型
（Aicardi-Goutieres syndrome 5, AGS5; OMIM 612952）

（1）概述

艾迪卡综合征 5 型是由 *SAMHD1* 基因突变所致。2009 年 Rice 报道了该病的 13 个家系，这些家系覆盖多个种族，部分家系也存在血缘关系。该综合征的主要临床表现包括婴儿期出现严重的生长发育迟缓、严重的喂养障碍、易激惹及异常的神经系统体征。大部分患者脑脊液检查表现为白细胞和 γ-干扰素水平升高。脑结构影像检查提示基底核区或脑室周围出现明显的白质病变和钙化[1]。

（2）受累部位病变汇总

受累部位	主要表现
神经系统	发育迟缓、躯干肌张力降低、肌强直、易激惹、双侧颅内钙化（特别是基底核区和脑室周围）、脑白质病变
血液系统	血小板减少
骨骼	关节疾病或关节挛缩
皮肤	冻疮、慢性炎症性皮肤改变、干性皮肤、鳞状皮肤
其他	脑脊液 α-干扰素升高、脑脊液淋巴细胞增高、喂养困难

（3）基因及致病机制

SAMHD1 基因，位于 20 号染色体长臂 1 区 1 带 2 亚带 3 次亚带（20q11.23），基因组坐标为（GRCh38）:20:36892932-36951643，基因全长 58 712 bp，包含 16 个外显子，编码 626 个氨基酸。

SAMHD1 基因可能在调节先天性免疫反应中发挥作用。其编码的蛋白质受病毒感染影响而被上调，并且可能参与肿瘤坏死因子-α 促炎反应的应答。该基因的突变与艾卡迪综合征 5 型有关[2]。

（刘　欣　安冬艳）

参 考 文 献

[1] Ali M, Highet L J, Lacombe D, et al. A second locus for Aicardi-Goutieres syndrome at chromosome 13q14-21. J Med Genet, 2006, 43: 444-450.

[2] Leshinsky-Silver E, Malinger G, Ben-Sira L, et al. A large homozygous deletion in the SAMHD1 gene causes atypical Aicardi-Goutieres syndrome associated with mtDNA deletions. Europ J Hum Genet, 2011, 19: 287-292.

169　家族性房颤 14 型
（familial atrial fibrillation 14, ATFB14; OMIM 615378）

（1）概述

家族性房颤 14 型（ATFB14）是由 *SCN2B* 基因突变引起的常染色体显性遗传病。房颤是导致心律失常的最主要病因，在美国大约有 200 万的患病人群，总体患病率为 0.89%。该病的患病率随着年龄增长逐渐增加，40～60 岁人群约为 2.3%，65 岁以上人群约为 5.9%[1]。该病最严重的并发症是可能导致血栓栓塞性脑卒中。该病首先由 Watanabe 等[2]在 2009 年报道了 2 例不相关的房颤患者，基因检查发现其 *SCN2B* 发生突变。这 2 例患者的父母亲均有房颤病史。

（2）受累部位病变汇总

受累部位	主要表现
神经系统	心源性脑卒中
心脏	阵发性房颤、ST 段抬高、左心房增大
血管	高血压

（3）基因及致病机制

SCN2B 基因，编码 Ⅱ 型电压门控钠通道的 β_2 亚基，位于 11 号染色体长臂 2 区 3 带 3 亚带（11q23.3），基因组坐标为（GRCh38）：11:118166887-118176431，基因全长 9545bp，包含 4 个外显子，编码 215 个氨基酸。

SCN2B 基因编码的蛋白质是 Ⅱ 型电压门控钠通道的 β_2 亚基。该蛋白质参与细胞黏附和细胞迁移。该基因的缺陷可能是 Brugada 综合征、房颤或婴儿猝死综合征的病因。

（刘　欣　操振华）

参 考 文 献

[1] Brugada R, Tapscott T, Czernuszewicz G Z, et al. Identification of a genetic locus for familial atrial fibrillation. New Eng J Med, 1997, 336: 905-911.

[2] Watanabe H, Darbar D, Kaiser D W, et al. Mutations in sodium channel beta-1- and beta-2-subunits associated with atrial fibrillation. Circ Arrhythm Electrophysiol, 2009, 2: 268-278.

170　家族性房颤 16 型
（ familial atrial fibrillation 16, ATFB16; OMIM 613120 ）

（1）概述

家族性房颤 16 型（ATFB16）是临床上最常见的心律失常亚型，是由 *SCN3B* 基因突变引起的常染色体显性遗传病。该类房颤的发生率约占总人群的 1%。其发病率随着年龄的增长呈逐渐增加的趋势，90 岁的老年人发病率高达 8%。约 15%的脑卒中的发生与该房颤相关，同时，心脏衰竭和死亡率增加也与之明显相关。30%以上的房颤被认为是"孤立性房颤"，即不伴有冠心病、心房瓣膜病、甲状腺功能亢进、心衰或心脏结构性改变等[1]。部分患者可因房颤导致栓塞性脑卒中。

（2）受累部位病变汇总

受累部位	主要表现
神经系统	心源性脑卒中
心脏	房颤

（3）基因及致病机制

SCN3B 基因，位于 11 号染色体长臂 2 区 4 带 1 亚带（11q24.1），基因组坐标为（GRCh38）:11:123634143-123653801，基因全长 19 659bp，包含 5 个外显子，编码 215 个氨基酸。

电压门控钠通道是由 α 亚基和 1 个或多个调节性 β 亚基组成的跨膜糖蛋白复合物。它们负责神经元和肌肉中动作电位的产生与传播。该基因编码钠通道 β 亚基基因家族的一个成员，并影响钠通道的动力学失活。已经检测出编码相同蛋白质的两个可变剪接变体。

（刘　欣　操振华）

参 考 文 献

[1] Wang P, Yang Q, Wu X, et al. Functional dominant-negative mutation of sodium

channel subunit gene SCN3B associated with atrial fibrillation in a Chinese Gene ID population. Biochem Biophys Res Commun, 2010, 398: 98-104.

171　家族性房颤 17 型
（familial atrial fibrillation 17, ATFB17; OMIM 611819）

（1）概述

家族性房颤 17 型（ATFB17）是一种由 *SCN4B* 基因突变引起的常染色体显性遗传病。2013 年，Li 等在 170 名汉族家族性房颤 17 型患者中进行了 *SCN4B* 基因测序，发现了 2 个杂合错义突变，分别为 V162G 和 I166L。该突变在不同家族中存在隔离，并且在 200 例对照组中并未发现该突变。在 V162G 突变的家庭中发现的 3 名房颤患者均符合长 QT 综合征的诊断标准[1, 2]。

（2）受累部位病变汇总

受累部位	主要表现
神经系统	纹状体病变
心血管系统	QT 间期延长、长 ST 段、晚发性 T 波、阵发性房室结阻滞、房颤
其他	猝死

（3）基因及致病机制

SCN4B 基因，位于 11 号染色体长臂 2 区 3 带 3 亚带（11q23.3），基因组坐标为（GRCh38）:11:118137027-118152673，基因全长 15 647bp，包含 5 个外显子，编码 228 个氨基酸。

SCN4B 基因编码的蛋白是几种钠离子通道 β 亚基的一种。这些亚基与电压门控 α 亚基相互作用，以改变钠离子通道的动力学。其编码的跨膜蛋白与 SCN2A 形成链间二硫键。该基因的缺陷会引起长 QT 综合征 17 型。已经发现该基因的三种编码蛋白的转录本和一种非编码蛋白的转录本。

（操振华　张心逸）

参 考 文 献

[1] Li R G, Wang Q, Xu M, et al. Mutations of the SCN4B-encoded sodium channel beta-4 subunit in familial atrial fibrillation. Int J Molec Med, 2013, 32: 144-150.

[2] Miyazaki H, Oyama F, Inoue R, et al. Singular localization of sodium channel β4 subunit in unmyelinated fibres and its role in the striatum. Nat Commun, 2014, 21: 552-555.

172　长 QT 综合征 3 型
（long QT syndrome 3, LQT3; OMIM 603830）

（1）概述

先天性长 QT 综合征 3 型（LQT3）是由 *SCN5A* 基因突变所致。心电图表现为长 QT 间期和多形性室性心律失常。这些心律失常可能导致复发性晕厥或猝死。3 号染色体相关的长 QT 综合征中，T 波延迟和 QT 间期延长都更为明显。长 QT 综合征 3 型可能较其他类型更为严重。Tester 等在 2005 年发现了先天性长 QT 综合征 3 型的 211 个致病突变位点[1-3]。该基因突变可导致心律失常和缺血性脑卒中[4]。

（2）受累部位病变汇总

受累部位	主要表现
神经系统	缺血性脑卒中
心血管系统	QT 间期延长、晕厥、尖端扭转型室性心动过速、室颤、心源性猝死
其他	锻炼相关的心脏事件、遗传异质性

（3）基因及致病机制

SCN5A 基因，位于 3 号染色体短臂 2 区 2 带 2 亚带（3p22.2），基因组坐标为（GRCh38）:3:38550321-38633307，基因全长 82 987bp，包含 27 个外显子，编码 2016 个氨基酸。

SCN5A 基因编码的蛋白质是一个整合的膜蛋白和具有河豚毒素抗性的门控钠通道亚基。这种蛋白质主要发现于心肌，并且与心电图中动作电位的初始上升相关。该基因的缺陷是长 QT 综合征 3 型的病因。多种转录体可编码不同的蛋白质异形体。

（江凌玲　张心邈）

参 考 文 献

[1] George A L Jr. Assignment of the human heart tetrodotoxin-resistant voltage-gated Na (+) channel alpha-subunit gene (SCN5A) to band 3p21. Cytogenet Cell Genet, 1995, 68: 67-70.

[2] Wang Q. Cardiac sodium channel mutations in patients with long QT syndrome, an inherited cardiac arrhythmia. Hum Molec Genet, 1995, 4: 1603-1607.

[3] Wang Q. SCN5A mutations associated with an inherited cardiac arrhythmia, long QT syndrome. Cell, 1995, 80: 805-811.

[4] Laitinen-Forsblom P J, Makynen P. SCN5A mutation associated with cardiac conduction defect and atrial arrhythmias. J Cardiovasc Electrophysiol, 2006, 17: 480-485.

173 白质脑病伴张力失调及运动神经病
（leukoencephalopathy with dystonia and motor neuropathy; OMIM 613724）

（1）概述

白质脑病伴张力失调及运动神经病是一种常染色体隐性遗传病，由 *SCP2* 基因突变引起。Ferdinandusse 等在 2006 年描述了已知的第一位甾醇载体蛋白-2 缺乏的患者，并对 1 名存在白质脑病伴张力失调及运动神经病的患者进行了 *SCP2* 基因的突变分析，发现了一个 1bp 的纯合插入突变[1]。

（2）受累部位病变汇总

受累部位	主要表现
神经系统	肌张力障碍、头部震颤、痉挛性斜颈，MRI 上呈双侧高信号、脑桥的蝴蝶状病变
眼	眼跳
泌尿生殖系统（男性）	性腺功能低下、精子缺乏
其他	情绪紧张会加重症状

（3）基因及致病机制

SCP2 基因，位于 1 号染色体短臂 3 区 2 带 3 亚带（1p32.3），基因组坐标为（GRCh38）:1:52927397-53050704，基因全长 123 308bp，包含

16 个外显子，编码 547 个氨基酸。

　　SCP2 基因具有 2 个独立的调控启动子，其转录起始也不同，因此该基因编码两种蛋白：胆固醇转运蛋白 X（SCPx）和胆固醇转运蛋白 2（SCP2）。从近端启动子启动的转录本编码较长的 SCPx 蛋白，从远端启动子启动的转录本编码较短的 SCP2 蛋白，这两种蛋白具有相同的 C-末端。证据表明 SCPx 蛋白是参与支链脂肪酸氧化的过氧化物酶体相关硫基酶，而 SCP2 蛋白被认为是一种细胞内脂质转移蛋白。该基因在参与脂代谢的器官中高度表达，可能在 Zellweger 综合征中起一定作用。该病可导致细胞缺乏过氧化物酶体，并且胆汁酸合成受损。该基因的可变剪接产生多个转录本，其中一些可编码不同的蛋白亚型。

（杨思思　张心邈）

参 考 文 献

[1] Ferdinandusse S, Kostopoulos P. Mutations in the gene encoding peroxisomal sterol carrier protein X (SCPx) cause leukencephalopathy with dystonia and motor neuropathy. Am J Hum Genet, 2006, 78: 1046-1052.

174　线粒体复合物 Ⅱ 缺乏症
（mitochondrial complex Ⅱ deficiency; OMIM 252011）

（1）概述

　　线粒体复合物 Ⅱ 缺乏症是由 *SDHD* 基因突变所致的、常染色体显性遗传病。部分患者脑部、心脏、肌肉、肝脏和肾脏都受累，该病可致婴儿死亡，而其他患者仅在成年期出现心脏或肌肉受累[1, 2]。*SDHD* 基因的突变可导致线粒体复合物 Ⅱ 缺乏症。在某些情况下，采用核黄素治疗可能具有临床疗效[1]。

（2）受累部位病变汇总

受累部位	主要表现
神经系统	共济失调、肌张力障碍、肌阵挛、白质脑病、海绵体脑病
眼	上睑下垂、眼肌麻痹、色素性视网膜病变、视力减弱、眼球震颤、视力受损
心脏	肥厚型心肌病、扩张型心肌病
肌肉	联合挛缩、肌肉无力

（3）基因及致病机制

SDHD 基因，位于 11 号染色体长臂 2 区 3 带 1 亚带（11q23.1），基因组坐标为（GRCh38）:11:112086908-112170527。基因全长 83 620bp，包含 4 个外显子，编码 140 个氨基酸。

SDHD 基因可编码呼吸链复合物Ⅱ的成员，该蛋白负责琥珀酸酯的氧化。其编码的蛋白质是将复合物锚定到线粒体内膜的基质侧的两个整合膜蛋白之一。该基因的突变与肿瘤的形成有关，包括遗传性副神经节瘤。该病的遗传几乎完全通过父系等位基因，这表明该基因座可能是母体印记的。在 1、2、3、7 和 18 号染色体上存在该基因的假基因。

（王　晖　张　浩　程　丝）

参 考 文 献

[1] Jain Ghai S, Cameron J M, Maawali A, et al. Complex Ⅱ deficiency—a case report and review of the literature. Am J Med Genet, 2013, 161A: 285-294.

[2] Jackson CB, Nuoffer JM, Hahn D, et al. Mutations in SDHD lead to autosomal recessive encephalomyopathy and isolated mitochondrial complex II deficiency. J Med Genet, 2014, 51: 170-175.

175　遗传性抗凝血酶Ⅲ缺乏症
（inherited antithrombin Ⅲ deficiency; OMIM 613118）

（1）概述

抗凝血酶Ⅲ属于丝氨酸蛋白酶抑制剂家族成员，是肝脏和内皮细胞合成的单链糖蛋白，在调节止血和其他激活凝血因子中发挥重要作用，也称抗凝血酶。遗传性抗凝血酶Ⅲ缺乏症为常染色体显性遗传，是由于抗凝血酶Ⅲ合成减少或结构异常所致的遗传病，由 *SERPINC1* 基因突变引起。该病的发病率为 1/（2000～5000），主要表现为反复发作的血栓事件，发病年龄多为 10～35 岁，患者往往有家族史，约 55%的患者至少有一次静脉血栓形成和肺静脉栓塞的病史，常见部位是下肢深静脉和髂静脉[1, 2]。

（2）受累部位病变汇总

受累部位	主要表现
静脉	下肢深静脉、髂静脉、肠系膜静脉血栓形成

（3）基因及致病机制

SERPINC1 基因，位于 1 号染色体长臂 2 区 5 带 1 亚带（1q25.1），基因组坐标为（GRCh38）:1:173903889-173917259，基因全长 13 371bp，包含 7 个外显子，编码 464 个氨基酸。

SERPINC1 基因编码的蛋白质是血浆蛋白酶抑制剂和丝氨酸蛋白酶抑制剂超家族的成员。这种蛋白质可抑制凝血酶及凝血系统活化的其他丝氨酸蛋白酶，并调节血液凝固级联反应。蛋白质包括两个功能域：成熟蛋白 N-末端的肝素结合结构域和 C-末端的反应性位点结构域。肝素的存在增强了抑制活性。已经检测出该基因有超过 120 个突变，其中许多已知突变可导致抗凝血酶Ⅲ缺陷。

（江凌玲　戴丽叶）

参 考 文 献

[1] 孙玲. 抗凝血酶缺乏症的分子机制及研究进展. 国际输血及血液学杂志, 2013, 36（3）: 271-273.

[2] Rosend F R, Heijboer H, Briet E, et al. Mortality in hereditary antithrombin-Ⅲ deficiency—1830 to 1989. Lancet, 1991, 337: 260-262.

176　肝素辅助因子Ⅱ缺乏症
（heparin cofactor Ⅱ deficiency; OMIM 612356）

（1）概述

肝素辅助因子Ⅱ缺乏症是一种常染色体显性遗传病，由 *SERPIND1*

基因突变引起。肝素辅因子Ⅱ能够在硫酸软骨素和肝素存在的条件下迅速抑制凝血酶。肝素辅助因子Ⅱ缺乏症主要表现为血栓形成倾向，如颅内血栓形成、深静脉血栓形成等[1]。

（2）受累部位病变汇总

受累部位	主要表现
心血管系统	颅内血栓形成、冠状动脉再狭窄、弥散性血管内凝血、复发性深静脉血栓形成

（3）基因及致病机制

SERPIND1 基因，位于 22 号染色体长臂 1 区 1 带 2 亚带 1 次亚带（22q11.21），基因组坐标为（CRCh38）:22:20779313-20787066，基因全长 7754bp，包含 4 个外显子，编码 499 个氨基酸。

SERPIND1 基因属于丝氨酸蛋白酶抑制剂基因超家族。丝氨酸蛋白酶抑制剂可在很多生命过程中起作用，包括炎症、血液凝结和癌症转移。该家族的成员具有高度保守的二级结构：具有一个与蛋白酶活性位点结合的反应中心环，可抑制蛋白酶的活性。该基因编码的血浆丝氨酸蛋白酶的功能是抑制凝血酶和胰凝乳蛋白酶。该蛋白被肝素、硫酸皮肤素和葡糖氨基葡聚糖活化。该基因的等位基因变异与肝素辅助因子Ⅱ缺乏症相关。

（操振华　张心邈）

参 考 文 献

[1] Tran T H, Zbinden B, Lämmle B, et al. Methodology and clinical significance of heparin cofactor Ⅱ. Probable heparin cofactor Ⅱ deficiency in a patient with cerebrovascular thrombosis. Semin Thromb Hemost, 1985, 4: 342-346.

177　努南样综合征伴早期毛发稀疏
（Noonan-like syndrome with loose anagen hair, NSLH；OMIM 607721）

（1）概述

努南样综合征伴早期毛发稀疏（NSLH）是由 *SHOC2* 基因突变引起的常染色体显性遗传性疾病。Cordeddu 等[1]于 2009 年在一个努南综合征研究队列中将 NSLH 与努南综合征区分开，并明确该病是由 *SHOC2* 基因突变所致。目前仍缺乏针对该病确切的流行病学资料。NSLH 患者面部特征与努南综合征患者相似，均可表现为五官距离过宽、上睑下垂、耳朵偏低等，而 NSLH 患者伴有更具特征性的毛发生长缓慢且稀疏。此外，NSLH 患者也可表现为身材矮小、认知障碍及颅后窝偏小致 Chiari I 畸形等。据 Viviana 等报道，NSLH 患者几乎都有心脏结构畸形或瓣膜病，而此类问题正是心源性卒中的常见原因。

（2）受累部位病变汇总

受累部位	主要表现
神经系统	精神发育迟滞、肌张力减退、白质体积减少、小脑扁桃体下疝畸形
头面部	五官距离过宽、上睑下垂、耳朵位置偏低、头发稀疏
心脏	房间隔缺损、二/三尖瓣发育不良、室间隔缺损、肥厚型心肌病
其他	湿疹

（3）基因及致病机制

SHOC2 基因，位于 10 号染色体长臂 2 区 5 带 2 亚带（10q25.2），基因组坐标为（GRCh38）:10:110964359-111011818，基因全长 47 460bp，包含 8 个外显子，编码 582 个氨基酸。

SHOC2 基因编码的蛋白质几乎完全由亮氨酸重复序列组成，该结构域与蛋白质间相互作用有关。该蛋白可以作为连接 RAS 与下游 RAS/ERK MAP 激酶信号级联放大过程中信号转导的支架。这个基因的突变与努南样综合征伴早期毛发稀疏有关[2]。

（古丽巴哈热木　张　宁）

参 考 文 献

[1] Cordeddu V, Di Schiavi E, Pennacchio L A, et al. Mutation of SHOC2 promotes aberrant protein N-myristoylation and causes Noonan-like syndrome with loose anagen hair. Nat Genet, 2009, 41(9): 1022-1026.

[2] Selfors L M, Schutzman J L, Borland C Z, et al. Soc-2 encodes a leucine-rich repeat protein implicated in fibroblast growth factor receptor signaling. Proc Nat Acad Sci, 1998, 95: 6903-6908.

178　动脉迂曲综合征

（ arterial tortuosity syndrome, ATS; OMIM 208050 ）

（1）概述

1967 年，Ertugrul[1]首先报道动脉迂曲综合征———一种罕见的先天性结缔组织发育异常性疾病，主要以大中型动脉迂曲、纤细，或局部形成动脉瘤为显著特征，呈常染色体隐性遗传。其致病基因为 *SLC2A10*，即溶质转运家族 2-促葡萄糖转运蛋白成员 10 基因[2]。动脉迂曲综合征通常于出生时或出生后不久即可表现出症状，主要累及心血管系统。

（2）受累部位病变汇总

受累部位	主要表现
神经系统	精神运动发育迟滞、缺血性脑卒中、智力减退
心血管系统	心室肥大、动脉迂曲纤长、动脉狭窄、动脉瘤
肌肉	食管裂孔疝、腹股沟疝、脐疝、肌张力低
骨骼	漏斗胸、鸡胸、关节松弛
皮肤	皮肤可过度伸展、皮肤松弛
面部	长脸、小颌畸形、眼裂小、眼距宽、圆锥形角膜、钩形鼻

（3）基因及致病机制

SLC2A10 基因，该基因位于 20 号染色体长臂 1 区 3 带 1 亚带 2 次亚带（20q13.12），基因组坐标为（GRCh38）:20:46709737-46733834，基因全长 24 098bp，包含 5 个外显子，编码 541 个氨基酸。

SLC2A10 基因编码溶质转运家族 2 成员 10,编码的蛋白质在调节体内葡萄糖平衡中起重要作用。该基因突变与动脉迂曲综合征有关。

（王　蕾　戴丽叶）

参 考 文 献

[1] Ertugrul A. Diffuse tortuosity and lengthening of the arteries. Circulation, 1967, 36(3): 400-407.

[2] Coucke P J, Willaert A, Wessels M W, et al. Mutations in the facilitative glucose

transporter GLUT10 alter angiogenesis and cause arterial tortuosity syndrome. Nat Genet, 2006, 38(4): 452-457.

179 特发性基底核钙化 4 型、5 型
（idiopathic basal ganglia calcification/Fahr's disease, IBGC4, IBGC5; OMIM 615007, OMIM 615483）

（1）概述

1930 年德国神经病学家 Karl Fahr 首次描述了以基底核、下丘脑、齿状核、大脑皮质、小脑皮质下白质等部位异常钙化为特点的遗传性疾病，故又称为 Fahr 病。目前已发现其最常见的遗传方式为常染色体显性遗传，也有常染色体隐性遗传和散发病例的报道。IBGC4 型致病基因为 *PDGFRB*，即促血小板生长因子基因，为常染色体显性遗传。IBGC5 型是一种常染色体显性遗传病，其致病基因为 *PDGFB*。IBGC 患者多于 30～60 岁起病，病程进展缓慢，性别差异不大，家族性患者发病年龄有一代比一代提前的趋势（遗传早现现象），也可见于婴幼儿、儿童或青春期起病，部分患者可终身不出现症状[1]。IBGC 患者的神经症状最常见于运动障碍，包括帕金森综合征、震颤、舞蹈病、肌张力障碍、共济失调等，还可表现为各种类型的脑卒中、癫痫、晕厥、言语障碍、慢性头痛、眩晕等。IBGC 患者的神经精神症状可表现为轻度的注意力和记忆力下降、情绪障碍、精神或情感失调、性格和行为学改变，严重者甚至出现精神病和痴呆[2]。

（2）受累部位病变汇总

受累部位	主要表现
神经系统	帕金森综合征、震颤、肌张力障碍、共济失调、癫痫、晕厥、脑卒中、慢性头痛、眩晕、精神症状、精神病和痴呆
泌尿生殖系统	尿急、尿失禁、阳痿
循环系统	高血压

（3）基因及致病机制

PDGFRB 基因，位于 5 号染色体长臂 3 区 2 带（5q32），基因组坐标为（GRCh38）:5:150115763-150137047，基因全长 21 285bp，包含 22

个外显子，编码 1106 个氨基酸。该基因编码的蛋白是血小板衍生生长因子家族成员的细胞表面酪氨酸激酶受体。这些生长因子是间充质来源细胞的有丝分裂原。二聚体由血小板衍生生长因子受体 α 和 β 多肽组成。该基因在 5 号染色体上，两侧是粒细胞–巨噬细胞集落刺激因子和巨噬细胞集落刺激因子受体的基因。

PDGFB 基因，位于 22 号染色体长臂 1 区 3 带 1 亚带（22q13.1），基因组坐标为（GRCh38）:22:39225723-39243963，基因全长 18 241bp，包含 6 个外显子，编码 241 个氨基酸。该基因可编码由血小板衍生生长因子（PDGF）和血管内皮生长因子（VEGF）组成的蛋白家族成员。编码的前蛋白原经蛋白水解产生血小板衍生生长因子亚基 B，其可以同源二聚化，或与相关的血小板衍生生长因子亚基 A 形成异源二聚体。这些蛋白质结合并激活 PDGF 受体酪氨酸激酶，其在发育过程中都有作用。该基因的突变与脑膜瘤有关。可变剪接可产生多种转录物变体。

（陈晓宁　索　阅　程　丝）

参 考 文 献

[1] 李睿婷，李涛. 特发性基底核钙化的研究进展. 疑难病杂志，2014, 8: 862-865.
[2] Nicolas G, Pottier C, Maltete D, et al. Mutation of the PDGFRB gene as a cause of idiopathic basal ganglia calcification. Neurology, 2013, 80: 181-187.

180　先天性糖基化病Ⅱf型
（congenital disorders of glycosylation Ⅱf, CDG2F; OMIM 603585）

（1）概述

先天性糖基化病Ⅱf型是一种常染色体隐性遗传病，由 *SLC35A1* 基因突变引起。Willig 等在 2001 年描述并报告了 1 例先天性糖基化病Ⅱf型的患者，2005 年 Martinez-Duncker 等在该患者的 *SLC35A1* 基因中发现了 2 个杂合突变。Martinez-Duncker 将这种疾病称为先天性糖基化病Ⅱf型[1, 2]。

（2）受累部位病变汇总

受累部位	主要表现
神经系统	智力下降
血液系统	血小板减少症、中性粒细胞减少症、复发性出血事件、巨型血小板、巨核细胞显示异常膜超微结构的缺陷、中性粒细胞膜显示缺乏唾液酸化-X、血小板提示 GP I b 下降
免疫系统	复发性细菌感染

（3）基因及致病机制

SLC35A1 基因，位于 6 号染色体长臂 1 区 5 带（6q15），基因组坐标为（GRCh38）:6:87473004-87511526，基因全长 38 523bp，包含 8 个外显子，编码 337 个氨基酸。

SLC35A1 基因编码的蛋白质位于高尔基体膜上，可将核糖核苷酸转运至高尔基体中，其中 CMP-唾液酸是被转运的核糖核苷酸之一，当转运至高尔基体后便被糖基化。若该基因发生缺陷，则导致先天性糖基化病 II f 型[3]。目前已经发现 2 种转录变异体[3]。

（杨思思　张心邈）

参 考 文 献

[1] Martinez-Duncker I, Dupre. Genetic complementation reveals a novel human congenital disorder of glycosylation of type II, due to inactivation of the Golgi CMP-sialic acid transporter. Blood, 2005, 105: 2671-2676.

[2] Willig T N, Breton-Gorius. Macrothrombocytopenia with abnormal demarcation membranes in megakaryocytes and neutropenia with a complete lack of sialyl-Lewis-X antigen in leukocytes—a new syndrome?. Blood, 2001, 97: 826-828.

[3] Mohamed M, Ashikov A, Guillard M, et al. Intellectual disability and bleeding diathesis due to deficient CMP—sialic acid transport. Neurology, 2013, 81: 681-687.

181　Loeys-Dietz 综合征 3 型
（Loeys-Dietz syndrome, type 3, LDS3; OMIM 613795）

（1）概述

Loeys-Dietz 综合征 3 型（动脉瘤-骨关节炎综合征，LDS3）是一种常染色体显性遗传病，由 *SMAD3* 基因突变引起。2011 年 Van de Laar 等在其中最大家系的 4 代 22 人中，发现 12 人发生了主要动脉的动脉瘤，包括主动脉窦、腹主动脉和（或）其他动脉，如颅内动脉、脾动脉、髂总动脉、肠系膜动脉、肾动脉、椎动脉、肺动脉[1-4]。这些患者多在 35～69 岁发生猝死。2011 年 Regalado 等[2]报道了 5 个家系的 Loeys-Dietz 综合征 3 型患者，在 *SMAD3* 基因发生突变。2012 年 Van de Laar 等[3]又报道了 *SMAD3* 基因的 8 个突变。

（2）受累部位病变汇总

受累部位	主要表现
脑	动脉瘤、动静脉瘘
眼	眼距增大
口腔	异常腭垂、硬腭高拱、腭裂（少见）、牙齿咬合不正
心血管系统	二尖瓣脱垂、二尖瓣反流、主动脉瓣闭锁不全、左心室肥大、房颤、肺动脉瓣狭窄（少见）、主动脉瘤、主动脉夹层、动脉瘤、动脉迂曲、永久性动脉导管（少见）、静脉曲张、
胸部	漏斗胸
腹部	脐疝、腹股沟疝、肠脱垂
泌尿生殖系统	子宫脱垂、膀胱脱垂
骨骼系统	骨质疏松症（少见）、椎间盘变性、骨性关节炎、钩椎关节骨性关节炎、硬脊膜膨出、脊柱侧凸、脊椎滑脱、脊椎前移、髋关节炎、髋臼前突、长骨过长、剥脱性骨软骨炎、膝骨关节炎、半月板损伤、腕关节骨关节炎、踝关节骨关节炎、关节松弛、手骨关节炎、细长指、屈曲指、脚骨关节炎、扁平足
皮肤	皮肤柔软、皮肤条纹、萎缩性瘢痕

（3）基因及致病机制

SMAD3 基因，位于 15 号染色体长臂 2 区 2 带 3 亚带 3 次亚带（15q22.33），基因组坐标为（GRCh38）:15:67066155-67190536，基因全长 124 382bp，包含 9 个外显子，编码 425 个氨基酸。

由 *SMAD3* 基因编码的蛋白质属于 SMAD，是一类类似果蝇基因"母体抗 dec"（Mad）和秀丽隐杆线虫 Sma 基因产物的蛋白家族。SMAD 蛋白是介导多种信号通路的信号转导和转录调节因子。该蛋白作为转录调节因子，可被转化生长因子-β 激活，并且在癌变发生的调控中发挥作用。

（陈晓宁　张心邈）

参 考 文 献

[1] van de Laar I M, Oldenburg B H. Mutations in SMAD3 cause a syndrome form of aortic aneurysms and dissections with early-onset osteoarthritis. Nat Genet, 2011, 43: 121-126.

[2] Regalado E S, Guo D. Exome sequencing identifies SMAD3 mutations as a cause of familial thoracic aortic aneurysm and dissection with intracranial and other arterial aneurysms. Circ Res, 2011, 109: 680-686.

[3] van de Laar I M, van der Linde B H. Phenotypic spectrum of the SMAD3-related aneurysms-osteoarthritis syndrome. J Med Genet, 2012, 49: 47-57.

[4] Aoki R, Srivatanakul K, Osada T, et al. Endovascular treatment of a dural arteriovenous fistula in a patient with Loeys-Dietz syndrome: a case report.Interv Neuroradiol, 2017, 23: 206-210.

182　青少年型息肉病/遗传性出血性毛细血管扩张症 1 型
（juvenile polyposis/hereditary hemorrhagic telangiectasia syndrome, type 1, JPHT; OMIM 175050）

（1）概述

青少年型息肉病/遗传性出血性毛细血管扩张症 1 型（JPHT）呈常染色体显性遗传，由 SMAD4 基因突变引起。1980 年 Cox 等[1]首次对一对母女的病情进行了描述，1998 年 Shioda 等[2]将致病基因定位于 18 号染色体。JPHT 主要包括幼年型息肉病和遗传性出血性毛细血管扩张症，胃肠道错构瘤性息肉可导致胃肠癌的风险增加，合并血管发育异常，表现为皮肤毛细血管扩张，口腔、鼻腔黏膜出血，肺、肝、脑、胃肠道动静脉畸形。该病多于儿童期起病，Conte 等[3]发现脑动静脉畸形可导致蛛网膜下腔出血。

（2）受累部位病变汇总

受累部位	主要表现
脑	动静脉畸形
鼻	鼻出血

续表

受累部位	主要表现
皮肤	毛细血管扩张
消化系统	胃肠道错构瘤性息肉、直肠出血、胃肠道肿瘤、肝动静脉畸形
心血管系统	二尖瓣脱垂、二尖瓣关闭不全、主动脉扩张、动静脉畸形
骨关节	肥大性骨关节病、杵状指
呼吸系统	肺动静脉畸形
血液系统	贫血

（3）基因及致病机制

SMAD4 基因，位于 18 号染色体长臂 2 区 1 带 2 亚带（18q21.2），基因组坐标为（GRCh38）:18:50974405-51047023，基因全长 72 619bp，包含 2 个外显子，编码 86 个氨基酸。

SMAD4 基因编码信号转导蛋白 Smad 家族的成员，与其他活化的 Smad 蛋白形成同型复合物和异聚体复合物，磷酸化并被跨膜丝氨酸-苏氨酸受体激酶激活，在细胞核中调控靶基因的转录。Smad 蛋白与 Smad 结合元件（SBE）的 8bp 回文序列（GTCTAGAC）识别并结合。*SMAD4* 基因的突变或缺失导致胰腺癌、青少年型息肉病和遗传性出血性毛细血管扩张症。

（王苹莉　张　浩）

参 考 文 献

[1] Cox K L, Frates R C Jr, Wong A, et al. Hereditary generalized juvenile polyposis associated with pulmonary arteriovenous malformation. Gastroenterology, 1980, 78 (6): 1566-1570.

[2] Shioda T, Lechleider R J, Dunwoodie S L, et al. Transcriptional activating activity of Smad4: roles of SMAD hetero-oligomerization and enhancement by an associating transactivator. Proc Natl Acad Sci USA, 1998, 95 (17): 9785-9790.

[3] Conte W J, Rotter J I, Schwartz A G, et al. Hereditary generalized juvenile polyposis, arteriovenous malformations and colonic carcinoma. Clin Res, 1982, 30: 93.

183　Schimke 免疫性骨异常增生
（Schimke immunoosseous dysplasia, SIOD; OMIM 242900）

（1）概述

Schimke 免疫性骨异常增生（SIOD）是一种罕见的常染色体隐性遗传免疫病，由 *SMARCAL1* 基因突变所致。1974 年 Schimke 等[1]首次将该病描述为"软骨素黏多糖贮积症"，2002 年 Boerkoel 等[2]将致病基因定位于 2 号染色体。SIOD 常早期起病，重症病例从新生儿期发病，轻症患者发病年龄为 8～13 岁。该病的典型临床表现包括脊椎骨骺发育不良、肾功能障碍和 T 细胞免疫缺陷，常可出现血管异常，Boerkoel 等[2]研究报道该病患者同时患有烟雾病并发生脑梗死。

（2）受累部位病变汇总

受累部位	主要表现
神经系统	烟雾病、脑出血、短暂性脑缺血发作
免疫系统	细胞免疫缺陷、T 细胞缺陷、反复感染，$CD4^+$和 $CD3^+/CD4^+$淋巴细胞缺陷、免疫球蛋白水平异常
眼	角膜浑浊、近视、散光
鼻	球形鼻尖
牙	小牙
血管	动脉硬化
泌尿系统	肾病综合征、肾性高血压、局灶性节段性肾小球硬化、肾衰竭、蛋白尿
骨骼	脊椎骨骺发育不良、骨质缺乏、腰椎前凸、扁平椎、卵圆形椎体、胸椎后凸、短而宽的髂骨、浅髋臼窝、股骨头外侧移位
皮肤	色素沉着斑
内分泌系统	促甲状腺激素增高
血液系统	中性粒细胞减少症、淋巴细胞减少症、血小板减少、贫血
其他	身材矮小（成年男性 136～157cm、成年女性 107～143cm），胎儿宫内生长迟缓、短躯干、短颈

（3）基因及致病机制

SMARCAL1 基因，位于 2 号染色体长臂 3 区 5 带（2q35），基因组坐标为（GRCh38）:2:216414705-216482977，基因全长 68 273bp，包含

16 个外显子，编码 954 个氨基酸。

SMARCAL1 基因编码的蛋白质是 SWI/SNF 蛋白家族的成员，具有解旋酶和 ATP 酶活性，通过改变这些基因周围的染色质结构来调节某些基因的转录。一些错义突变可能会保留部分 *SMARCAL1* 功能，患者病情较轻。

（王苹莉　陈晓宁）

参 考 文 献

[1] Schimke R N, Horton W A, King C R, et al. Chondroitin-6-sulfate mucopoly-saccharidosis in conjunction with lymphopenia, defective cellular immunity and the nephrotic syndrome. Birth Defects Orig Artic Ser, 1974, 10 (12): 258-266.

[2] Boerkoel C F, Takashima H, John J, et al. Mutant chromatin remodeling protein SMARCAL1 causes Schimke immuno-osseous dysplasia. Nat Genet, 2002, 30 (2): 215-220.

184　稀毛症-淋巴水肿-毛细血管扩张综合征
（hypotrichosis-lymphedema-telangiectasia syndrome, HLTS; OMIM 607823）

（1）概述

稀毛症-淋巴水肿-毛细血管扩张综合征（HLTS）是一种常染色体隐性遗传性疾病，由 *SOX18* 基因突变引起。HLTS 常同时存在稀毛症、淋巴水肿和毛细血管扩张 3 个特点，常常从出生或婴儿早期开始表现，病情逐渐进展。2003 年，Irrthum 等在一个家系的 2 个 HLTS 患者中发现了 *SOX18* 基因中的 2 个纯合错义突变。这 2 种突变都可以影响 DNA 结合域，但基因突变的功能研究尚未进行[1, 2]。

（2）受累部位病变汇总

受累部位	主要表现
眼	眼睑水肿
脑	动静脉畸形
泌尿生殖系统	阴囊积水

受累部位	主要表现
皮肤	皮肤薄而透明
毛发	进行性脱发、少毛症、无眉毛、无睫毛
其他	下肢淋巴水肿、毛细血管扩张

（3）基因及致病机制

SOX18 基因，位于 20 号染色体长臂 1 区 3 带 3 亚带 3 次亚带（20q13.33），基因组坐标为（GRCh38）:20:64048166-64049516，基因全长 1351bp，包含 2 个外显子，编码 384 个氨基酸。

SOX18 基因编码蛋白属于 SOX 蛋白家族，该蛋白家族参与胚胎发育调控和细胞命运决定。该基因可能与其他蛋白形成一种蛋白复合体，起到转录调控的作用。该蛋白在毛发、血管、淋巴管的发育中起到重要作用。若该基因发生突变则导致稀毛症–淋巴水肿–毛细血管扩张综合征。

（王　晖　操振华）

参 考 文 献

[1] Irrthum A, Devriendt K, Chitayat D, et al. Mutations in the transcription factor gene SOX18 underlie recessive and dominant forms of hypotrichosis-lymphedema-telangiectasia. Am J Hum Genet, 2003, 72; 1470-1478.

[2] Shoemaker L D, Fuentes L F, Santiago S M, et al. Human brain arteriovenous malformations express lymphatic-associated genes.Ann Clin Transl Neurol, 2014, 1 (12); 982-995.

185　房间隔缺损 4 型
（atrial septal defect 4, ASD4; OMIM 611363）

（1）概述

房间隔缺损是一种常见的先天性心脏畸形，Kirk 等在两个患有家族性心力衰竭的家庭中发现了房间隔缺损 4 型（ASD4），并明确其病因为 *TBX20* 基因突变所致。房间隔缺损约占先天性心脏病的 30%，目前尚缺乏针对 ASD4 确切的流行病学资料。ASD4 的临床特点与一般的房间隔缺损表现相似，均可表现为易患上呼吸道感染、心悸，并且随着年龄增长易出现房扑、房颤及心力衰竭等。在一组队列研究中，Perfetti 等[1]发现房间隔缺损或卵圆孔未闭发病率为 64/10 万人，而房间隔缺损或卵圆孔未闭患者的缺血性卒中发病率为 7.14%。

（2）受累部位病变汇总

受累部位	主要表现
神经系统	缺血性卒中
心脏	房间隔缺损、房扑、房颤、心力衰竭、心悸
外周动脉	周围动脉栓塞
呼吸系统	呼吸道感染

（3）基因及致病机制

TBX20 基因，位于 7 号染色体短臂 1 区 4 带 2 亚带（7p14.2），基因组坐标为（GRCh38）:7:35202430-35253620，基因全长 51 191bp，包含 8 个外显子，编码 447 个氨基酸。

TBX20 基因编码产物属于 T-box 家族，T-box 家族均含有一个常见的称为 T-box 的 DNA 结合域，是调节发育过程重要的转录因子。该基因的突变与多种心脏疾病有关，包括分隔、瓣膜生成和心肌病的缺陷。已经发现该基因编码不同亚型的可变剪接变体[2]。

（古丽巴哈热木　张　宁）

参 考 文 献

[1] Perfetti D C, Chughtai M, Boylan M R, et al. Atrial septal defect increases the risk for stroke after total hip arthroplasty. J Arthroplasty, 2017, 32 (10):3152-3156.

[2] Meins M, Henderson D J, Bhattacharya S S, et al. Characterization of the human TBX20 gene, a new member of the T-box gene family closely related to the Drosophila H15 gene. Genomics, 2000, 67: 317-332.

186 转钴胺素 II 缺乏症
（transcobalamine II deficiency; OMIM 275350）

（1）概述

转钴胺素 II（TC II）缺乏症是由 *TCN2* 基因突变导致的常染色体隐性遗传病。转钴胺素 II 是维生素 B_{12} 的主要转运蛋白，先天性转钴胺素缺陷可导致维生素 B_{12} 转运障碍，从而出现维生素 B_{12} 的间接缺陷。该病系甲基丙二酰辅酶 A 活性下降导致甲基丙二酸及丙酸等有机酸蓄积，引起酮症酸中毒、低血糖、高血氨、高甘氨酸血症等生化异常，引起神经、肝脏、肾脏、骨髓等多脏器损伤，以脑部神经系统功能受损为主。常在出生后 3～4 周发病，神经系统症状在几个月后出现[1, 2]。

（2）受累部位病变汇总

受累器官	主要表现
神经系统	惊厥、运动功能障碍以及手足徐动症、智力落后、生长发育障碍、白质脑病
肝脏	肝大
肾脏	肾小管酸中毒、间质性肾炎、慢性肾衰
血液系统	巨幼细胞性贫血、粒细胞及血小板减少、骨髓抑制
免疫系统	口角、眼角、会阴部皲裂和红斑，少数合并口炎、舌炎
其他	肥厚型心肌病、血管损害、急慢性胰腺炎、骨质疏松

（3）基因及致病机制

TCN2 基因，位于 22 号染色体长臂 1 区 2 带 2 亚带（22q12.2），基因组坐标为（GRCh38）:22:30607332-30626521，基因全长 19 190bp，包含 9 个外显子，编码 427 个氨基酸。

TCN2 基因编码维生素 B_{12} 转运蛋白家族的成员。该蛋白质家族在各种组织和分泌物中表达。该血浆蛋白结合钴胺素并将钴胺素转运到细胞中。

（陈玮琪　王　蕾）

参 考 文 献

[1] 葛北海, 李悦, 彭伟, 等. 表现为神经系统功能障碍的甲基丙二酸尿症1例. 神经

损伤与功能重建, 2009, 4 (4): 294.

[2] 王斐, 韩连书.甲基丙二酸血症诊治研究进展.临床儿科杂志, 2008, 26 (8): 724-726.

187　进行性骨干发育不良
（Camurati-Engelmann disease, CAEND;
OMIM 131300）

（1）概述

进行性骨干发育不良是一种少见的常染色体显性遗传性疾病，多为儿童期起病，进展缓慢，常导致骨骼系统特征性的发育异常[1]。目前已知转化生长因子 β1（TGF-β1）的编码基因突变是导致本病的唯一病因，序列分析显示约 90%的患者存在 TGFB1 突变。典型患者的长骨骨干增粗肥厚。颅骨也可能增生，导致特征性的面部异常，如前额突出、下颌扩大前突、突眼，或者压迫邻近穿行的血管及神经，引起感觉缺失、面瘫、失明或耳聋。本病还可能出现近端肌肉无力，严重的肢体疼痛，宽基底及蹒跚步态，关节挛缩等。有报道一例 39 岁男性进行性骨干发育不良患者出现多次椎基底动脉系统病变引起的脑梗死，头颅影像学检查可见小脑半球、丘脑、枕叶多发性梗死灶，且颅骨异常增厚[2]。

（2）受累部位病变汇总

受累部位	主要表现
神经系统	感觉缺失、面瘫、失明或耳聋
骨骼	长骨骨干增粗肥厚、骨骼直径增加、骨髓腔变窄
肌肉	肌肉萎缩和无力以下肢近端最为明显、由坐姿站起时困难、蹒跚步态

（3）基因及致病机制

TGFB1 基因，位于 19 号染色体长臂 1 区 3 带 2 亚带（19q13.2），基因组坐标为（GRCh38）:19:41331052-41353044，基因全长 21 993bp，包含 7 个外显子，编码 390 个氨基酸。

TGFB1 基因编码 TGF-β1 超家族的分泌配体蛋白。该家族的配体结合各种 TGF-β1 受体，引起调节基因表达的 SMAD 家族转录因子的募集和活化。编码的前蛋白原在蛋白水解后，产生潜伏相关肽（LAP）和成熟肽。可以以潜伏型存在，包括成熟肽同二聚体、LAP 同二聚体和潜伏型 TGF-β1 结合蛋白组成的潜伏型，或以仅由成熟肽同二聚体组成的活性形式存在。成熟肽也可以与其他 TGF-β1 家族成员形成异源二聚体。这种编码的蛋白质调节细胞增殖、分化和生长，并且可以调节包括干扰素-γ 和肿瘤坏死因子-α 的其他生长因子的表达和活化。该基因表达在肿瘤细胞中经常上调，该基因突变导致进行性骨干发育不良。

（高 瑞 索 阅）

参 考 文 献

[1] Janssens K, Vanhoenacker F, Bonduelle M, et al. Camurati-Engelman disease: review of the clinical, radiological, and molecular data of 24 families and implications for diagnosis and treatment. J Med Genet, 2006, 43 (1): 1-11.

[2] Cerrato P, Baima C, Bergui M, et al. Juvenile Vertebrobasilar ischaemic stroke in a patient with Camurati-Engelmann disease. Cerebrovasc Dis, 2005, 20: 283-284.

188　Loeys-Dietz 综合征 5 型
（Loeys-Dietz syndrome 5, LDS5; OMIM 615582）

（1）概述

Loeys-DietZ 综合征 5 型（LDS5）亦称作 Rienhoff 综合征，Rienhoff 等于 2013 年首次明确 LDS5 为 *TGFB3* 基因突变所致的常染色体显性遗传性疾病。Loeys-Dietz 综合征尚缺乏确切的流行病学资料，已知 1 型和 2 型更为常见。LDS5 常见的表现包括动脉瘤（可发生在全身各主要血管）、瓣膜病、房室传导阻滞及食管裂孔疝等。一项关于 LDS5 的队列研究发现，Loeys-Dietz 综合征患者平均生存年龄为 26.1 岁，其中最常见的死亡原因是脑出血和主动脉弓夹层。

（2）受累部位病变汇总

受累部位	主要表现
神经系统	脑出血、先天性肌张力低下

受累部位	主要表现
头面部	短头、宽脸、腭裂、腭垂裂
心血管	动脉夹层、动脉瘤、心脏瓣膜病、卵圆孔未闭
其他	食管裂孔疝、腹股沟疝

（3）基因及致病机制

TGFB3 基因，位于 14 号染色体长臂 2 区 4 带 3 亚带（14q24.3），基因组坐标为（GRCh38）:14:75959187-75980893，基因全长 21 707bp，包含 7 个外显子，编码 412 个氨基酸。

TGFB3 基因编码 TGF-β（转化生长因子-β）超家族的分泌配体。该家族的配体结合多种 TGF-β 受体，从而募集和活化调节基因表达的 SMAD 家族转录因子。该基因编码的前蛋白经水解后产生一个潜在型结合肽（LAP）和一个成熟肽，存在于由成熟肽同源二聚体、LAP 同源二聚体和潜在 TGF-β 结合蛋白组成的潜在形式，或仅由成熟肽同源二聚体组成的活性形式中。成熟肽也可能会与其他 TGF-β 家族成员形成异源二聚体。这种蛋白质参与胚胎发生和细胞分化，可能也作用于伤口愈合过程。该基因的突变导致主动脉瘤和夹层以及家族性心律失常伴右心室发育不良 1 型[2]。

（古丽巴哈热木　张　宁）

参 考 文 献

[1] Williams J A, Loeys B L, Nwakanma LU, et al. Early surgical experience with Loeys-Dietz: a new syndrome of aggressive thoracic aortic aneurysm disease. Ann Thorac Surg, 2007, 83:S757–S763, S785–790.

[2] Meins M, Henderson D J, Bhattacharya S S, et al. Characterization of the human TBX20 gene, a new member of the T-box gene family closely related to the Drosophila H15 gene. Genomics, 2000, 67: 317-332.

189 Loeys-Dietz 综合征
（Loeys-Dietz syndrome, type 1, LDS1; OMIM 609192; Loeys-Dietz syndrome, type 2, LDS2; OMIM 610168; Loeys-Dietz syndrome, type 4, LDS4; OMIM 614816）

（1）概述

Loeys-Dietz 综合征（LDS）是一种常染色体显性遗传的主动脉瘤综合征。LDS1 由 *TGFBR1* 基因突变导致，LDS2 由 *TGFBR2* 基因突变所致。LDS1 于 1987 年由 Furlong 等[1]首次描述，LDS2 于 1990 年由 Bioleau 等[2]首次描述，2005 年 Loeys 等[3]分别将 LDS1、LDS2 致病基因定位于 9 号染色体和 3 号染色体。LDS3 由 *SMAD3* 基因突变所致，2011 年由 van de Laar 等[4]首次描述，并将致病基因定位于 15 号染色体；LDS4 由 *TGFB2* 基因突变所致，2012 年由 Lindsay 等[5]首次描述，并将致病基因定位于 1 号染色体。

Loeys-Dietz 综合征的典型临床表现为动脉迂曲和动脉瘤、眼距过宽、腭裂或腭垂裂。LDS1 型与血管、骨骼、皮肤和颅面病变有关，患者会有眼距过宽、唇腭裂、腭垂裂、颅缝早闭等症状。LDS2 型与血管、骨骼和皮肤病变有关，患者表现出与第一型类似的全身症状，但无颅面部症状。LDS3 型与血管病变和骨关节炎有关，患者会有血管的症状及骨关节炎。LDS4 型与血管、骨骼和皮肤病变有关。

（2）受累部位病变汇总

受累部位	主要表现
神经系统	LDS1、LDS2：智力低下、发育迟缓、Chiari 畸形、脑积水； LDS4：脊膜膨出
血管	主动脉根部扩张、动脉瘤、血管迂曲
骨关节	漏斗胸或鸡胸、脊柱侧弯、关节松弛或挛缩、关节活动过度、四肢细长、马蹄内翻足、颈椎畸形
头面部	眼距过宽、唇腭裂、腭垂裂、颅缝早闭、斜视、蓝色巩膜
皮肤	薄而透明、容易挫伤、伤口愈合延迟

（3）基因及致病机制

TGFBR1 基因，位于 9 号染色体长臂 2 区 2 带 3 亚带 3 次亚带（9q22.33），基因组坐标为（GRCh38）:9:99105206-99149305，基因全长 44 100bp，包含 9 个外显子，编码 503 个氨基酸。*TGFBR1* 基因编码丝氨酸/苏氨酸蛋白激酶。当与转化生长因子 β（TGF-β）结合时，该蛋白可与 TGF-β2 受体形成异源复合体，将 TGF-β 信号从细胞表面转导至细胞质。该基因的突变与 Loeys-Dietz 综合征有关。已发现该基因的多个转录本，可编码不同蛋白亚型。

TGFBR2 基因，位于 3 号染色体短臂 2 区 4 带 1 亚带（3p24.1），基因组坐标为（GRCh38）:3:30606884-30691599，基因全长 84 716bp，包含 7 个外显子，编码 567 个氨基酸。该基因编码 Ser/Thr 蛋白激酶家族和 TGF-β 受体亚家族的成员。编码的蛋白质是跨膜蛋白，具有蛋白激酶结构域，与另一受体蛋白质形成异二聚体复合物，并结合 TGF-β。该受体/配体复合物磷酸化蛋白质，然后进入细胞核并调节与细胞增殖相关的基因亚型的转录。该基因的突变与马方综合征、Loeys-Deitz 综合征和各种类型肿瘤的进展有关。

TGFB2 基因，位于 1 号染色体长臂 4 区 1 带（1q41），基因组坐标为（GRCh38）:1:218346702-218441362，基因全长 94 661bp，包含 7 个外显子，编码 414 个氨基酸。*TGFB2* 基因编码转化生长因子 β2（TGF-β2）超家族成员中的一种配体，配体与 TGF-β 受体结合，激活 SMAD 家族转录因子。*TGFB2* 基因缺陷导致 TGF-β/SMAD 通路破坏，与一些癌症相关。*TGFB2* 基因染色体易位与 Peters 病相关。

（王苹莉　陈晓宁　王　晖　张　浩）

参 考 文 献

[1] Furlong J, Kurczynski T W, Hennessy J R. New Marfanoid syndrome with craniosynostosis. Am J Med Genet, 1987, 26 (3): 599-604.

[2] Boileau C, Jondeau G, Bonaiti C, et al. Linkage analysis of five fibrillar collagen loci in a large French Marfan syndrome family. J Med Genet, 1990, 27 (2): 78-81.

[3] Loeys B L, Chen J, Neptune E R, et al. A syndrome of altered cardiovascular, craniofacial, neurocognitive and skeletal development caused by mutations in

TGFBR1 or TGFBR2. Nat Genet, 2005, 37 (3): 275-281.

[4] van de Laar I M, Oldenburg R A, Pals G, et al. Mutations in SMAD3 cause a syndromic form of aortic aneurysms and dissections with early-onset osteoarthritis. Nat Genet, 2011, 43 (2): 121-126.

[5] Lindsay M E, Schepers D, Bolar N A, et al. Loss-of-function mutations in TGFB2 cause a syndromic presentation of thoracicaortic aneurysm. Nat Genet, 2012, 44 (8): 922-927.

190　房间隔缺损 6 型
（ atrial septal deffect 6, ASD6; OMIM 613087 ）

（1）概述

房间隔缺损 6 型（ASD6）是一种常染色体显性遗传性疾病，由 *TLL1* 基因突变导致。2009 年 Stanczak 等[1]基于灭活 *TLL1* 基因的小鼠模型，对 19 名无亲缘关系的房间隔缺损患者进行基因分析，确定致病基因主要为 *TLL1*，遗传方式为常染色体显性遗传。目前仍缺乏确切的流行病学资料。本病最常见的临床表现是 Ⅰ 型或 Ⅱ 型房间隔缺损。部分患者有房间隔瘤、心房颤动、心动过缓等表现。

（2）受累部位病变汇总

受累部位	主要表现
神经系统	无明显表现，继发心房血栓后可引起心源性栓塞
心血管系统	Ⅰ 型或 Ⅱ 型房间隔缺损、房间隔瘤（部分患者）、心房颤动（部分患者）、心动过缓（部分患者）

（3）基因及致病机制

TLL1 基因，位于 4 号染色体长臂 3 区 2 带 3 亚带（4q32.3），基因组坐标为（GRCh38）:4:165873905-166100876，基因全长 226 972bp，包含 21 个外显子，编码 1013 个氨基酸。

TLL1 基因编码产物属于肽酶 M12A 家族的虾红素样锌依赖性金属蛋白酶。这种蛋白酶处理前胶原 C-前肽，如腱蛋白、前–双糖链蛋白聚糖和前–赖氨酰氧化酶等。对小鼠的研究表明，该基因在哺乳动物心脏的发育中发挥多种作用，在室间隔形成过程中起重要作用。该基因的等位变异与 6 型房间隔缺损相关。目前已发现该基因编码不同亚型的剪接

转录本变体[2]。

（陈玮琪 周宏宇 张 宁）

参 考 文 献

[1] Stanczak P, Witecka J, Szydlo A, et al. Mutations in mammalian tolloid-like 1 gene detected in adult patients with ASD. Europ J Hum Genet, 2009, 17: 344-351.

[2] Clark T G, Conway S J, Scott I C, et al. The mammalian Tolloid-like 1 gene, Tll1, is necessary for normal septation and positioning of the heart. Development, 1999, 126: 2631-2642.

191 肥厚型心肌病 7 型、扩张型心肌病 2A 型/1FF 型（cardiomyopathy, familial hypertrophic 7, CMH7, OMIM 613690; cardiomyopathy, dilated, 2A, OMIM 611880; cardiomyopathy, dilated, 1FF, OMIM 613286）

（1）概述

早期阶段的遗传性心室肥大引起收缩期疾病，进行性心室流出道阻塞可引起心律失常、充血性心力衰竭，以及和猝死相关的心悸。肥厚型心肌病 7 型由 *TNNI3* 基因杂合突变引起[1]。

扩张型心肌病（CMD）的特征在于心脏扩张和收缩功能减弱。CMD 是最常见的心肌病形式，占 1~10 岁所有心脏移植患者病因的一半以上。20%~30% 的病例存在遗传模式。研究表明，扩张型心肌病 2A 型与 1FF 型均由基因 *TNNI3* 纯合突变引起[2]。

（2）受累部位病变汇总

受累部位	主要表现
心血管系统	肥厚型心肌病 7 型：不对称间隔肥大、主动脉瓣下狭窄、肥厚型心肌病、心悸、心律失常、充血性心力衰竭
	扩张型心肌病 2A 型、1FF 型：充血性心肌病、传导缺陷、房颤或房扑、室性心律失常、心包积液、充血性心力衰竭

（3）基因及致病机制

基因 *TNNI3*，位于 19 号染色体长臂 1 区 3 带 4 亚带 2 次亚带
（19q13.42），基因组坐标为（GRCh38）:19:55157693-55160671，基因
全长 2979bp，包含 5 个外显子，编码 56 个氨基酸。

肌钙蛋白 I（TnI）以及肌钙蛋白 T（TnT）和肌钙蛋白 C（TnC）是
形成横纹肌细丝的肌钙蛋白复合物的 3 个亚基。TnI 是抑制性亚基，阻
断肌动蛋白肌球蛋白相互作用，从而调节横纹肌松弛。基因 *TNNI3* 编码
TnI 心脏蛋白，并且仅在心肌组织中表达。该基因突变引起肥厚型心肌
病 7 型（CMH7）和家族性扩张型心肌病[3]。

（王　晖　陈晓宁）

参 考 文 献

[1] Kimura A, Harada H, Park J E, et al. Mutations in the cardiac troponin I gene associated with hypertrophic cardiomyopathy. Nat Genet, 1997, 16: 379-382.

[2] Seliem M A, Mansara K B, Palileo M, et al. Evidence for autosomal recessive inheritance of infantile dilated cardiomyopathy; studies from the Eastern Province of Saudi Arabia. Pediat Res, 2000, 48: 770-775.

[3] Huang X, Du J, Troponin I, cardiac diastolic dysfunction and restrictive cardiomyopathy. Acta Pharm Sin, 2004, 25: 1569-1575.

192　扩张型心肌病 1D 型、肥厚型心肌病 2 型（cardiomyopathy，dilated，1D，OMIM 601494; cardiomyopathy, familial hypertrophic, 2, CMH2, OMIM 115195）

（1）概述

扩张型心肌病（CMD）的特征在于心脏扩张和收缩功能减弱。CMD
是最常见的心肌病形式，占 1～10 岁所有心脏移植患者病因的一半以上。
20%～30% 的病例存在遗传模式。扩张型心肌病 1D 型是由基因 *TNNT2*
杂合突变引起的常染色体显性遗传病[1]。该基因同时引起肥厚型心肌病 2
型。早期阶段的遗传性心室肥大产生收缩期疾病。进行性心室流出道阻

塞可引起心律失常、充血性心力衰竭，以及和猝死相关的心悸。

（2）受累部位病变汇总

受累部位	主要表现
心脏	扩张型心肌病 1D 型：左心室扩张、充血性心力衰竭、肌细胞肥大、房颤、左心室肥大、左心室压迫
	肥厚型心肌病 2 型：不对称间隔肥大、顶端肥大、主动脉瓣狭窄、肥厚型心肌病、心悸、心律失常

（3）基因及致病机制

TNNT2 基因，位于 1 号染色体长臂 3 区 2 带 1 亚带（1q32.1），基因组坐标（GRCh38）:1:201359210-201373254，基因全长 14 045bp，包含 16 个外显子，编码 298 个氨基酸。

TNNT2 基因编码的蛋白质是肌钙蛋白复合物的原肌球蛋白结合亚基，位于横纹肌的细丝上，并且根据细胞内钙离子浓度的变化来调节肌肉收缩。该基因的突变与肥厚型心肌病及扩张型心肌病有关。

（王　晖　张　浩）

参 考 文 献

[1] Kamisago M, Sharma S D, DePalma S R, et al. Mutations in sarcomere protein genes as a cause of dilated cardiomyopathy. New Eng J Med, 2000, 343: 1688-1696.

193　Nasu-Hakola 病
（Nasu-Hakola disease; OMIM 221770）

（1）概述

Nasu-Hakola 病又称多囊脂膜骨发育不良伴硬化性白质脑病（PLOSL），由日本学者 Nasu（1961 年）和芬兰学者 Hakola（1972 年）先后报道，命名为 Nasu-Hakola 病，是 *TYROBP* 基因（也称为 *DAP12*）纯合突变引起[1]的常染色体隐性遗传性疾病。一些 PLOSL 患者在 *TREM2* 基因具有纯合突变[2]。

　　Nasu-Hakola 病是一个独特且罕见的疾病，其主要特点是不断进展的早老性痴呆和全身多发骨囊肿。20 岁或 30 岁左右开始发病，出现压力或损伤后手腕和脚踝疼痛和肿胀[3-8]，充满部分坏死脂肪组织的囊肿发生在指骨、掌骨、腕骨、跖骨、髌骨和长骨的末端[8]。神经和精神症状开始于 30 岁以后[3-8]，伴有前额叶综合征的进行性痴呆，上运动神经元受累征象，肌阵挛，癫痫发作[8]。由于白质的严重破坏，广泛的继发性星形细胞胶质增生和相对较好的灰质保留，典型的宏观特征是脑积水[9]。

　　Hakola 发现该病出现在近亲结婚父母所生的孩子中，大多数发病患者或携带者来自芬兰同一个省，提出此病可能是常染色体隐性遗传[3]。之后在日本[5,7,8]和瑞典[1,8]也发现同样的现象，患者通常在 35~45 岁死亡，神经系统症状表现与阿尔茨海默病相似。

　　Bird 等[2]报道了一个美国家系，10 位同胞中有 4 人患此病。所有患者都有基底核钙化。电镜显示脂肪细胞具有独特的膜卷积现象。神经病理显示白质、老年斑和神经原纤维缠结的神经胶质增生和脱髓鞘。这些患者还有白血病和肠蠕动障碍等罕见特征。

　　Kalimo 等[9]描述了 8 名 PLOSL 患者的组织病理学、免疫组织化学和电镜检查结果。具有丰富内皮的血管基底膜增厚，此现象于白质中更显著。免疫组化显示血浆成分的外渗，提示重度慢性血管源性脑水肿是严重白质脑病的主要发病机制。

　　与 *DAP12* 基因突变的 PLOSL 患者[10-12]相比，*TREM2* 突变患者[13]出现骨痛症状及骨折分别较前者晚 10 年和 4 年，两组发病年龄之间没有差异。

（2）受累部位病变汇总

受累部位	主要表现
神经系统	伴有前额叶综合征的进行性痴呆、上运动神经元受累征象、肌阵挛、癫痫发作，系统查体显示腱反射亢进、有病理反射，脑电图的典型特征为同步、偶发，并扩散每秒 6 至 8 次的 α 节律被无定形 θ 和 δ 波替代，脑影像显示皮质萎缩和脑室扩张、基底核钙化、白质病变，病理显示老年斑和神经原纤维缠结的神经胶质增生和脱髓鞘改变

续表

受累部位	主要表现
骨骼	压力或损伤后手腕和脚踝疼痛和肿胀，骨骺部有囊性稀疏，囊内含有果冻状物质
精神症状	记忆障碍、欣快感、失去社交抑制、无力或冷淡
其他	白血病、肠蠕动障碍（罕见特征）

（3）基因及致病机制

TREM2 基因，编码一个一型跨膜蛋白，该蛋白是免疫球蛋白受体超家族中的一个成员。该基因位于 6 号染色体短臂 2 区 1 带 1 亚带（6p21.1），基因组坐标为（GRCh38）:6:41158764-41163082，基因全长为 4319bp，包含 5 个外显子，编码 230 个氨基酸。该基因编码一种膜蛋白，它与酪氨酸激酶结合蛋白一起构成受体信号复合体。该蛋白参与免疫应答反应，并且可能通过引发炎症细胞因子的产生而参与慢性炎症反应。该基因的缺陷会导致多囊脂膜骨发育不良伴硬化性白质脑病（PLOSL）。基因的选择性剪接会产生不同的剪接体，从而编码不同的异构体[14]。

TYROBP 基因，编码 DAP12，位于 19 号染色体长臂 1 区 3 带 1 亚带 2 次亚带（19q13.12），基因组坐标为（GRCh38）:19:35904569-35908228，基因全长为 3660bp，包含 5 个外显子，编码 113 个氨基酸。该基因编码一个跨膜信号多肽，其胞质结构域包含一个富含酪氨酸的免疫受体激活结构域（ITAM）。其所编码的蛋白质可能与细胞膜糖蛋白家族中的杀伤细胞的抑制型受体（KIR）结合，并可作为激活信号转导的元件。该蛋白质可以结合 zeta 链（TCR）相关的蛋白激酶 70（ZAP-70）和脾酪氨酸激酶（SYK），在信号转导、骨骼重建、脑髓鞘和炎症中发挥作用。该基因的突变与 PLOSL 有关，也被称为 Nasu-Hakola 病。它的假定受体，即髓系细胞 2（TREM2）上被诱导表达的受体，也会引起 PLOSL。该基因的选择性剪接已被证实可编码不同的异构体[15]。

（程　丝　贺东波）

参 考 文 献

[1] Adolfsson R, Forsell A, Johansson G. Hereditary polycystic osteodysplasia with progressive dementia in Sweden. Lancet, 1978, 1 (8075): 1209-1210.

[2] Bird T D, Koerker R M, Leaird B J, et al. Lipomembranous polycystic osteodysplasia (brain, bone, and fat disease): a genetic cause of presenile dementia. Neurology, 1983, 33: 81-86.

[3] Hakola H P A. Neuropsychiatric and genetic aspects of a new hereditary disease characterized by progressive dementia and lipomembranous polycystic osteodysplasia. Acta Psychiat Neurol Scand Suppl, 1972, 232: 1-173.

[4] Hakola H P A. Polycystic lipomembranous osteodysplasia with sclerosing leukoencephalopathy (membranous lipodystrophy): a neuropsychiatric follow-up study. // Henriksson M, Huttunen M, Kuoppasalmi K, et al. Monographs of Psychiatria Fennica. Monograph 17. Helsinki: Foundation for Psychiatric Research in Finland, 1990: 1-87.

[5] Hakola H P A, Iivanainen M. A new hereditary disease with progressive dementia and polycystic osteodysplasia: neuroradiological analysis of seven cases. Neuroradiology, 1973, 16: 162-168.

[6] Hakola H P A, Karjalainen P. Bone mineral content in hereditary polycystic osteodysplasia associated with progressive dementia. Acta Radiol, Diagn. 1975, 16: 385-392.

[7] Harada K. Ein Fall von'membranoeser Lipodystrophie (Nasu),' unter besonderer Beruecksichtigung des psychiatrischen und neuropathologischen Befundes. Folia Psychiat Neurol Jpn, 1975, 29: 196-277.

[8] Jarvi O, Hakola P, Sourander P, et al. Polycystic lipomembranous osteodysplasia with sclerosing leukoencephalopathy (PLO-SL). // Eriksson A W, Forsius H R, Nevanlinna H R, et al. Population Structure and Genetic Disorders. New York: Academic Press 1980: 656-664.

[9] Kalimo H, Sourander P, Jarvi O, et al. Vascular changes and blood-brain barrier damage in the pathogenesis of polycystic lipomembranous osteodysplasia with sclerosing leukoencephalopathy (membranous lipodystrophy). Acta Neurol Scand, 1994, 89: 353-361.

[10] Paloneva J, Autti T, Raininko R, et al. CNS manifestations of Nasu-Hakola disease: a frontal dementia with bone cysts. Neurology, 2001, 56: 1552-1558.

[11] Paloneva J, Kestila M, Wu J, et al. Loss-of-function mutations in TYROBP （DAP12）result in a presenile dementia with bone cysts. Nat Genet, 2000, 25: 357-361.

[12] Paloneva J, Manninen T, Christman G, et al. Mutations in two genes encoding different subunits of a receptor signaling complex result in an identical disease phenotype. Am J Hum Genet, 2002, 71: 656-662.

[13] Klunemann H H, Ridha B H, Magy L, et al. The genetic causes of basal ganglia calcification, dementia, and bone cysts: DAP12 and TREM2.Neurology, 2005, 64:

1502-1507.

[14] Atagi Y, Liu C C, Painter M M, et al. Apolipoprotein E is a ligand for triggering receptor expressed on myeloid cells 2 （TREM2）. J Biol Chem, 2015, 290: 26043-26050.

[15] Lanier L L, Corliss B C, Wu J, et al. Immunoreceptor DAP12 bearing a tyrosine-based activation motif is involved in activating NK cells. Nature,1998,391: 703-707.

194　视网膜血管病伴脑白质营养不良
（vasculopathy, retinal, with cerebral leukodystrophy; OMIM 192315）

（1）概述

视网膜血管病伴脑白质营养不良是一种常染色体显性遗传性疾病，成年期发病。该病累及大脑的微血管，导致中枢神经系统退化、视力下降、脑卒中、运动障碍和认知能力下降等。大多数患者在发病 5～10 年后死亡。有一系列微血管病变造成的临床表现，例如雷诺现象、微结节性肝硬化和肾小球功能障碍。常见致病基因为 *TREX1* [1]。

（2）受累部位及病变汇总

受累部位	主要表现
神经系统	痴呆、构音障碍、癫痫、反射亢进、偏瘫、偏头痛、脑室白质病变、脑卒中
皮肤	脉管炎性皮肤损伤
眼	视力下降、视网膜血管病变、视网膜渗出液、视网膜出血、黄斑水肿
肾	肾小球功能障碍

（3）基因及致病机制

TREX1 基因,位于3号染色体短臂2区1带3亚带1次亚带（3p21.31），基因组坐标为（GRCh38）:3:48466656-48467600，基因全长 945bp，包含 1 个外显子，编码 314 个氨基酸。

TREX1 基因编码具有 3'核酸外切酶活性的核蛋白。编码的蛋白质可能在 DNA 修复中起作用，并且具有 DNA 聚合酶的校对功能。该基因的突变导致艾卡迪综合征、冻疮样狼疮和其他免疫系统疾病。多种转录物

变体可编码不同的蛋白质异形体。

（王　晖　陈晓宁）

参 考 文 献

[1] Richards A, van den Maagdenberg A M J M, Jen J C, et al. C-terminal truncations in human 3-prime-5-prime DNA exonuclease TREX1 cause autosomal dominant retinal vasculopathy with cerebral leukodystrophy. Nat Genet, 2007, 39: 1068-1070.

195　转甲状腺素相关遗传性淀粉样变性
（hereditary amyloidosis; OMIM 105210）

（1）概述

转甲状腺素相关遗传性淀粉样变性是由基因 *TTR* 突变造成的。遗传性淀粉样变性是常染色体显性遗传性疾病，病理改变为在细胞外基质有大量非可溶性蛋白质纤维的异常沉积。此类患者表现为多神经病变、腕管综合征、自主神经功能紊乱、心肌病及胃肠功能紊乱，偶尔伴有脑卒中[1]、玻璃体混浊和肾功能不全。疾病发展到后期，可以有严重的腹泻、精神委靡、严重的心肌损害及直立性低血压。在症状出现后的 5～15 年因为心力衰竭、肾衰竭或者营养不良而死亡 [2, 3]。

（2）受累部位病变汇总

受累部位	主要表现
神经系统	下肢的温度觉和痛觉减退、自主神经功能障碍、括约肌功能障碍、痴呆、癫痫、脑卒中、昏迷、视力下降、听力下降、共济失调
心脏	限制型心肌病
肺	呼吸衰竭
肾	肾功能不全
肝	肝功能不全

（3）基因及致病机制

TTR 基因，位于 18 号染色体长臂 1 区 2 带 1 亚带（18q12.1），基因组坐标为（GRCh38）:18:31591903-31598675。基因全长 6773bp，包含

4 个外显子，编码 147 个氨基酸。

　　TTR 基因编码转甲状腺素蛋白，三种前胶原蛋白包括 α1-抗胰蛋白酶、转甲状腺素蛋白和体脂蛋白。转甲状腺素蛋白是载体蛋白，在血浆和脑脊液中运输甲状腺激素，并且还在血浆中运输视黄醇（维生素 A）。蛋白质由相同亚基的四聚体组成。已经报道了该基因中超过 80 种不同的突变，大多数突变与淀粉样蛋白沉积相关，主要影响周围神经和（或）心脏，并且一小部分基因突变是非淀粉样变性。由突变引起的疾病包括淀粉样变性多神经病变、甲状腺功能亢进症、淀粉样变性玻璃体混浊、心肌病、眼型脑膜炎淀粉样变性、脑膜脑血管淀粉样变性、腕管综合征等[4]。

（张豪杰　张　浩）

参 考 文 献

[1] Goren H, Steinberg M C, Farboody G H. Familial oculoleptomeningeal amyloidosis. Brain, 1980, 103: 473-495.

[2] Altland K, Winter P. Potential treatment of transthyretin-type amyloidoses by sulfite. Neurogenetics, 1999, 2: 183-188.

[3] Ando Y, Nakamura M, Araki S. Transthyretin-related familial amyloidotic polyneuropathy. Arch Neurol, 2005, 62: 1057-1062.

[4] Ando Y, Tanaka Y, Nakazato M, et al. Change in variant transthyretin levels in patients with familial amyloidotic polyneuropathy type I following liver transplantation. Biochem Biophys Res Commun, 1995, 211: 354-358.

196　Von Hippel-Lindau 综合征
（Von Hippel-Lindau syndrome, VHL; OMIM 193300）

（1）概述

　　Von Hippel-Lindau 综合征（VHL）是一种家族性癌症综合征，是由 *VHL* 基因杂合突变引起，呈常染色体隐性或显性遗传。患者易患各种恶性和良性肿瘤，最常见于视网膜、小脑和脊髓血管瘤，肾血管母细胞瘤、嗜铬细胞瘤和胰腺肿瘤[1]。

（2）受累部位病变汇总

受累部位	主要表现
神经系统	小脑血管瘤、脊髓血管瘤
耳	淋巴囊肿瘤、听力损失
眼	视网膜血管瘤
呼吸系统	肺血管瘤
腹部	肝血管瘤、多发胰腺肿瘤、肾血管母细胞瘤

（3）基因及致病机制

VHL 基因，位于 3 号染色体短臂 2 区 5 带 3 亚带（3p25.3），基因组坐标为（GRCh38）:3:10141848-10149965，基因全长 8118bp，包含 3 个外显子，编码 213 个氨基酸。

VHL 基因编码的蛋白质是蛋白复合物的组分，其包括延伸蛋白 B、长链蛋白 C 和库布林-2 蛋白，并且具有泛素连接酶 E3 活性。这种蛋白质参与了缺氧诱导因子（HIF）的泛素化和降解，缺氧诱导因子是一种转录因子，在调节氧的基因表达中发挥重要作用。已经发现存在可选择性剪接的转录物变体。

（王　晖　江凌玲）

参 考 文 献

[1] Nordstrom-O'Brien M, van der Luijt RB, van Rooijen E, et al. Genetic analysis of von Hippel-Lindau disease. Hum Mutat, 2010, 31; 521-537.

197　嗜铬细胞瘤（*VHL* 基因）
（pheochromocytoma; OMIM 171300）

（1）概述

嗜铬细胞瘤是通常发生在肾上腺髓质的分泌性肿瘤，能分泌儿茶酚胺。其中约 10%出现在肾上腺外交感神经节，被称为"副神经节瘤"；约 10%是恶性的，约 10%是遗传性的[1, 2]。嗜铬细胞瘤通常作为几种综合征的一部分发生，并且在仅显示嗜铬细胞瘤的患者中检测出引起这些综合征的基因突变。其中就包括由 *VHL* 基因突变引起的嗜铬细胞瘤。少部分患者可出现脑出血表型[3]。

（2）受累部位病变汇总

受累部位	主要表现
脑	脑出血
内分泌系统	特发性高血压
心脏	心动过速、充血性心力衰竭
肾脏	肾动脉狭窄、肾上腺髓质瘤
眼	高血压视网膜病变、视网膜血管瘤、先天性白内障

（3）基因及致病机制

VHL 基因，位于 3 号染色体短臂 2 区 5 带 3 亚带（3p25.3），基因组坐标为（GRCh38）:3:10141848-10149965，基因全长 8118bp，包含 3 个外显子，编码 213 个氨基酸。

由 *VHL* 基因编码的蛋白质是蛋白复合物的组分,其包括延伸蛋白 B、长链蛋白 C 和库布林-2 蛋白,并且具有泛素连接酶 E3 活性。这种蛋白质参与缺氧诱导因子（HIF）的泛素化和降解，缺氧诱导因子是一种转录因子，在调节氧的基因表达中发挥重要作用。已经发现存在可选择性剪接的转录物变体。

（王　晖　江凌玲）

参 考 文 献

[1] Maher E R, Eng C. The pressure rises; update on the genetics of phaeochromocytoma. Hum Molec Genet, 2002, 11; 2347-2354.

[2] Dluhy R G. Pheochromocytoma—death of an axiom. New Eng J Med, 2002, 346; 1486-1488.

[3] Hadorn W. Maligne Hypernephroide und paraganglionaere Mischgeschwuelste der Nebenniere bei drei Geschwistern. Helv Med Acta, 1963, 30: 291-296.

198 维生素 K 依赖性凝血因子联合缺陷 2 型
（vitamin K-dependent clotting factors, combined deficiency of, 2; OMIM 607473）

（1）概述

维生素 K 依赖性凝血因子联合缺陷 2 型为 *VKORC1* 基因突变导致的常染色体隐性遗传病。所有的维生素 K 依赖性凝血因子缺乏导致的出血倾向，通常可通过口服补充维生素 K 而缓解。家族性多发凝血因子缺乏非常罕见。该病的临床症状包括在出生后几周内发生颅内出血，甚至是致命性颅内出血[1]。

（2）受累部位病变汇总

受累部位	主要表现
脑	脑出血

（3）基因及致病机制

VKORC1 基因，位于 16 号染色体短臂 1 区 1 带 2 亚带（16p11.2），基因组坐标为（GRCh38）:16:31086868-31094729，基因全长 7862bp，包含 5 个外显子，编码 166 个氨基酸。

VKORC1 基因编码的维生素 K 环氧化物还原酶复合物的催化亚基，负责将非活性维生素 K 环氧化物还原成内质网中的活性维生素 K。维生素 K 是血液凝固酶中维生素 K 依赖性 γ-羧化酶对谷氨酸残基羧化的必需辅助因子。该基因的等位基因变异与维生素 K 依赖性凝血因子联合缺陷 2 型相关，并增加了对维生素 K 环氧化物还原酶抑制剂华法林的抵抗力和敏感性。

（陈玮琪　王　蕾）

参 考 文 献

[1] Rost S, Fregin A, Ivaskevicius V, et al. Mutations in VKORC1 cause warfarin resistance and multiple coagulation factor deficiency type 2. Nature, 2004, 427: 537-541.

199 Grange 综合征
（Grange syndrome; OMIM 602531）

（1）概述

Grange 综合征（GRNG）是 *YY1AP1* 基因纯合或复合杂合突变引起的罕见病，为常染色体隐性遗传。

1998 年 Grange 等[1]报道了一个特殊家系，其中 9 位同胞中有 4 人患有多动脉狭窄或闭塞综合征（包括肾、腹、大脑和冠状动脉），先天性心脏缺陷，短指、并指，多处骨折和学习障碍。动脉闭塞性疾病在纤维肌性发育不良的分布和临床表现上相似，骨脆弱类似于轻度成骨不全。先证者幼儿时即出现先天性心脏缺陷，如动脉导管未闭、功能不全的二叶式主动脉瓣、膜周室间隔缺损等，骨密度测定显示矿化减少，多处骨折。家系中女性患者 26 岁时发现多处颅内动脉狭窄或闭塞，腹部动脉造影显示腹腔动脉完全闭塞，邻近肠系膜上动脉闭塞 75%。其 27 岁的哥哥，也有轻度肺动脉瓣狭窄和双侧肾动脉狭窄。具有早发高血压特点，此报道家系中患者分别在 3 岁和 5 岁时被诊断出高血压。脑血管造影显示严重的烟雾病表现。家族中年龄较小的亲属在 18 岁时突然死亡。

Weymann 等[2]描述了一个 15 岁的男孩，有多处颅内动脉、肾动脉和腹腔动脉狭窄和闭塞，基底动脉瘤，第 4 和 5 指并指、短指和智力低下。临床过程以复发性腹痛、胃炎和高血压为特征。其临床和影像学表现的模式与纤维肌性发育不良和烟雾病有所不同。Wallerstein 等[3]报道了一名患有 Grange 综合征的 3 岁女孩，超声心动图显示没有结构性心脏病或心肌病，表明先天性心脏异常可能不是必要的诊断。

2017 年 Guo 等[4]再次研究了 Grange 最初报道的家系[1]。现年 47 岁的先证者在 32 岁时出现累及左前降支冠状动脉，还被诊断为长 QT 综合征，并接受了心脏复律除颤仪植入手术。其 46 岁的弟弟在脑室周围白质内有高信号，提示小血管缺血性疾病。34 岁的妹妹腹腔动脉造影显示在腹腔干和髂外动脉的起源两侧变窄。67 岁的母亲有难治性高血压、慢性肾功能不全、左肾动脉近端狭窄。Guo 等[4]也随访了之前由

Wallerstein 等[3]报道的患者，女孩 15 岁时出现颈内动脉狭窄、侧支血管形成和多个脑室周围高信号病灶。另外，Guo 等[4]还报道了一名患有边缘性智力障碍的女孩，表现出轻微的面部畸形（重度偏头痛），短指畸形，第 5 指趾畸形、第 2 和第 3 趾轻度皮肤融合综合征。没有骨脆性的证据，超声心动图正常，CT 血管造影显示没有脑、肾或其他动脉的狭窄。

（2）受累部位病变汇总

受累部位	主要表现
神经系统	学习障碍，脑血管造影显示出严重的烟雾病表现
心脏	先天性心脏缺陷（动脉导管未闭、二叶式主动脉瓣、膜周室间隔缺损、肺动脉瓣狭窄）
血管	全身多动脉狭窄或闭塞（包括肾动脉、肠系膜上动脉、颅内动脉和冠状动脉）、基底动脉瘤
骨骼	骨脆弱、骨折，短指、并指，骨密度测定显示矿化减少
其他	早发高血压、复发性腹痛

（3）基因及致病机制

YY1AP1 基因，位于 1 号染色体长臂 2 区 2 带（1q22），基因组坐标为（GRCh38）：1:155659657-155688464，基因全长为 28 808bp，包含 10 个外显子，编码 888 个氨基酸。

YY1AP1 基因的编码产物可能与 YY1 蛋白相互作用，但是具体的功能尚未明确。选择性剪接产生了许多可变剪接变体，编码不同的异构体[5]。

（程　丝　贺东波）

参 考 文 献

[1] Grange D K, Balfour I C, Chen S, et al. Familial syndrome of progressive arterial occlusive disease consistent with fibromuscular dysplasia, hypertension, congenital cardiac defects, bone fragility, brachydactyly, and learning disabilities. Am J Med Genet, 1998, 75: 469-480.

[2] Weymann S, Yonekawa Y, Khan N, et al.Severe arterial occlusive disorder and brachysyndactyly in a boy: a further case of Grange syndrome? Am J Med Genet, 2001,99: 190-195.

[3] Wallerstein R, Augustyn A M, Wallerstein D, et al. A new case of Grange syndrome without cardiac findings. Am J Med Genet, 2006, 140A: 1316-1320.

[4] Guo D, Duan X Y, Regalado E S, et al. Loss-of-function mutations in YY1AP1 lead to Grange syndrome and a fibromuscular dysplasia-like vascular disease. Am J Hum Genet, 2017, 100(1): 21-30.